小 儿 癫 痫

——现代概念与临床诊疗

Pediatric Epilepsy Modern Concept and Clinical Diagnosis/Treatment

（第 2 版）

U0197018

小 儿 癫 痫

——现代概念与临床诊疗

Pediatric Epilepsy Modern Concept and Clinical Diagnosis/Treatment

（第 2 版）

主 编　王 丽

副主编　廖建湘　陈燕惠

北京大学医学出版社

XIAOER DIANXIAN——XIANDAI GAINIAN YU
LINCHUANG ZHENLIAO

图书在版编目（CIP）数据

小儿癫痫：现代概念与临床诊疗 / 王丽主编. — 2
版. —北京：北京大学医学出版社，2018.5
ISBN 978-7-5659-1673-1

Ⅰ. ①小… Ⅱ. ①王… Ⅲ. ①小儿疾病－癫痫－诊疗
Ⅳ. ① R748

中国版本图书馆 CIP 数据核字（2017）第 225386 号

小儿癫痫——现代概念与临床诊疗

主　　编：王　丽
出版发行：北京大学医学出版社
地　　址：（100191）北京市海淀区学院路 38 号　北京大学医学部院内
电　　话：发行部 010-82802230；图书邮购 010-82802495
网　　址：http://www.pumpress.com.cn
E-mail：booksale@bjmu.edu.cn
印　　刷：中煤（北京）印务有限公司
经　　销：新华书店
责任编辑：许　立　　责任校对：金彤文　　责任印制：李　啸
开　　本：880mm×1230mm　1/32　　印张：18.25　　字数：365 千字
版　　次：2018 年 5 月第 2 版　　2018 年 5 月第 1 次印刷
书　　号：ISBN 978-7-5659-1673-1
定　　价：75.00 元

主编简介

王丽，北京大学第一医院儿科教授、研究员、医学博士、博士生导师。1970年北京医学院毕业，儿科医生。1978年考取研究生，师从我国小儿神经学科的奠基人左启华教授。1987—1990年在美国Ohio大学儿童医院临床药理/毒理科博士后工作3年；1997年在美国华盛顿大学神经/癫痫

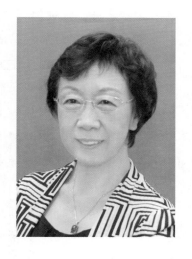

中心做高级访问学者；2000年被德国哥廷根大学临床药理所聘为客座教授。多年来一直致力于小儿神经和临床药理的医、教、研工作，在小儿神经尤其癫痫和抗癫痫药物领域临床科研成果丰硕。1978年率先开展儿童治疗药物监测（TDM），使癫痫完全控制率由39.2%上升到78.9%；1987年主持完成我国首例儿童药物RCT临床试验，论著发表于国内外权威杂志。1990年放弃绿卡毅然回国，坚持不断建

立 TDM 新方法学、理想的癫痫动物模型，如杏仁核和戊四唑点燃等；拓宽并全面践行基础与临床密切结合的儿科临床药理研究：药物疗效、不良反应、相互作用、认知影响、耐受性、依赖性、中西药结合及其药代药效 - 受体分子作用机制等；率先开展我国癫痫儿童群体药代 / 药效动力学（PPK/PPD）研究，成功建立了我国儿童 6 种抗癫痫药物的 PPK/PPD 模型，免除了患儿频频取血的困境，可快速获取个体 PK 参数，方便指导个体化药物治疗。2002 年与药学同道创建北京大学治疗药物监测和临床毒理学（TDMCT）中心；2003 年当选国际 TDMCT 学会首位中国理事，推动了我国 TDM 和儿科临床药理事的发展；2009 年主办首届全国儿科临床药理学术会议，至今七届；2011 年在中华医学会儿科学分会的大力支持下创建了儿科学分会临床药理学组，任首届和第二届组长，为儿科学增添了新的专业，并为新专业培养了人才。积极参与国际合作与交流，提升了我国在该领域的影响力，推动了国内外儿童合理用药事业发展：2010 年任大会主席主办了首届北京国际 TDMCT 大会；2011 年任大会主席主办了德国第 12 届国际 TDMCT 大会儿童专场。在国内外一级杂志发表论著 230 余篇；主编《儿科临床药理学》《小儿癫痫》《癫痫诊断与治疗》等专著 7 部；培养硕 / 博士 16 名；荣获国际学术奖和优秀科学家奖、国务院颁发国家特殊贡献政府奖、国家科技进步三等奖、卫生部科技进步二等奖、三等奖（2 次）、北京市科技进步奖、中华医学会 / 国家科委优秀论文奖多次；兼任国家卫生和计划生育委员会儿童用药专家委员会委员；北京大学 TDMCT 中心学术委员会主任、北大医学部药物临床试验伦理委员会主任委员；国家自然科学基金委员会同行评议专家、国家教委科学技术基金成果评审专家和国家出国留学基金等评审专家；北京抗癫痫协会顾问，中华儿科学会临床药理学组顾问，中国药理学会 TDM 研究专业委员会儿科 TDM 学组顾问；《儿科药学杂志》副主编及《中华儿科杂志》等 10 种杂志编委。

编者名单

王丽

北京大学第一医院儿科　教授、研究员、博士、博士生导师。

研究领域：小儿神经、临床药理。

廖建湘

深圳市儿童医院神经科　教授、主任医师、博士、硕士生导师。

研究领域：小儿神经、脑电图。

陈燕惠

福州医科大学附属协和医院儿科　教授、主任医师、博士、博士生导师。

研究领域：小儿神经、发育行为。

第2版序言

王丽教授主编的《小儿癫痫—现代概念与临床诊疗》第2版终于面世了。本书的第1版是1995年出版的，由于其内容广博实用、质量上乘，深受广大读者的欢迎与赞赏。此后20年间，王丽教授作为我国著名的小儿神经、小儿癫痫临床诊疗和临床药理学专家，特别是于2011年创建了中华儿科临床药理学组，担任组长之后，组织有关专业的临床及科研人员更广泛深入地开展儿科抗癫痫药的治疗药物监测（TDM）、抗癫痫药作用机制、认知影响、药物耐受性、依赖性及其机制、中药抗癫痫作用机制、群体药代动力学和儿科药物临床试验等诸方面的开拓性工作，取得了许多具有重要科学价值的独特成就。此书的再版融入了王丽教授和各位作者多年来的成就、经验和癫痫学科的新进展，与时俱进地更新、丰富了第1版的内容，并保持了原书的风格，既适合科普教育，又适合儿科、神经内科、神经外科、神经电生理、护理等相关从业人员的阅读。

如大家所知，全球有癫痫患者五千万，我国有近千万。世界卫生组织把癫痫列为重点防治的神经、精神疾病之一。

2015年，各国卫生部长出席的世界卫生大会一致通过了关于癫痫防治的决议，这意味着今后将在国家层面上加强防控癫痫的协调行动。癫痫的发病，约有一半以上起自儿童期，对儿童癫痫的特别关注，是广大从事癫痫防控的医务工作者的责任；癫痫患儿的家长，通过了解、掌握小儿癫痫的相关科学知识，做到与医生的协调合作，实际参与和癫痫抗争的过程，也是癫痫防控不可或缺的组成部分。我想，这应当是本书出版的目的和意义所在。

本书告诉癫痫患儿的家长们：癫痫不可怕，只要你帮助他（她）们消除羞耻感、自卑感，勇敢地面对疾病，循着正确的就诊渠道、遵医嘱坚持科学、规范的治疗，病情是有可能得到良好控制甚至痊愈的，他（她）们也能获得和其他人一样的幸福生活，将来也可以对社会做出贡献。

愿《小儿癫痫——现代概念与临床诊疗》第2版使癫痫患儿及其家庭有所裨益，受到大家的关注与喜爱！

李世绰

中国抗癫痫协会终身名誉会长、创会会长

2017 年 7 月 5 日

第 1 版序言

癫痫是一种常见病、多发病，已受到医学界和全社会的普遍关注。对癫痫，尤其是小儿癫痫知识的普及和提高是十分必要的。

本书根据癫痫患儿、其父母与亲属的来信来访中提出的问题，分门别类加以整理；在广泛参考了国内外文献资料及作者本人多年临床经验的基础上，以问答形式，深入浅出地阐述了癫痫的基本概念、诊断、鉴别诊断、药物治疗、心理治疗、外科治疗、其他治疗以及与患儿切身利益有关的各种问题。内容新颖、概念清楚、理论和实践并重。既有深度，又通俗易懂。非常适合于急需癫痫知识的患儿及其亲属阅读，对临床医师、护师、药师、进修医师、研究生以及医学生也有很大的学习和参考价值。

希望本书能使千千万万患有癫痫的儿童受益，不但使癫痫发作得到控制，也能使他们在心理健康和社会适应能力方面都有所改善。

左启华
北京大学第一医院儿科教授
1994 年 1 月

第2版前言

《小儿癫痫——现代概念与临床诊疗》于 1995 年问世，出版后获得社会的热烈欢迎与好评，很快再次印刷；并荣获 1997 年度卫生部优秀图书奖。多年来，虽要求再版的呼声不断，但因小儿神经和临床药理这两个专业的医、教、研工作实在太忙而无法实现；2011 年，主编创建中华医学会儿科学分会临床药理学组后，百忙中应人民卫生出版社再三邀请，2015 年终于完成了《儿科临床药理学》专著，现又应广大读者要求将再版《小儿癫痫》的愿望付诸实现。虽然该书第 1 版构思新颖、系统严谨，至今读起来依然亲切生动，但毕竟 20 多年过去了，内容必须与时俱进，再版时也希望有新的作者参与进来，将此书传承下去。第 2 版新书的特点如下：

1. 宗旨不变　编撰一部具有儿科特点和时代气息的小儿癫痫诊疗方面的高级科普图书，精准解答小儿癫痫患儿及家属在临床上遇到的各种各样问题，普及和提高全社会对小儿癫痫的知识水平，促进癫痫患儿的安全合理用药、提高完全控制率及生活质量。

2．风格不变　结构同前，根据儿童生长发育、用药和伦理等特点，系统提炼各种临床问题；仍采用读者喜闻乐见的问答形式，深入浅出地答疑、解惑、交流、安慰、叮嘱，既保证本书的科学性、先进性和实用性，又保证本书尽量通经易懂。

3．内容扩充　在第 1 版基础上进行全面调整、修改、补充和更新；增添癫痫诊治领域的新变革、新技术、新概念和新进展，章节由 9 章增加到 10 章，文字由 20 万增加到 33 万，问答题增加了 100 多个（如父母的话、癫痫分类和治疗新技术、小儿癫痫外科、生酮饮食及抗癫痫新药等，和儿科临床药理学、群体药代药效动力学、遗传药理学、儿童药物临床试验研究、国家儿童药物政策、药品审批与监督管理法律法规及国际前沿学科等的相关热点问题）。

4．增加作者　第 1 版是主编回国后结合自己国内外临床和科研经验及当时小儿癫痫诊疗最新进展独自编写的；第 2 版主编希望有年轻人接班，故选择了 2 位副主编——廖建湘博士（深圳市儿童医院神经科教授）和陈燕惠博士（福建医科大学附属协和医院儿科教授），他们年富力强，有丰富的临床经验和坚实的科研基础；相信年轻一代的小儿癫痫专家也将继往开来，为本书的不断更新做出贡献。

5．服务对象　本书受众为广大的儿科医师、小儿癫痫专业和非专业医师；儿科全科医师、儿科临床药师、临床药理医师、医学生、研究生；社会工作者、教师、家长、患儿及从事儿童健康的相关人员等。希望本书对国家医药卫生政策制定者和管理部门官员也有参考价值，能促进对我国癫痫儿童的立法、政策关爱、法律制度和规范化管理；能促进我国儿童新药临床试验、不良反应监控、上市后药物再评价；能促进药品说明书中儿童用药信息的审修和补充。希望本书能激发更多的年轻医师、药师、医学生和研究生们对儿童癫痫的求知兴趣与探索精神，为祖国花朵的健康成长保驾护航，为我国小儿癫痫事业贡献力量！

6. 感恩致谢　对本书全体编审和出版人员的通力合作和辛勤劳动表示衷心的感谢！对德高望重的我国小儿神经学科奠基人左启华教授和中国癫痫协会创始人李世绰教授表示崇高的敬意！对深圳市儿童医院叶园珍、刘俐兵、易秋维、段婧、胡湛棋、赵霞、门丽娜、林素芳医师的积极协助表示真诚的感谢！

规范癫痫诊治，关爱癫痫儿童！一直是我们的梦想、责任和努力方向，希望本书能够得到不断更新，精益求精，让更多癫痫患儿受益。鉴于癫痫学科发展迅速，新知识永无止境，本书难免存在疏漏和错误，敬请广大读者斧正。

主 编 王 丽

北京大学第一医院儿科

2017 年 7 月 18 日

第 1 版前言

自应邀为《大众医学》《大众健康》等杂志撰写了有关小儿癫痫科普文章之后，区区小文竟引来了众多患儿、家长、医学生及基层医务人员的咨询信件。那厚厚的用心血一笔一画写出的详尽病史；那用挂号信寄来的脑电图和CT等各种检查资料；那情真意切、搅人心碎的"救救孩子"的呼声……这一切都深深地震撼着我。人们太需要癫痫知识了！——回信本是一个医生义不容辞的责任，但因医、教、研工作繁忙，实无法如愿以偿。为了不使敞开心扉的咨询者失望，在同事们的鼓励下，我忙中偷闲，写成这本小书，作为对未能及时回信的朋友们的一种补偿吧，也作为一份真诚的礼物，献给广大的癫痫患儿、患儿父母及亲友、医学生和在第一线服务的广大基层医务人员。衷心希望能把更多的癫痫知识献给需要的人。

为了纠正人们对癫痫的错误概念，为了让患儿（在我国约有300万之众）得到合理的治疗，本书根据来信来访中所关心的问题，根据最新文献和小儿神经临床经验，分类成章，采用问答形式，力求通俗易懂、简洁明了、全面而有重点。本书需强调以下几个方面：

第一，癫痫是常见病、多发病。人们对癫痫的认识已经历了二百五十年的漫长岁月。由于不少古书上错误概念的种种记载、巫术魔法的世代相传，加之癫痫的新概念、新知识普及不够，因而社会上对癫痫的偏见和歧视仍然根深蒂固，不少人对癫痫仍是谈虎色变。相当数量的癫痫患儿还未得到应有的合理治疗，正在遭受癫痫发作和药物副作用的双重痛苦，这是不容否认的事实。

第二，必须明确癫痫是不同病因造成的生理和精神紊乱综合征。虽然其真正奥秘至今尚未完全揭示，但无论在诊断、治疗和预防上都有了长足进展。癫痫不是不治之症，但又不能等闲视之。如何及时地、恰到好处地诊治癫痫，是一门高深的科学和艺术。

第三，必须清楚，目前癫痫的主要治疗手段还是药物治疗。对选择性病例可以外科治疗或用其他疗法。但无论哪种疗法，都离不开心理治疗，良好的心态是癫痫病治疗的关键一环。因此，无论是家长，还是患儿自身，都必须学会去接受那些我们不能改变的事实，学会去做那些我们能够改变的事情。也就是说，你不能改变患儿患有癫痫的事实；但是，你完全能够做好提高患儿生活质量的事情。也就是在医疗、教育、日常生活及有关社会服务等方面积极参与、努力改善。这虽然很难，但必须尽力，争取最好的结果，为癫痫患儿的身心健康做出应有的贡献。

第四，要强调的是，呼吁全社会对癫痫患者的理解、关心、支持和保护。患者 - 家庭 - 社会之间的相互沟通，是提高医疗水平、人口素质的关键。我十分欣赏这样的名言：同担忧愁，悲伤就会减半；同享欢乐，幸福定会加倍。

第五，本书第八、九章中引用美国事例，仅供参考，深信不久的将来，我国的有关法律和社会机构一定会建立和完善起来。

最后，需要提及的是癫痫的诊治十分复杂，每个病人都各具特点。本书只作为诊断治疗和普及提高癫痫知识的参考书。患者和非医生家长、亲属不可盲目查书用药，应在小儿神经科医生的指导下诊治和随访。

由于本人经验不足，时间仓促，错误和不尽如人意之处在所难免，望同道及读者批评指正，以便再版时修订。在此，衷心感谢左启华教授亲自为本书作序；林庆教授、吴希如教授的支持鼓励，北京医科大学、中国协和医科大学联合出版社庄鸿娟主任和人民卫生出版社陈磊编辑的热情帮助，周传敬、刘晓燕、徐中西等同仁的大力协助。

主 编 王 丽

北京医科大学第一医院儿科

1993 年 6 月

目　录

第九章　癫痫患儿的发育与特殊需要 …… **450**

第一章

父母的话

　　任何一位第一次见到自己孩子抽风（抽搐）的父母都会感到惊恐、心痛、难以承受。而当听到自己孩子被诊断为癫痫时都会感到失落、挫折、羞愧和无助。然而，对究竟什么是癫痫，癫痫是怎么得的，有哪些类型，应如何处理，怎样才算合理治疗等问题都所知不多，因而迫切想知道这一切。癫痫是常见的慢性病，需要长期服药治疗。一开始的正确态度、合理诊治及健全的心理承受力是获得发作完全控制、身心健康发育的关键，反之可导致发作加剧、心理挫伤加重、药物毒副作用加重，进而会导致亲子感情疏远、家庭婚姻破裂、社会矛盾冲突等严重后果。不同父母对待孩子及其癫痫的认识和态度差异很大，因而结局也迥然不同。

　　下面先让我们从患儿父母的来信来访中，看看他们的疑虑、困惑、理解、态度和期望，听听他们的心声吧。"思想决定行动"从中我们可以受到某种启迪，作为患者或患者家属和朋友，看看别人的经验教训，您怎么样才能少走弯路？作为医护同道，听听患者的心声，您能够更坚定地用"仁心仁术"为他们缓解和解除疾苦；如果您是刚接触癫痫病的医务工作者，看到多数癫痫患者由最初的恐惧、无助，到最后痊愈，获得多彩人生，您会觉得您的人生和社会价值得到实现，从而会更坚定您从医的决心，刻苦学到更多本领。

癫痫的诊断有时很复杂，需经数次检查后方可确诊。"有病乱投医"是常有的现象。这往往使诊断和治疗更加复杂化。家长要接受"癫痫"这个诊断也绝非易事，进行合理治疗，及早控制发作就更难了，请看以下来信节选。

"当我第一次看到孩子抽风时，我真的吓傻了。不知道后来他怎么醒过来的。他犯病时真是太可怕了！我真担心啊！他会死吗？会变傻吗？自从到神经科看病以后，我们几乎被这许多新名词术语淹没了。有的真是从未听说过。他怎么会是癫痫呢？我们两家祖祖辈辈都没有人得过这个病啊……我连续找了20多位医生看病才相信了他得的确实是癫痫病，也才明白了这是种多么讨厌的病。如不及时治疗，不但老犯惊厥，还会智力低下。怎么癫痫还会伴有这么严重的问题？"

"经过3～4年的辗转会诊，现在才有了明确诊断。我也刚刚学会使用癫痫这个词。经过两个月的规律治疗，孩子的惊厥控制得很好。但不知道还会不会复发，也没告诉老师，是孩子千叮万嘱不要告诉别人的，她学习刻苦，成绩优秀，是班里的三好学生。我们天天祈求上帝保佑她。"

"我的儿子患癫痫已5年了。我们跑了不少中西医医院，服过无数剂中药及偏方都不奏效。当地医院又开了丙戊酸钠、卡马西平、苯妥英钠、苯巴比妥。这些药同样都不能完全控制惊厥。我们焦虑、茫然、如入'迷津'，不知走哪条路好，敬请指点。"

"女儿4岁半，医生诊断她患的是'失神性癫痫'，她几乎将所有的抗癫痫药都吃遍了，也不能控制发作。如相继服过青阳参片、苯巴比妥、苯妥英钠、扑米酮、痛可定、硝西泮、氯硝西泮、丙戊酸钠、吡拉西坦、都可喜、氟桂利嗪等。现仍同时服用4种药物。为了让她快点好，我们曾暗自给孩子吃的药物加量。幸亏这儿的医生做血浓度测定及时发现和制止了我们的做法。通过医生的教导和学习，我们懂得了单药和维持有效药物血浓度的重要性。现在按医生处方服药是我们家生活中的第一件大事。"

"我们是幸运的，我和孩子爸爸都是北方人，6年前来到东莞打工，孩子得了癫痫病，开始可把我们愁坏了，我们没有条件到大城市看病，周围也没有医院有看癫痫病的专科，打听深圳有专门看儿童神经科的大夫，在那里医生给做了脑电图，结合其他资料，很快确诊为部分性癫痫，医生给挑选了托吡酯。我们犹豫了，因为网上有的人说，托吡酯影响孩子学习。但医生说剂量和方法掌握好，在专科医生指导和监督下，规律用药是安全的，发生副作用的机会不大。果然，孩子每日用到200mg，也没有明显副作用，更重要的是，孩子的发作控制了，再未发作。学习不但未受影响，反而连续3年成绩都是全年级第一，还获得学校暑期免费北京5天旅游的奖励。医生说，在治疗癫痫过程中，大约47%的患者使用第一种药就可以治疗好，不需要换药，也很少人出现药物的副作用。

其实，像奥卡西平，丙戊酸钠，左乙拉西坦，拉莫三嗪，卡马西平等很多药物，疗效都是很不错的，单药就治好了很多案例。这些药物质量稳定，因为在全世界这些生物基本上长期以来都是由少数几家大制药厂生产，每一种药物都经过了百万以上患者服用，多年的安全性考验，值得信赖。并不是有人说的，得了癫痫人生就完了，从而受歧视遭偏见折磨全家，谁也不敢告诉别人自己得了癫痫病。和其他病友交流，确实多数人癫痫控制都很好，很安全。医生说现在癫痫病诊疗水平进步很快，医生越来越专业，设备越来越好，基本上与发达地区一致。特别是看病方便，每周7天都有副主任医师以上的专科医生应诊。其实很多病友体会都是这样，现在患癫痫病到正规医院找有资质的医生看，没有必要多处求医。特别是有很多"钓鱼"看病卖药的，利用社会偏见和对癫痫的误解，说癫痫治不好，只有用他的"秘方"才能治病。病友难免病急乱投医，不小心就上当了，被骗去钱财，身心备受折磨。

年龄足够大的患儿，在编织自己人生五彩梦的同时，对自己的病，对别人如何看待自己就会十分敏感，也显得较同龄儿成熟些。他们坦诚而大胆地来信询问或读书看报，积极参与。请看几段节选：

"我是一个大学三年级学生。听家人说：四年前他们被我睡觉时晃动床的声音惊醒，只见我口吐白沫、四肢抽动、持续十几分钟，并尿了床。半年后又类似发作一次。曾住院检查两次。均未确诊，也没服药。待第五次发作时，情况较以前严重多了。不但咬伤了舌头，而且发作越来越频繁。不仅夜里发作，白天，甚至在课堂上也发作。医生开了苯妥英钠，服后竟全身起红斑，被诊为'药疹'后又停服。现在我毫无办法，常常缺课。请问：我是癫痫吗？怎样才能治好？我真担心能毕业吗？能在社会上立足吗？"

"我是一名大学生，两年来这个癫痫病一直压抑着我。连我的父母都不敢承认这个事实。听到医生诊断后，他们说：胡说！我们家祖祖辈辈都没这个病，我们的儿子怎么会得这个病呢？通过学习和咨询，我认识到了，癫痫不是什么羞耻的病，也能治好。现在是应该公开的时候了。我把病情和检查记录全部寄给您，请您指导我治疗"。

"我儿子16岁了。10岁时患有外伤性癫痫，曾服无数中药无效，现只服苯巴比妥单药治疗，十分见效。孩子聪明活泼，学习一直不错。现在是中学篮球、乒乓球、田径队员。在今年校运动会上曾获田径800米、1500米两项冠军。全家人既高兴又担忧。至今他的病对学校和社会上还是保密的。您的几篇文章都是孩子自己拿来给我们看的。说明他已长大成熟，懂事了。虽然他用的药很便宜，但在我们孩子身上效果好，又没发生副作用，可是听说这个药有导致多动，影响认知的副作用，我们心里不踏实。他在打听、关心着自己的病，也要求父母、社会关心他。我们不知道药要服到何时，药物会不会影响他的智力，停药会不会复发，此事是否需要公开。"

可怜天下父母心。望子成龙的父母们，谁不想有个聪明活泼、发育健全的孩子啊！哪个不是甘心为孩子的光明前途铺路奠基呢？然而，面对一个反复惊厥、久治不愈、身体伤残或智力低下的孩子，又怎能不痛心疾首，而又爱莫能助呢？从以下所选几封来信中，可见父母们受着多大的精神压力和折磨。

"儿子10岁患癫痫，5年来我们四处求医，多方治疗，丸药、汤药、草药、秘方、针灸、埋线、西药等全都用过了。病情不但未减轻，反而加重。弄得全家负债累累。我们心中有说不出的痛苦，经常以泪洗面。当着人沉默，背着人叹息。精神的负担、经济的压力像恶魔一样折磨着人。我们的心都要碎了"。

"为了孩子，我们跑了一个又一个大城市，找了一个又一个知名医生，做了一个又一个的治疗新方案。只要能治好女儿的病，花多少钱我们都愿承受。我们试用中医、西医、中西医结合、气功、按摩等各种方法，至今仍无起色。每当看到孩子一日数次喝苦药汤的难熬样子，看到孩子因点头将饭或水洒了一身还莫名其妙的样子，我们心里受到的煎熬已非言语所能表达"。

"孩子上小学时，虽有癫痫，但他非常聪明，考试成绩总是100分。上中学后，学习越来越跟不上，连及格都维持不了了。老师已将他划为班外生，但弱智学校又进不去，我们该怎么办呢？"

"这么多年来，我们家从未奢望过业余生活，如看电影、郊游、串门等。没有钱，没有精力也没有心境"。

"已经十八年了，真是受不了了，倾家荡产地为他看病。现在抽风是止住了。他个子很高，力气过人，但脾气也大得惊人。学习跟不上，在家里尽破坏东西。想让他去干点简单的体力劳动，他会拿铁锹将人打伤，怎么办？

"孩子1岁半了，从1岁得病抽风，至今不能坐，不能竖头，不能用手抓玩具。非常难喂养，每天喂奶都要花1个多小时。医生说他的发育年龄仅相当于生后两个月。从别人的眼神里，我感到有莫大的失落感。这种无休止的婴儿期何时是个头啊？像这样的孩子真不如死了的好。能让他安乐死吗？"

照顾好一个癫痫患儿比照顾一个正常儿童要难百倍。光靠父母本身的力量是不够的。学校、老师、社会有关机构应该伸出援助之手。请看来信节选：

"是学校班主任老师先发现他有惊厥的。课堂上见他突然眨眼、凝视、听不见问话，就叫他去医院检查的。我感谢学校和老师，希望每位老师都能这样关心学生。"

"老师真不愧为有学问的人，他能向全班学生解释什么是癫痫病，既让同学们富有同情心，又使患病的孩子不感到发窘。不像我，老重复医生告诉的一句话，生硬而没有内容。"

"孩子的智力已检测了好几次，IQ低于75分。老师已将他列为班外生，这无疑对孩子、对家长都是个致命的打击。国家特殊教育应为癫痫伴有残疾的儿童创造一个生长、玩耍和学习的环境，使孩子们在这里相互理解、相互接受和适应，自己成为自己的守护者。"

"我两个孩子（女19岁、男13岁），都被诊为癫痫，全家人犹如五雷轰顶、惶惶不可终日。当看到您关于癫痫患儿心理调适的文章后，心里踏实多了，对生活也充满了信心。我们多么希望治疗癫痫的新药、新技术能不断地公之于世，让患儿免受治疗周期长、毒副作用大的药物折磨啊。又多么希望您们这些专家能大声疾呼、唤起您的同行们尽快解决癫痫治疗这个难题，尽早造福于人类。"

"只要有社会机构能收容这些患癫痫合并其他残疾的孩子，花多少钱，倾家荡产我都愿意将他送去。再这样下去，不但他学不了什么，也活不长久，全家人也要跟着他活受罪。"

"请大夫们呼吁社会，多成立些弱智儿童训练班、福利院、学校或特殊教育机构，让这些孩子有专门的专家和服务人员管理他们，共同玩耍、游戏、讲故事、学习交往等。请社会救救这些孩子以及他们的父母吧。"

"研究表明，新诊断的没有经过治疗的病例，专科医生选择第一个药，成功控制癫痫发作的机会约47%。第一种药物治疗失败的病例选第二种或第三种药物治疗时，成功的机会14%；而第三种药物治疗方案失败后，第四种药物治疗成功的机会就很小了。如果是单药治疗成功的机会1%，那么联合用药成功控制癫痫发作的机会也只有3%。所以我们是幸运的，奇迹降临到我们家。所以我们希望能分享我们的经验：坚持不懈，规范治疗。真是皇天不负有心人！开始我们也去过北京等大城市，那里水平当然不错，但病人太多，找有名的专家看病很不容易。我们体会，就近看病更方便，医生跟进病情也系统、全程。如果有疑问时可以请团队内其他医生一起会诊。当地医生建议到外地看病时，要根据各自的条件和能力来考虑，重点不是一得病就像我们当初想的那样，要看最好的医生，去最好的医院，砸锅卖铁也在所不惜，找到某名医，疾病很快能控制。我们开始其实并不知道名医是否合适我们的情况，只有看好了病，又方便复诊，药物又没有明显副作用，价格又合适，对我们的孩子来说，才能算得上'最好的医生'，对孩子的病情才有针对性。这样就可以避免走弯路，甚至上当受骗。"

许多父母并非医务工作者，但却有着惊人的毅力去学习许多癫痫基本知识，去做许多有益于患儿身心健康的事，也能做适度的自我调适，让我们分享一下他们的就医经验、教训和感受，正如他们自己来信说的那样：

"多年来我总是虚心向医生求救，几乎成了半个癫痫医生……"。

"我注意到女儿抽动是在9个月时，当时查阅了大量有关医学书籍，我立刻想这是不是'婴儿痉挛症'？但又马上希望千万别是。可又不得不承认事实，因为第二天抽得更频繁了。我立刻带她去看医生，医生当即作了脑电图，马上就做出了明确诊断，并开始了正规抗癫痫治疗。现在女儿4岁多了，惊厥已被控制，发育也基本正常。"

"我为了孩子的病，戒了酒，戒了烟"。

"自从孩子得了癫痫病以后，我和爱人协商好了，要开始一个新的生活，绝不争论小事。在我们家中，人人都懂得什么是大事，那就是尽一切努力让孩子生活得好。现在孩子体格和智力都很好。

我要训练她，让她不能总依赖我。这就是为什么我要去上班，专门给他雇了一个保姆的缘故。这样，对孩子有了身体上的保护，对我也有了心理上的帮助。"

"我总不能像怕做错事一样，战战兢兢地生活；也不能幻想癫痫病会魔幻般地消失。我必须接受现实，并勇敢地伴随着这个癫痫孩子活一辈子。"

　　"我是一名护士，做梦也没有想到，我的孩子在半岁的时候就得了婴儿痉挛症。1年多的求医路，不仅孩子的病情没有得到控制，家里的经济也被拖垮了，孩子爸爸悲观失望，也离我们母子而去。不得已，2006年我背井离乡孤身一人南下珠海打工，希望增加一点收入，又能给孩子看病。当时将近2岁的孩子，眼不能追视，头也不能抬，不能交流，不能言语，喉咙里不断有痰响。医生看到这个样子，都摇头，说佩服我的努力和坚韧，言外之意，病情太重，希望渺茫。能吃的药物都尝试过了，又无法外科治疗。

　　经医生推荐，去深圳看看生酮饮食疗法能否有帮助。医生一看，就判定为难治性癫痫，病情复杂，合并严重脑发育迟缓包括运动落后，不到3个月水平，智力低下类似植物人，言语障碍。医生也说只能尽力尝试一下。经过准备，符合生酮饮食条件，排除了不适合生酮饮食治疗的常见遗传、代谢性疾病。开始禁食，大约30个小时后，开始进食液态生酮食品。出乎意料，第3天开始，原来每日多次的发作，停止了！

　　3年多来，基本未再出现发作，发育也不断进步，智力虽然比不过同龄孩子，但可以自己走路，表达自己的要求，也能听招呼，学习新知识。我们的负担减少了很多，我们的生活质量提高了很多。我真的要感谢医生将国外应用90多年的饮食治疗方法引进到中国来，使很多患者受益。我一直关注生酮饮食疗法，不断听说有治好的病友，达到不用药物也无发作、发育也好的状态。生酮饮食在治疗癫痫方面，主要针对难治性癫痫，不同年龄都可以用。3种抗癫痫药失败后，尝试第 4 种或 4 种以上的药物，成功的机会不超过 3%，而生酮饮食疗法成功的机会在 20% 左右，对婴儿痉挛症能达到 35% 左右。另外，生酮饮食还有神经保护作用，促进智力、言语和运动发育，改善多动、注意力等优点。因此，美国霍普金斯医院等著名医院已把生酮饮食疗法作为婴儿痉挛症的一线治疗。我们国家近年来和世界其他国家一样，生酮饮食疗法已在很多医院开展。"

"我的孩子不幸当中又是万幸的。我们住在海南三亚，孩子生下来就癫痫发作，当地医生先后给尝试过 4 种抗癫痫药，都无济于事，于是推荐我们来深圳做生酮饮食治疗。孩子当时 4 个月，医生检查后发现他脑深部有局灶性皮层发育异常，分界也比较清楚，如果切除后估计对重要的脑功能不会造成大的影响，于是建议手术治疗。我们采纳了医生的建议，将病灶切除了。果然，癫痫发作已控制，2 岁多了，发育和同龄孩子无区别。据医生说，目前癫痫治疗的方法有多种，主要是药物治疗，70%～80% 的患者可以控制发作，能够进行外科手术的患者占总数的 10% 左右，但效果不是 100%，2 年后平均 70% 无发作，有的不需要再用药，有的还要继续用药。有病灶而且局限的，效果比病灶范围大或没有明确病灶的手术效果更好。因为癫痫的发病机理还有很多方面没有搞清楚，所以治疗效果目前还不能达到 100% 无发作。"

"治疗孩子的癫痫病，我们是最不幸的了。全家都受尽折磨，可以说孩子的病改变了我们的生活。孩子5个月大的时候就确诊为婴儿痉挛症，先后用托吡酯，丙戊酸钠，促皮质素（ACTH），左乙拉西坦，拉莫三嗪，硝西泮，生酮饮食等治疗，都失败了。医生说这属于癫痫中10%的最难治的案例，推荐迷走神经刺激治疗，当时孩子小，1岁多不到2岁，迷走神经刺激器依赖进口，只有成人用的型号，价格贵，高达18万元人民币，加上手术要20万元出头，效果还不好保证，我们很难下决心，但又没有其他方法。最后还是决定尝试一下，给她装了迷走神经刺激器。结果效果不太稳定，开始有点效，发育也有一段时间进步很快。但有时病情会反复。

俗话说，久病成良医，我们不断关注治疗癫痫的方法。据说迷走神经刺激器对孩子的效果随着时间延长，疗效有逐渐好转趋势，我们期待、祈祷她的疗效越来越好。近来，好消息传来，航天技术和医学结合的迷走神经刺激器、脑深部刺激器用于治疗癫痫和帕金森病的效果优于其他同类，而且还有儿童型号产品，性能比进口的更好，寿命更长，价格更便宜。此类国家高新技术支撑计划高端产品——国产迷走神经刺激器和脑深部刺激器正在创新，已有上市产品。我们期望孩子的病在不久的将来，科学家们研究有突破，有更好的方案治疗。"

"我不知道我的希望还能否实现。但我知道凡事只要去干，就有收获。只要我做得越多，如治疗、康复、教育、刺激等，将来对他的自立就会越有帮助。两年前，一家人面对着儿子的发作一筹莫展。他半边身体不停地抽搐，药物无法控制。最后确诊为 Rasmussen 综合征，是一种少见的器质性脑病。当时没有办法。但我们并未因此放弃努力，多方打听新疗法，并写信给美国国会图书馆了解新信息。谁知几个月后，美国图书馆就寄来了治疗此病的一种新外科手术疗法。现在孩子已做了手术，效果相当好。我们的努力获得了良好的回报"。

这里患者亲属提及的"大脑半球切除术"，现在国内也比较普及了，包括功能性大脑半球切除术，大脑半球离断术等。

"那是 2004 年的一天，离春节还有 1 周多，我带着孩子回到我的故乡深圳，来到某儿童医院，抱着'孤注一掷，死马当活马医'的心理，接受癫痫手术治疗。虽然孩子只有 1 岁多，但备受折磨，多种发作包括痉挛发作，大发作，部分性发作，导致脑发育严重落后，不能坐，不能交流，眼不能注视、追物，不能言语，头也不能抬。开始病急乱投医，先后花去 100 多万元，以为有捷径可走，实际上欲速不达，很多情况后来看，以前的病急乱投医是上当受骗了。

他一出生就有癫痫发作，脑部扫描 CT（计算机断层扫描）发现钙化灶多个，医生判断为颅内出血，治疗效果不好，后来辗转多个医院，疗效不佳。好几家医院开始都拍胸脯打保票，结果花钱如流水，病情越来越糟，我们绝望了。后来到一所知名医院，医生经过面对面看病，结合其他病情资料，半小时就诊断出孩子患上了结节性硬化症，因多种药物治疗效果不好，属于难治性癫痫。因为脑内病灶多，要进行颅内电极埋置，128个导联长时间视频脑电图监测发作，找出导致癫痫发作的病灶，也就是找出肇事者。结果发现3处病灶可能和孩子的多种类型发作有关，医生进行了病灶切除。继续服药，至今不再发作。"

"我在我们当地担任领导职务，平常工作非常忙。这1年多来，因为孩子患有癫痫，我们的工作、生活受到很大影响。我们虽然是符合当时计划生育政策可以生第二胎的，但孩子妈由于过度惊吓和劳累，心力交瘁，不愿意再生第二胎。孩子病情稳定后，我们冷静分析做出下一步计划。因为这一年多来，到处看病，工作受到严重影响，生活也乱了套，自身身体健康也无法顾及，夫妻两人都变得苍老、肥胖、精神萎顿，失去往日自信和从容，生活质量严重受影响。我们不能这样下去了。

在一个山区我们找到投资机会，并给孩子雇了个善良忠厚的阿姨，照顾他生活、服药，如今他能行走，能认识熟人，进行简单交流，癫痫不再发作，我们则定期探视孩子，把主要精力放在本地工作和山区投资项目上，又过继了亲戚的一个孩子。如今，工作和生活重新回到正轨，家庭恢复了生机。

　　我的体会是，癫痫病特别是孩子病情复杂时，无论有多好的条件，或条件多不好，都要先冷静规划，沉着应对，有条不紊地克服困难，尽可能获得亲友和社会的各种支持，包括心理疏导及支持，最终能战胜癫痫病这种慢性病造成的困扰，重新拥抱生活，拥有幸福人生和家庭。不要让癫痫病控制了您，控制了您整个家庭以及自己的生活和人生，而应该由您来控制住癫痫病。"

　　"我是一名护士，孩子得病，让我们对医学科学有了更深的敬畏，对医疗行业有了更高的崇敬。我的孩子出生不久就出现癫痫发作，后来诊断为结节性硬化症合并癫痫，不幸孩子的病治疗很困难，多种药物治疗效果不好，智力低下，言语及交流障碍，表现有孤独症症状，后来经过手术治疗，癫痫发作基本消失，但其他方面改善不大。我们还年轻，都想再生一个孩子。医生建议先查基因。这样，孩子、我和他爸3个人抽血查基因，结果发现孩子基因是新发生的突变，我和他爸都没问题。医生说，再生孩子得同样疾病的机会不大。于是我怀了第二胎，在2个多月时，抽羊水（目前可以查绒毛、母亲血）查胎儿基因，胎儿也没有带上老大的异常基因。可以继续怀这个孩子。10月怀胎，孩子出生正常，现在都上小学了，各方面都正常。我继续关注着分子遗传学方面的进展。虽然我们现在还很难修复有病的基因，但可以通过先诊断患者（先证者），再走产前诊断的程序进行产前诊断，生出健康的孩子。如果胎儿带上有病的基因，就可以早期终止妊娠。实际上，现在很多病例都可以从基因方面找到病因，治疗疾病、选药以及根据基因检查结果预测药物疗效，都在快速发展中，这是'精准医学'的内涵，也是将来发展的方向。"

"我要特别感谢医生，他的药使我的孩子免除了开颅手术。我孩子8岁了，突然反复呕吐，眼球下翻，说话不清晰，神志越来越模糊，走路也摇晃不稳。到北京去看病，医生做了脑核磁共振扫描，综合判断，诊断为结节性硬化症，由于室管膜下巨细胞星形细胞瘤（SEGA）快速生长，导致脑积水，颅内高压。医生建议尽快手术，否则有生命危险。时至年关，我肚子里的孩子马上要出生了，家里经济能力实在不能承担手术费。北京罕见病蝴蝶结关爱中心（结节性硬化症患者互助组织）的工作人员介绍这个病西罗莫司治疗或许有效。医生开了西罗莫司，并安排了治疗方案。拿着药回去，我们过了个紧张的年。吃药治疗的孩子大约1周后病情似乎不再加重，呕吐减轻，并逐渐消失。其他方面也逐步好转。走路也趋于稳定，神志逐渐恢复到从前状态。

3个月后复查脑核磁扫描，肿瘤明显缩小，脑积水也明显减轻。下一步医生要求继续当前治疗。一颗悬着的心算是落地了，孩子因为西罗莫司免除了开颅手术。结节性硬化症病友互助组的网友介绍，西罗莫司其实在美国已用于治疗结节性硬化症多年，取得肯定疗效。不仅如此，它还是转化医学的典范。所谓转化医学就是将医学研究的成果，尽快发挥出治疗患者的作用。病友们筹资，招募科学家研究结节性硬化症的发病机制，发现是西罗莫司靶蛋白（mTOR）信号系统过度活跃，引起多个内脏器官细胞无序生长，导致多发错构瘤（一种良性肿瘤）。而西罗莫司正好就是可以通过抑制 mTOR 信号通路，抑制过度活化的细胞增生，可以使肿瘤缩小，达到治疗作用，这是一种'治本'作用。为了尽快找出多种疑难、少见病的治疗方法，一种捷径就是根据疾病发病原理，首先从以往的老药中寻找可能有用的药物，这比新开发药物药快得多。"

"我们虽然用了多种药物治疗，过程比较曲折，但有惊无险，效果还不错。我们感谢医生，我们愿意分享我们的心路历程，坚持、坚持，终于守得云破雾开，阳光灿烂。孩子 12 岁那年正准备升初中，不知是由于太紧张还是睡眠不足，她在上课时突然癫痫发作了。她表现为起初感到头晕，之后就人事不省了，伴随头眼歪斜和口唇面部青紫。开始我们还以为是早晨吃得不好，低血糖引起晕厥。接下来 1 周内类似发作好几次，后来我们回顾发现早晨饮食和平常一样，并没有异常，我们感到不同寻常的事情发生了。

　　就诊当地县医院，一位熟悉的医生朋友，怀疑是得了癫痫病，他的专长不是癫痫病，申请做脑部核磁共振扫描和清醒脑电图，没有发现问题，就推荐到市里的儿童医院神经专科。2 个多小时视频脑电图，包含睡眠。结果虽然记录期间没有癫痫发作，但很明确后头部发现了癫痫的证据，睡眠中记录到棘波、尖波。医生诊断了枕叶癫痫，并用奥卡西平治疗，为了防止药物过敏和头晕等副作用，逐渐加量，每10天加一次，当每日加到600mg时，发作也没有明显减少，孩子已经不能像平常那样按时上学了。她爷爷，一个全国模范老师，辞去手头工作来到家中专门照顾她的学习和生活。这时，医生在原有奥卡西平的基础上，加上拉莫三嗪，也是逐渐加量。我们整天提心吊胆，担心副作用。所幸她的发作逐渐减少，并没有发生过敏等副作用。这时我们要求减掉原来的奥卡西平，但医生让我们谨慎考虑，因为发作并没有完全控制，仍然在摸索适合孩子的方案。果然，刚减一点奥卡西平，发作又似乎更频繁了。我们还是坚持要减，医生就建议加上丙戊酸钠，因为拉莫三嗪和丙戊酸这两个药加在一起，可能有协同作用，两种药的剂量都不大，疗效1+1大于2，但副作用发生的机会却不增大。当拉莫三嗪加到每日300mg，丙戊酸钠每日500mg时，发作还是有1～2个月1次，让我们寝食难安。

医生提示说，这可能是难治性癫痫，因为3种药物都基本失败了。让我们考虑生酮饮食疗法。孩子的学习还算不错，明显下降没有出现，这可能至少一部分是因为她付出了很多努力。但她的学习感到比以往吃力。分析发现一个规律，她每次发作的时段都是阶段测评，可能和应考太紧张有关。医生就建议加用卡马西平，因为这个药既能控制癫痫发作，又有精神稳定作用。这次也是每10天加一次量，没有出现副作用。当加到早晚各100毫克时，发作没有再出现，学习有好转，不像前段时间那么吃力了，精神面貌改观，测验成绩也都是数一数二的了，她的自信心也增加了，课余画画、钢琴也都很不错。当然，我们也吸取了教训，阶段测评时尽量不要搞得太辛苦太紧张了。从那时开始一直到现在3年多了，她虽然用3种药物，但没有出现明显副作用，一直在医生的指导下规律用药，更让我们欣慰的是，她的学习、身体发育、课外业余爱好都没有耽误而且还很拔尖。医生说，这也可以说是个奇迹。因为癫痫病这个古老的疾病，全世界的经验表明，多数是可以通过药物治疗解决的，但20%～30%需要采用其他方法，比如生酮饮食治疗，外科手术或神经调控等。

第二章

癫痫的基本概念

1. 什么是惊厥？

惊厥（convulsions，seizures），俗称惊风、抽风，是指全身性或身体某一局部肌肉有力的收缩，是由骨骼肌不自主地强烈收缩而引起的，随后舒张，可能伴有意识障碍。发作时脑电图多数异常。

2. 什么是发作？

发作（seizure），通常是癫痫发作的简称，主要是癫痫病或癫痫综合征，以及急性脑损伤发病时的表现，指机体出现一次性突然、短暂、有始有终的异常行为，是脑神经细胞过度放电引起的一次脑功能障碍。其临床表现各式各样，可以是惊厥，也可以是非惊厥性异常。发作时脑电

图一定出现异常波或脑电图节律改变。

3．什么是癫痫？

癫痫（epilepsy）的定义（definition）一直没有最后明确。但根据世界卫生组织（WHO）和国际抗癫痫联盟提议，目前认为：癫痫是由多种病因引起的慢性脑功能障碍综合征，是大脑神经细胞群反复超同步放电所引起的发作性、反复性、短暂性脑功能紊乱。伴有临床各型发作，脑电图呈痫性波和实验室检查异常。也就是说，癫痫要具备发作性，复发性和暂时自然缓解的特点。癫痫是一种慢性、反复发作性的脑功能失常性疾患。在发作间期，患者一切处于通常状态，有的人看起来和正常人无异。癫痫临床发作表现可以是各式各样的，除了有意识的改变和运动惊厥以外，还可有感觉异常、精神异常和行为异常。这些异常的表达方式和发作的强度主要取决于异常放电的脑区。

中国抗癫痫协会（CAAE）认为，癫痫是一种以具有持久的致痫倾向为特征的脑部疾病。它不是单一的疾病实体，而是一种有着不同病因基础、临床表现各异但以反复癫痫发作为共同特征的慢性脑部疾病状态。按照传统，临床出现两次（间隔至少24小时）非诱发性癫痫发作时就可确诊为癫痫。这是目前普遍采用的、具有临床可操作性的诊断方法。2005年国际抗癫痫联盟（ILAE）对癫痫定义做了修订，并指出"在脑部存在持久性致痫倾向的前提下，诊断癫痫可只需一次癫痫发作"。该定义对于尽早诊断并治疗癫痫有积极意义，但由于多数情况下很难确定某个人首次发作后的再发风险，该定义缺乏可操作性。2014 年 ILAE 推出新的癫痫临床实用性定义，但也有待进一步检验。新的定义认为癫痫是一种脑部疾病，符合如下任何一种情况可确定为癫痫：①至少 2 次间隔超过 24 小时的非诱发性（或反射性）发作；② 1 次非诱发性（或反射性）发作，并且在未来 10 年内，再次发作风险与 2 次非诱发性发作后的再发风险相当时（至少 60%）。如果加上其他条件，癫痫也可诊断某种癫痫综合征。

符合如下任何一种情况，可认为癫痫诊断已解除（resolved epilepsy）：①已经超过了某种年龄依赖性癫痫综合征的患病年龄；②已经 10 年无发作，并且近 5 年已停用抗癫痫药物。

4．什么是癫痫综合征?

癫痫综合征（epileptic syndrome）是指某些症状和体征总是集合在一起表现出来的癫痫性疾病。它有特定的发病年龄、病因、发作类型、脑电图模式、促发因素、相对固定的过程、治疗反应、预后和转归。癫痫综合征的结局也有良性与非良性之分，如小儿良性癫痫属良性的，只需短时治疗，预后极好。而婴儿痉挛症、Lennox 综合征则为非良性的，治疗困难、预后不良。

5．惊厥、发作和癫痫的关系如何？

惊厥是发作，它可以是癫痫的一种表现，但也并非所有惊厥都是癫痫，如低钙惊厥，新生儿破伤风就是惊厥而不是癫痫。癫痫病表现发作是指一次以上反复出现的发作。临床表现除有惊厥外，还可出现意识障碍、感觉、精神、情感、行为及自主神经功能异常等。发作时脑电图会出现典型痫样波。

6．为什么癫痫发作的术语经常变化？

随着科学研究的进展及对中枢神经系统疾病理解的不断加深，脑的奥秘不断地被揭示，人们发现昔日所用惊厥术语十分混乱。如原来称之为"大发作"和"小发作"癫痫，这两者都很不科学。有人常常将严重发作认为是大发作，而将一些轻微发作当做小发作，这是个误解。今天，我们已能在临床上观察（眼睛所能见到的）、脑电图（EEG）记录、用许多复杂检测仪器检查出脑的异常放电部位，对癫痫发病机理的理解越来越多。因而既往不太正确的术语也就随之得到纠正。这也正是表明认识的逐步提高。不断地掌握发作的正确术语，不仅能帮助父母更好地理解和解释孩子的发作状态，而且能帮助儿科医生、神经内外科医生、心理学医生及有关人员统一认识，准确诊断，及时应用药物和急症处理，有效地控制疾病以及相互交流。

7．癫痫发作的新旧术语各是怎样的?

表1-1　1981年及2010年ILAE癫痫发作的分类对比

1981 年分类	2010 年分类
全面性发作	全面性发作
强直 - 阵挛（大发作） 失神 肌阵挛 阵挛 强直 失张力	强直 - 阵挛 失神 　典型失神 　不典型失神 　伴特殊表现的失神 　　肌阵挛失神 　　眼睑肌阵挛 　肌阵挛 　　肌阵挛 　　肌阵挛失张力 　　肌阵挛强直 　阵挛 　强直 　失张力
部分性发作	局灶性发作
简单部分性发作（无意识障碍） 复杂部分性发作（有意识障碍） 继发全面性发作	根据需要对局灶性发作进行 具体描述
不能分类的发作	发作类型不明 癫痫性痉挛

8. 癫痫的历史有多长？

有关癫痫的记载源于 2500 年前的古希腊。人类对癫痫的认识可谓经历了艰难而漫长的历史过程。早在公元前 5 世纪（B.C），医学之父希波克拉底（Hippocrates）在《ON THE SACRED DISEASE》一书中就对癫痫大发作、小发作等做过较详细定义性描述。但那时由于科学不发达，人们普遍认为癫痫是恶魔附身的表现，是一个人做了坏事的反应，是一种邪恶的疾病。到公元后 175 年（AD），盖伦（Galen）就明确报道了癫痫是脑子里的一种病症，但不知是为什么。整个中世纪，人们都把癫痫现象与神秘的宗教色彩联系在一起。文艺复兴开始，在欧洲，随着解剖、生理等科学的迅速发展，癫痫的研究也就逐渐进入医学领域。直至 19 世纪中叶（1861 年），杰克逊（Hughlings Jackson）首先提出癫痫是由于脑灰质异常结构的过度放电所引起。接着革瓦司（William Gowers）又详细地描述了大量临床癫痫综合征，开始了人类对癫痫科学认识的新纪元。近一个世纪以来，现代医学有了质的飞跃。尤其近 20 多年来，癫痫诊断技术的不断问世，药物血浓度监测方法的创立以及新药、外科治疗等许多新方法的广泛应用，使得癫痫的临床诊断、分型标准不断更新，更趋世界统一化；使得癫痫的治疗学蓬勃发展、更趋合理化；使得癫痫发病机制及抗癫痫药物作用机制的研究更趋完善和深入化。然而，癫痫仍是个非常复杂的综合征，要完全揭示其奥秘，彻底攻克它尚任重而道远。

9. 癫痫的患病率是多少?

癫痫患病率 (prevalence rate),是指凡一生中患过癫痫 (不管是否已被控制均包括在内) 的人数占群体人数的百分比。其地区差异很大,如欧洲是3‰ ~ 10‰,日本是3‰ ~ 5‰,美国是5‰,我国报告为4.4‰,农村高于城市,高达8.51‰。一般认为在4‰ ~ 9‰,儿童为5‰ ~ 7‰。也就是说,世界上已有3000多万人患有癫痫病。中国也有900多万人患有癫痫。我国调查儿科0 ~ 14岁儿童,患病率5.1‰,其中73.91% 在3岁以下发病,90.2% 在5岁以下发病,城市和乡村差别无显著性。已知75% ~ 80% 的癫痫病人起病年龄在18岁以前,因此小儿癫痫的预防治疗尤为重要。

10. 癫痫的发病率是多少?

癫痫发病率 (incidence) 是指每年每10万人口中有多少新发现的癫痫病人。国外报道数字每年为17 ~ 50/10万人口。我国年发病率25.8 ~ 35/10万。我国未治疗或未正规治疗的癫痫病人比例高达67.2% ~ 76.0%,0 ~ 14岁以下儿童年发病率22/10万。也就是说,世界上每年每10万人口会出现35万癫痫新病人。由此可见,癫痫是一种世界性常见病、多发病。

11．癫痫是一种严重的病症吗？

一般说来，癫痫还不是什么非常严重的乃至致命的疾病。癫痫在发作间期同正常人没有什么区别。大约有50%～60%的患者，可以通过个体化的合理治疗完全控制发作，健康地生活和学习，甚至有少数人还可以不治自愈。大约30%的人用药后能明显地控制发作，可使发作次数减少，程度减轻。有的虽然需要长期甚至终生服药治疗，但仍能正常地生活。当然癫痫是种病，也就有轻重之分。约有10%～20%患者常用药物不能控制其发作，成为所谓难治性癫痫。近来癫痫外科手术又能挽救其中部分病人。最终只有少部分发作过频、过重的患者会发生身体伤残，智力低下。

12．癫痫患者会突然死亡吗？

癫痫患者一般不会突然死亡，除非严重的癫痫持续状态者。一般认为，大发作发作20分钟可导致大脑皮层缺氧；发作60分钟，海马、杏仁核、小脑、丘脑等细胞受损，继而出现功能紊乱、呼吸衰竭等；若持续状态超过13个小时，缺氧、缺血性脑损伤持续时间过长，可以引起全身性功能衰竭而死亡。这种情况不多，只占癫痫的1‰。然而，近年来不断有癫痫致突然死亡的报告。这种死亡多伴有突然发作引起的外伤意外。死亡原因中还有10%～20%是突发的、难以解释的，因病理检查也发现不了死亡原因（不明原因的猝死，SUDEP）。有人推测，癫痫患者由于自主神经功能异常诱发致死性心律失常是突然死亡的主要因素；还有人认为是由于不遵医嘱、突然停药（因为死者的抗癫痫药血浓度都很低）诱发了心脏传导阻滞所致。

13．为什么癫痫发作会有周期性？

任何一型癫痫都有两个临床相，一个是发作期，另一个是发作间期。一般来说，发作期有典型的发作表现，而在发作间期则与正常人没有任何区别。当然，发作间期也可表现行为异常，脑功能细小障碍（如学习记忆困难）或临床下发作（只有 EEG 异常）等。每个癫痫患者都有各自不同的发作频率或发作间期，有的患者可 1 天犯数十次，如失神。有的患者却几个月甚至 1 年才犯 1 次。其发作间期脑电图或深部脑电图记录的电活动也不一样。原因可能与患者本身的睡眠周期、月经周期、其他激素周期或不能预测的本身节律有关。

14．小儿癫痫与成人癫痫有何不同？

由于儿童的大脑正处于由不成熟到成熟的发育阶段，其生理、解剖、生化等方面都有自己独特的特点，如中枢神经系统不成熟，神经细胞本身不稳定，神经介质释放不平衡，对刺激和惊厥易感，其局部定位征、扩散程度及病因都有年龄依赖性等。因此小儿癫痫的发作类型与成人不同。有些特定的发作类型只有在儿童癫痫中存在，如成人癫痫中就没有失神发作、West综合征（婴儿痉挛症）、局灶性"良性"癫痫等。儿童脑电图也随着脑的发育而具特征性地不断变化，如抑制性-爆发（suppression-burst）只见于新生儿，高峰节律紊乱（hypsrrhythmia）只见于婴儿，慢棘波、慢波也多见于幼儿，每秒3次棘-慢综合波多见于学龄儿等。再者，儿童癫痫药物治疗与成人不尽相同，如成人选用苯妥英钠较多，而小儿则用苯巴比妥较多。其药代动力学也有差异，儿童代谢较成人为快，用药剂量（按公斤体重计算）比成人为大。除了控制癫痫发作外，还要特别注意全身维持疗法和综合疗法，保护大脑，保证身心的正常发育。此外，预后也不一样。因为小儿脑的可塑性较强，惊厥本身对不成熟脑的损伤较对成熟脑为轻。故如果没有难治的原发病因，惊厥前没有神经系统的缺陷，只要积极控制了发作，较少遗留后遗症。由此可见，不能将小儿癫痫看做是成人癫痫的缩影，对小儿癫痫要积极诊断、及时治疗，兼顾患儿的惊厥控制及良好的生长发育，两者同等重要，不可偏废。

15．人的正常脑细胞也放电吗？

是的，人脑中约有140亿个脑细胞（神经细胞），这些神经细胞通过小突触相互连接，交错成网。功能正常的神经细胞可以自动地发放电冲动，并将一些称为神经介质的化学物质送到身体各部。这些电冲动以放电的形式形成脑波，即脑电图。脑电图记录的就是突触电位。突触电位分两种，兴奋性突触后电位主要来自皮层浅层的顶树突；抑制性突触后电位主要来自皮层深层的胞体。健康人平时的神经系统就是处在这种兴奋性和抑制性突触活动放电的相对平稳状态，所以是稳定的，举止正常的。

16．癫痫发作的放电是怎么回事？

虽然癫痫的病因和病理各不相同，但癫痫的电生理过程却是一样的。继上所述，如果因某种刺激使脑内许许多多神经细胞同时兴奋、同时放电，这就形成了一个巨大的电风暴。人体对这突如其来的电风暴的应激反应就是一次癫痫发作。发作间期发作时的脑电图可见棘慢综合波或节律性放电。棘波代表顶树突的兴奋性突触后电位，慢波代表胞体的抑制性突触后电位。发作的症状就取决于放电涉及的脑区。如果电扩散中止，犹如电风暴迅速消失，就好像暴风雨后天空又见晴朗，患儿可立刻恢复正常。如果电风暴太强而且持续时间较长，受累的神经细胞受损或过度疲劳，那就需要休息一下。这就是为什么发作后身体发软、嗜睡的缘故。

17．人的大脑功能是怎样分工的？

人类的大脑皮层如同一个核桃仁一样（当然要比核桃仁大很多），复杂的沟回分布很有规律。主要有两道沟，一条称为中央沟，在大脑皮层中央部分，左右走向，是大脑皮层功能的主要分界线。另一条称为外侧裂，在大脑皮层下方，前后走向。以这两条沟为标志，将大脑皮层分为几个大区。中央沟以前，称为额叶，与运动有关；中央沟后的一块，称为顶叶，与身体感觉有关；大脑后端与顶叶相连部分称为枕叶，与视觉有关；外侧裂以下与枕叶相连的部分称为颞叶，与听觉有关。中央沟以前称为中央前回，中央沟以后称为中央后回，分别代表身体各部的运动和感觉。而且还有一定的分布次序，从上至下依次代表着身体的下肢、躯干、上肢和头面部，宛如一个倒置的人像。杰克逊发作惊厥正是发生在中央前回并按这个次序发生的。限局性癫痫与大脑皮层有着解剖 - 功能上的对应定位关系，所以限局性发作一定要尽可能地定侧、定位、定因。具体分布见图 2-1，2-2：

18．什么是优势半球？为什么有的癫痫患儿会失语？

人的大脑，虽然像核桃仁一样，分为左右对称的两个半球。但严格说来，每个人的两半球大脑并非绝对对称。如习惯用右手拿筷子吃饭、握笔写字的人，左脑半球比较

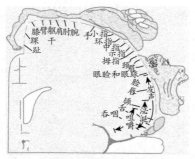

图2-1　中央前回运动皮层对身体各部分运动控制的分布规律示意图

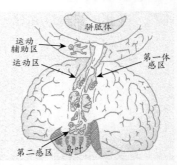

图2-2　大脑皮层体表感觉与躯体运动功能代表区示意图

发达，左半球就叫优势半球。反之，右半球就是优势半球。1861年法国神经学家，P.P.Broca报道了一个病例：该病人能理解语言，也没有一般缺陷，但是不能说话。他也能说孤立的词，能唱一首歌；但话不成句，也无法书面表达自己的思想。尸检表明，其大脑额叶的后部有明显损伤，这个区域现被称为：Broca区。后来Broca又有一个重要发现，即在所有失语病患者中，其损伤均见于左侧半球，而右侧半球即使有类似的损伤，也不影响语言功能。1876年，年仅26岁的德国医生C.Wernicke报道了另一种失语症，即能说不能懂，也即患者的发音和语法十分正常，但语义上都是异常的，表达的意思十分离谱。经研究发现大脑损伤在颞叶后部，与枕叶相邻，该区称为Wernicke区。大脑产生语言的模式是：语言的听觉感知和视觉感知形成于感觉区和联合区，并汇聚于Wernicke区，最终经神经纤维束（弓状束）转递到Broca区，在那激发起一个详细和协调的发言程序，再经毗邻的运动皮层颜面区引起口、唇、舌，喉等各处肌肉联合运动。这就不难理解大多数人是惯用右手的，其语言中枢恰好位于左半球皮层。所以如果癫痫灶累及了这部分皮层，就会出现失语。

19．脑瘫与癫痫有关系吗?

癫痫和脑瘫是两回事。脑性瘫痪简称脑瘫，是自受孕开始至婴儿期的非进行性脑损伤和发育缺陷所致的综合征，主要表现为运动障碍及姿势异常，常合并有智力障碍、癫痫、感知觉障碍、交流障碍、言语障碍、行为异常及其他异常。脑瘫是中枢性损害，病变主要存在于脑部，而脊髓灰质炎、坐骨神经损伤等所致的肢体瘫痪均不属于脑瘫的范畴。窒息、早产、黄疸是引起脑瘫的三大最常见高危因素。早期肌肉功能锻炼和良好的护理以及综合性治疗和教育是必要的。按运动障碍类型及瘫痪部位分为六型：

痉挛型四肢瘫（spastic quadriplegia）、痉挛型双瘫（spastic diplegia）、痉挛型偏瘫（spastic hemiplegia）、不随意运动型（dyskinetic）、共济失调型（ataxic）、混合型（mixed）。应该注意：①由于痉挛型单瘫、三肢瘫十分罕见，不再单独分型，一般归类为偏瘫、四肢瘫；②不随意运动型主要包括：手足徐动（athetoid）、肌张力障碍（dystonic），也可包括舞蹈、舞蹈手足徐动；③由于肌张力低下型主要为其他类型早期表现，因此不单独列该型，小婴儿时表现肌张力低下，1 岁以后逐渐呈现出运动障碍的实际类型；④混合型多为痉挛型与不随意运动型混合，也可是其他类型混合或多种类型混合；⑤由于临床实用性小，因此不必单列"不可分类型"。然而大约 20% 的脑瘫会伴有惊厥和智力低下。这可能是因为有共同的脑病理基础。

20. 什么是幻视、幻听及其他幻觉？

幻视（visual hallucination）就是能够看到一些实际并不存在的图形或人物，如亮光、光环、彩带、黑影、小虫子、救火场面、死去的亲人、故事里的魔鬼等。别人都看不到，唯独患儿能够看到并描述出具体场景和图像。对此，患儿往往表示恐惧、大哭大叫。幻听（autitory hallucination）就是能够听到一些实际上并不存在的声音。如听到别人喊自己的名字，辱骂、嘲笑、议论，甚至攻击自己。其实这全属虚构、别人都未听见，唯独患儿听见了。对此，患儿往往表示愤怒、狂怒、大打大闹。其他幻觉，如幻嗅，就是闻到一些实际上并不存在的难闻气味、怪味。对此，患儿往往感觉不舒服，情感大变。还有些患儿出现错觉，如"视物变大"，即把东西看成比平时大几倍或十几倍；"视物变小"，即将东西看成比平时小数倍至十几倍。其实这些幻觉和错觉都是发作表现的一部分。当发作停止后，幻觉、错觉也随之消失。

21. 癫痫的病因是什么？

癫痫的病因很多，主要分为两类：一是脑内疾患，各种各样的脑病如脑发育异常、脑血管病、脑炎、脑膜炎、脑脓肿、炎性肉芽肿、颅内肿瘤、脑寄生虫、颅脑外伤、脱髓鞘疾病、脑萎缩等均可引起癫痫，其中脑囊虫病（东北、西北地区多见）引起癫痫的发生率最高；二是脑外疾患，如低血糖、低血钙、窒息、休克、子痫、尿毒症、糖尿病、心源性惊厥以及金属、药物、食物、放射线等各种中毒或过量。癫痫的病因十分复杂。总体来说能真正找到病因的为数不多，因此又导致了如下分类：①症状性癫痫，即癫痫发作发生在疾病过程中，主病清楚，癫痫发作只是一个症状；②继发性癫痫，即以癫痫为首发症状，最终能查出确切病因者；③症状性或继发性癫痫，有时指同义；原发性癫痫，即癫痫为疾病唯一症状，始终查不出病因。

查找癫痫病因十分重要，要锲而不舍。还要注意分析，是否有复合病因存在，病因的致痫意义（如脑外伤是癫痫的直接原因、诱因还是并发症）以及治疗意义。随着医学诊断新技术的不断发展，原来被诊为原发性癫痫的病例中，有部分能查出病因即被分化出来。如与先天遗传因素有关的遗传性癫痫，目前已知的有良性家族性新生儿惊厥是常染色体显性遗传，定位在 22q。还有先天性氨基酸代谢病如 PKU 等；脂质代谢病，如白质营养不良等；糖代谢病，如半乳糖血症等；还有结节性硬化症、脑面三叉神经血管瘤病、神经纤维瘤病等也都分化出来，成为独立疾病。新的癫痫病因分类有：结构性，即脑 CT 或 MRI 可以找到结构异常；代谢性疾病，即遗传代谢性疾病导致；遗传性，基因或染色体异常的核心症状是癫痫发作；免疫性癫痫，免疫性异常在发病中占有重要地位，如拉斯幕森（Rasmussen）综合征，抗 NMDAR 脑炎等；感染性癫痫等分类，还有病因未明的癫痫。

22．癫痫会有神经系统后遗症吗？

一般不会。癫痫所致神经系统后遗症（sequelae），是指在严重癫痫和长时间发作时，由于强烈惊厥，使得身体本身能量过度消耗，造成缺氧、缺血及毒性代谢产物在体内积聚而导致的不可逆脑损伤。并非每一次惊厥或发作都会产生明显的脑损伤，也不是说每次发作引起的脑损伤都不能恢复。只有在频发惊厥发作或长时间惊厥发作才能造成不可逆的永久性脑损伤。神经系统后遗症可有智力低下、发育迟滞或精神心理缺陷。然而癫痫有否后遗症，个体差异很大。其中最主要的是发作类型，如失神，虽发作频率很高，每日发作可达数百次之多，但大都不造成脑损伤，不影响智力。而复杂部分性发作，即使发作频率很低，也常留有精神智力的缺损。另外，原发病也很关键，如继发性癫痫后遗症比原发性癫痫明显增多。

23．癫痫影响智力吗？

　　智力是人与年龄相适宜的对环境的适应与反应能力。癫痫是否影响智力，不能一概而论。据北京大学报道487例小儿癫痫中，53.4%伴有智力低下，在1991年，"全国0～14岁儿童智力低下流行病学调查"中，85170名儿童中查出294例小儿癫痫，其中智力低下者占33.7%。说明在癫痫儿童中，智力低下的发生率远较正常儿童为高。癫痫患儿智力低下的原因很多，主要是原发病造成的脑损伤。脑功能紊乱当然就会引起注意力不集中，定向力差，思维、理解、判断、分析、计算、记忆等不可避免的都要受影响。据研究，临床上无发作，但脑电图显示阵发性棘波发放也能损害记忆的积累、储备和回忆过程。因此特异性棘波和非特异性的慢波、β波爆发及α波缺乏都可能与学习困难、认知障碍有关。影响智力的有遗传因素、惊厥造成的脑损伤、社会心理因素、家庭教育因素、感情因素以及抗癫痫药物使用不当等，均可引起智力低下。根据一般经验，智力下降与病程长短、发作次数成正比。有些发作类型如精神运动型癫痫可以造成脑损伤，损伤的程度与许多因素有关，如发作本身、首发年龄、发作类型、发作频率、持续时间、抗癫痫药的种数、血药浓度以及原发病等，这些目前尚缺乏设计良好、意见一致的证据和结论。目前较为肯定的有以下几种情况：①癫痫持续状态能造成明显的脑损伤，兴奋性氨基酸（内源性、毒性物质）释放造成不可逆脑损伤，神经病学后遗症发生率也高。持续状态患儿精神、神经系统后遗症发生率可达 50%；②癫痫类型与脑损伤有关，如伴中央颞区棘波的小儿"良性"癫痫，青少年肌阵挛癫痫，儿童失神发作等对智力多数无影响。而婴儿痉挛症、Lennox-Gastaut 综合征、其他类型难治性癫痫则几乎都伴有不同程度的智力下降；③起病年龄：起病年龄越小，损伤智力的危险性越高。一是由于延迟了发育最重要的最佳时刻。二是年龄小者发病更可能伴有潜在的脑病；④抗癫痫药应用，一般倾向于用药种数越多，毒性作用越大，甚至在治疗范围内也能出现毒性反应。至于各药单独应用时对智商的近、远期影响，多数药尚无定论；⑤癫痫发病前的智力与病因有关。其他如与发作本身，发作频率等是否有关，也尚无定论。应该说，癫痫可能是影响智力的因素之一，但精神负担的危害远远大于癫痫本身。

24．癫痫会遗传吗？

应该说，遗传与癫痫关系相当密切。一个典型的例子是在非洲坦尼喀一个部族。那儿癫痫病人很多，因而受歧视，没有人愿意与他（她）们通婚，癫痫病人只能相互间结婚。结果是这里的癫痫患病率为 1.5%，是世界最高值，被视为"癫痫"的滋生地。遗传可以影响神经元放电，影响惊厥阈值。许多单卵双胞胎同时患有癫痫或临床下发作很能说明这点。原发性癫痫的亲属比一般人群的癫痫患病率要高出数倍。近亲中脑电图有痫样波者也比对照组多几倍。临床上癫痫有明显遗传史的约占 1/3。这些都证实癫痫是可以遗传的。但这并不等于说，有遗传倾向就一定得患癫痫。有遗传倾向的人中约有 95% 终生不得癫痫，这是因为还有获得性后天因素在起作用。如上所述的各种病因所致的脑损伤，环境因素如剥夺睡眠、闪光刺激、过度换气等，都可促发癫痫。因此，通常认为，癫痫是遗传特点与获得性脑损伤两者共同决定的。

25．癫痫是如何遗传的？

近十年来，遗传学研究充分显示了癫痫遗传呈多态性。不可能用任何一种单基因遗传方式来概括。已确定能引起癫痫的疾病中，常见的有常染色体显性遗传 25 种，常染色体隐性遗传有 86 种，X 性联遗传 20 种，染色体病 34 种。还有线粒体病，由母系遗传方式传递给后代。癫痫有关的基因 1000 多种，多数可以通过二代测序检测。最直接的证据是特殊代谢通路的遗传缺陷病，是以癫痫发作为重要表现的。如苯丙酮尿症 （PKU），为第 1 号染色体上的苯丙氨酸羟化酶缺陷；GM2 型神经节苷脂病，为 β 氨基己糖酶 A 缺乏，位点 HEXA，15q23；自残症 Lesch-Nyhan 综合征，是黄嘌呤磷酸转移酶缺乏。目前癫痫遗传学正在研究：哪些基因在起作用？哪个基因为一种以上类型的癫痫所共有的？基因的作用方式是什么等，可望不久会有突破性进展。

多数遗传性疾病由于新生突变所致，由父母遗传给孩子的占少数。所以为避免后代患上遗传性疾病，首先是一般生活方式，避免发生畸形或其他异常，生活方式调整到正常，心情愉快，睡眠充足，身体健康的情况下怀孕，怀孕期间避免接触有毒的、有辐射的物质，平衡营养。另外，可以做遗传咨询。有资质的产前诊断中心或遗传咨询中心，进行咨询指导，可以减少遗传性疾病的发生。

26．为什么癫痫防治必须从小儿做起？

因为癫痫发病以 0～10 岁儿童为最高。病因中又以围产期病理损伤、先天性脑结构异常、神经系统感染、头外伤等为最多见。所以，应高度重视妊娠，小儿围产期，新生儿期，婴幼儿期的脑发育、遗传、代谢、分娩技术等诸多因素。小儿脑的可塑性较成人为强，心理障碍相对成人为轻。若能及时诊断治疗，可望得到功能代偿，成为身心完全健康的儿童。儿童是祖国的未来，儿童的患病率、死亡率、致残率及学习适应能力、认知能力、竞争能力都关系到我国人口素质和国家命运，所以防治小儿癫痫的意义不言而喻。

27．癫痫发作时应如何现场急救？

一般来说，惊厥无须住院。除非惊厥持续超过 5 分钟或 5 分钟内连续惊厥，局灶性发作超过 10 分钟或 10 分钟内反复发作，应该就近进行急救。长时间的全身强直 - 阵挛性发作有时会威胁生命。部分性惊厥虽不威胁生命，但也要注意它会泛化成全身性惊厥。当一个人因惊厥发作被送到急诊室时，应将他平放在床上，立即吸氧。常需静脉给药。一般开始选用速效安定类药物，继后给以长效止惊药苯巴比妥或苯妥英钠等维持疗效。只有当各种药都止不住惊厥时才用全麻。如果你偏巧碰上一个孩子正在惊厥发作，请不要惊慌。应按下述办法去做：①迅速将他扶住（防止摔伤），放在平地上或安全地方。去除身上任何硬的或危险的东西。放一个软东西垫在头下。解开衣领、袖口，让呼吸道通畅。用不着叫他或拼命按住他，企图不让他抽动，因为无论你用多大劲，也不能缩短他抽风的自然历程；②将头、身侧向一边，以便口水、黏液等物流出。千万不要在上、下牙齿间垫东西，尤其硬东西，否则会咬碎牙齿。不用担心，舌头被咬断而且吞下去影响呼吸的机会微乎其微。但有时可能咬破舌头，出血出沫。一般都较轻，可以自愈；③要一直守候在患儿身边，等待抽风停止。仔细观察受累部位，即身上哪些部位抽动，以助于判断惊厥类型。如有凝视，可通过问问题，看他是否有意识和知觉。观察口唇、面色变紫了没有。虽然窒息时是比较可怕的，但一般都不会造成生命危险，一会儿自己就会又开始呼吸了。观察有无大小便失禁的情况。观察惊厥持续多长时间，以便回顾性地报告医生。惊厥停止后，最好帮他清洗擦净（有时患儿会呕吐得一塌糊涂），尽量安慰他，使之镇静，让他舒服，告诉他不要有什么不好意思。患儿恢复意识后有时行为比较古怪，易激惹。常诉头痛、肌肉痛、嗜睡等。有时虽抽 10 分钟，但完全清醒尚需 1 个多小时。如果患儿想睡觉，就让他睡。可轻轻地呼唤他，看他是否答应，能唤醒就说明他有意识。最好在那一直等到他睡醒，或马上通知他的父母或亲人。如果你碰到一个患儿持续抽风 5～10 分钟或 5～10 分钟内抽过多次，则需立即打电话呼救，或马上设法将他送到医院。为了癫痫患儿的安全，有的国家规定，癫痫患儿需随身携带一张卡片，上面注有下述情报：姓名、年龄、惊厥类型、惊厥频率、发病年龄、不常有的行为、常见促发因素、日常用药种类及用量和剂型、服药次数、服药时间、谁在照顾他、父母或看护人的地址及电话等；以便患儿突然发作时会得到在场人们的及时帮助。

28．为什么癫痫治疗要强调整体性？

小儿癫痫的治疗目的是控制发作，消除病因及维持神经精神的正常，改善生活质量，所以治疗的关键在于病儿整体，而不只是发作本身。小儿癫痫的治疗是一项十分复杂、耐心而长期的工作。治疗的方法也必须是整体化综合性的。除了针对癫痫本身的药物和手术治疗以外，还必须顾及到癫痫所引起的心理障碍及残疾的治疗。父母、亲戚的一片爱心，医生护士的理解和鼓励，老师、同学们的体贴关怀，心理专家的耐心指导，以及理疗、康复、集体活动等等，都直接或间接地影响着患儿惊厥的控制程度和生活质量。另外，在最科学的疗法和最经济的支付方面适当权衡也是必要的。因为在长期经济压力的环境下生活对患儿身心不利。

29. 什么是科学化、合理化的药物治疗?

药物治疗是控制发作的重要手段，也是目前临床上治疗癫痫的基本方法。由于癫痫是个复杂的慢性病，发病率高、病程长、不能按上呼吸道感染等急性病那样对待。应当因人而异地制订出一个长远、合理、适合个人特点的治疗方案。使患儿的诊断、选药、剂量、服药方法、副作用、疗效、伴随疾病、智力发育、精神行为等方面都在严密的治疗药物监测 （TDM）之中，随时调整治疗方案以逐渐并尽快地达到最佳状况。这种个体化的治疗方案，就是科学合理的药物治疗方案。

30. 抗癫痫药物之间有相互作用吗?

答案是肯定的。同时应用两种或两种以上的抗癫痫药物，它们可以在药物代谢动力学和药效学的各个阶段发生相互作用。仅就药动学而论，药物可竞争血浆蛋白载体，可有酶促、酶抑作用等，从而使药物血浓度不稳定。目前已知：能使苯巴比妥血浓度升高的药物有丙戊酸（可使苯巴比妥血浓度升高 20% ~ 50%）、扑痫酮、卡马西平、安定、磺胺噻唑等；使苯巴比妥血浓度下降的有苯妥英钠等。能使苯妥英钠血浓度上升的有丙戊酸、苯巴比妥、安定、磺胺噻唑等；使苯妥英钠血浓度下降的有苯巴比妥（使苯妥英钠游离浓度下降）、卡马西平、扑痫酮、安定等。能使扑痫酮血浓度上升的有丙戊酸、磺胺噻唑；使扑痫酮血浓度下降的有苯巴比妥、苯妥英钠、卡马西平等。能使卡马西平血浓度上升的有丙戊酸等；使卡马西平血浓度下降的有苯巴比妥、苯妥英钠、扑痫酮、乙琥胺等；能使丙戊酸血浓度下降的有苯巴比妥、苯妥英钠、扑痫酮、卡马西平等。能使乙琥胺血浓度上升的有丙戊酸等；能使硝西泮血浓度下降的有卡马西平等。另外，同时应用的其他药物同样也可影响抗癫痫药物的血浓度，如氯霉素、异烟肼、普萘洛尔、双香豆素可大大升高苯妥英钠的血浓度；乙醇、叶酸、茶碱、钙、镁、铝等抗酸剂（可与抗癫痫药结合生成难溶的复合物、使其吸收减少）可大大降低苯妥英钠血浓度；而红霉素可大大增加卡马西平血浓度等。在药效学上，同用药物可相互竞争受体结合部位，影响离子通道及磷酸化水平，有产生不可预知的疗效降低或毒性增强的倾向。因此，选药和配伍时要注意药物的相互作用问题。

31．什么是点燃？

点燃（kindling）原属物理学术语，1969 年引入医学领域。是指在脑的某一区域重复应用亚惊厥刺激，使从未惊厥的动物惊厥阈值不断下降，最终导致全身性运动性惊厥发生的现象。亚惊厥刺激可以是电流、化学物质或药物。用这种方法做成的惊厥模型称为点燃模型。据认为，这是目前模拟人类癫痫的最理想动物模型，对研究癫痫和用药贡献很大。

32．临床上有点燃现象吗？

答案是肯定的。如从高热惊厥变为癫痫，可以认为是一种点燃现象。临床上经常可以遇到高热惊厥的患儿开始抽风时体温多在 39℃ 以上，逐渐地引起抽风的温度越来越低，最后达到不发烧时也抽风，发展到多次无热惊厥时，就是变成癫痫了。再如，外伤后脑的瘢痕组织（神经元丢失、胶质增生、钾离子堆集等）可逐渐变成癫痫源。经过一段时间后才出现惊厥。肿瘤也如此，神经元在受到损伤、坏死、树突水肿等病理生理及病理改变之后，可引起人脑的"自我点燃"过程。这种点燃本身不断地建立一个新的兴奋连接，而且不断放大。以至于最终引起群体细胞强烈的放电，于是就形成了癫痫。故不治或治而未被控制的惊厥或临床下发作都具有点燃倾向。

33．与癫痫有关的神经介质有哪些？

目前公认的中枢神经系统介质有两大类：一是兴奋性神经介质，包括乙酰胆碱、酸性氨基酸（谷氨酸、天门冬氨酸）及脑肽类（脑啡肽、强啡肽）等；二是抑制性神经介质，包括去甲肾上腺素、肾上腺素、多巴胺、5- 羟色胺及中性氨基酸（r- 氨基丁酸、甘氨酸、丙氨酸、牛磺酸）。人体内这么多神经介质，需要经常处于平衡状态。牵一发而动全身，若兴奋性介质增多或抑制性介质减少都会导致惊厥和癫痫。目前常用的抗癫痫药物大都是增强抑制性介质的作用，如苯巴比妥、丙戊酸钠、安定类抗癫痫药物等。

34．什么是患者的依从性？

依从性（compliance）是指患者对医生的要求、规律服药及定期检查的合作性。也就是患者对医嘱的执行情况。临床实践证明，真正做到依从，相当不易。例如忘记服药，不按时服药，自动加量、减量、停药等都是不依从的表现。在药物评价中，不依从不但可以造成个人治疗的失败，也可以导致整体评估的错误结论。目前药物血浓度监测是检查患者是否依从的最有效手段。为了保证在依从性上不发生问题，必须加强对患者的教育和建立一套完整的治疗药物监测（TDM）制度。

35. 癫痫的诊治应注意什么？

癫痫的诊治应注意详问病史、脑电图证据、癫痫发作类型分类、癫痫综合征的确定、用药方案及观察随访。详细确凿的病史资料是诊断的基础，最好医生能亲眼看到患儿发作。如就诊时可用过度换气法观察失神发作，即可确诊。但大多数病人的发作医生是看不到的，而我们的监测手段还跟不上，所以必须详问目击者患儿发作前、发作时、发作后情况以及先兆及前驱症状等，还要详问其父母亲妊娠史、出生史以及家族史。这对诊断和对因治疗有重大帮助。脑电图是诊断癫痫不可缺少的工具。当常规脑电图阴性时，一定要做剥夺睡眠脑电图、睡眠脑电图甚至整晚视频脑电图监测，以提高脑电图痫样波的阳性率。癫痫外科患者为了监测到发作，视频脑电甚至连续监测 1～3 周。而且脑电图痫样波性质也可有助于对痫灶的定性和定位，对内外科治疗都有重要意义。根据临床和脑电图国际标准，尽量明确患儿发作类型或综合征，以便及时合理地选择药物治疗。在制订药物治疗方案时，一定要寻找高效、低毒的最佳剂量，遵循合理分配给药间隔、长期规律服用药物、定期随访和监测、缓慢逐渐停药的原则，制定符合患儿个体化的药物治疗方案。进行临床和药物监测，以求达到最佳疗效。同时要特别注意心理咨询，并帮助解决日常生活和社会难题，给患儿及其家长以理解、鼓励、指导，调动其自身积极性，使癫痫患儿在身心两个方面都健康成长。

第三章

癫痫的诊断

癫痫的诊断十分重要，因为它将决定着患儿一生的命运。因而确诊要谨慎、全面、确凿。

1. 癫痫的诊断依靠什么？

目前主要靠临床表现、病史、一般体格检查及神经系统检查、脑电图及有关实验室检查来确立诊断。尤其注意要排除其他疾病。脑电图是最重要的辅助检查项目。

2. 癫痫的病史重要吗？

确切的病史是获得尽快诊断的关键，因而是非常重要的，多数情况下，医生看不到发作时的情况。因此，患儿家属一定要与医生配合，尽量将病史提供得详尽、客观、准确。不要模棱两可，不要凭想象猜测，不要夸大病情；更不要故意隐瞒病情。病史包括现病史、个人史和家族史三部分。

第一是现病史。最好是亲眼见过的人，要仔细描述发作时的情况，如有无先兆；发作时意识、面色、呼吸、语言、发作形式及眼睛、面部、四肢及各部的表现等；发作持续时间、严重程度、有无大小便失禁等；有无发作后嗜睡、软瘫及头痛等；发作时辰，周期长短，发作与睡眠周期、月经周期、季节等的关系以及有无诱发因素等。这对判断惊厥类型、癫痫确诊及制订长远治疗计划都大有帮助。另外，也要叙述发作间期、恢复期的情况，脑电图及其他检查、治疗以及用药情况。例如用过何种抗癫痫药物，其剂量、用药时间、血药浓度、更换情况、毒副作用及治疗效果等。

第二是个人史，包括母亲怀孕期间有无感染、先兆流产及其他不适。胎儿有无体位异常、脐带绕颈、不明原因早产、过期产等，对患儿出生时及发育早期所有较大事件都要叙述，如发作表现和其他特征，以便及时合理地选择药物治疗。在制订药物治疗方案时，一定要寻找高效、低毒的最佳剂量，遵循合理分配给药间隔、长期规律服用药物、定期随访和监测、缓慢逐渐停药的原则，制订符合患者个体化的药物治疗方案。进行临床和药物监测，以求达到最佳疗效，同时要特别注意心理咨询，并帮助解决日常生活和社会难题，给患儿及其家长以理解、鼓励和指导，调动其自身积极性，使癫痫患儿在身、心两个方面都健康成长。是否足月顺产，出生体重，有无窒息，产伤、颅内出血、重度黄疸、颅内感染、脑炎、脑膜炎；有无严重头外伤（出现昏迷、颅内出血、脑挫伤等）、有无热性惊厥、有无中毒等。惊厥前有没有遭受特殊的伤害（包括身体和情绪），是否伴有发热，有无耳部感染、中枢感染及其他潜在原因，以及患儿智力情况等。这些对病因诊断和治疗都是很重要的线索。

　　第三是家族史，询问家族史也十分必要。患儿父系母系亲属中有无癫痫患者要如实并详细报告，这对诊治和判断预后都有好处。一次问不清楚的，要反复直接或间接问，因为家族中 10 代以上的异常基因都可能有影响。

3．癫痫的体检包括哪些方面？

　　体格检查要全面、完整。以利寻找病因。一般包括全身体格检查和神经系统检查。两者不可偏废。尽可能地发现神经系统和身体其他部位疾病的定性定位体征。神经系统的检查包括意识精神状态、皮肤（如结节性硬化可见色素脱失斑，及面颊部可见血管纤维瘤，以往称为皮脂腺瘤等）。头颅、眼、耳、口腔、脊柱、皮纹、颅神经、姿势和步态、运动系统、感觉系统。自主神经系统及生理、病理反射等，以及尿的气味（苯丙酮尿症有鼠尿味）等都要详细检查。

4. 癫痫需要哪些实验室检查？

实验室检查包括血化学检查（如血糖、血钙、血镁、血乳酸、丙酮酸及其他异常成分的检查）和最重要的脑电图检查。CT（电子计算机断层扫描）、MRI（磁共振）及SPECT（单光子发射计算机断层扫描）、PET（正电子发射CT）等检查在某些情况下也是需要的。这些检查价格昂贵，需要医生来判断是否全部都有做的必要性，实际工作中并非全部都需要。最主要的有诊断意义的实验室检查还是脑电图检查，包括视频脑电图。

5. 癫痫有哪些分类法？

癫痫的分类方法有许多种，有临床分类，脑电图分类、病因分类、解剖分类等；也有的从治疗和预后角度进行分类；还有以发病年龄进行分类的。目前主要采用的是根据临床和脑电图进行分类的国内、国际分类法。

6. 癫痫及其发作的诊断依据来源于什么？

主要根据国内、国际权威性文件作为诊断依据来指导，像1985年国际抗癫痫联盟（ILAE）分类和命名委员会关于癫痫发作的临床和脑电图分类的修改建议（Epilepsia，1985）；1989年国际抗癫痫联盟分类和命名委员会关于癫痫和癫痫综合征分类建议（Epilepsia，1989）。2001 年，2015 年国际抗癫痫联盟等各专家团队（task force）做出过很多相应指南和建议。中国抗癫痫协会（CAAE）癫痫指南修订 2015 年也发表了第 2 版。

7．什么是癫痫发作分类的国际标准？

根据电视录像监测，1964 年国际抗癫痫联盟（ILAE）提出了第一个关于癫痫发作分类的方案；经各国专家实践及充分讨论后，于 1981 年重新修改。1985 年再行修改，仍以 ILAE 分类和命名委员会名义在癫痫权威性杂志 *Epilepsia* 上发表。《癫痫发作的临床和脑电图分类建议》就作为各国医生共同遵循的癫痫发作国际分类标准。以后更新的版本都是在这些基础上进行的。将来精准医学发展，分类会有更多基因方面的内容。目前部分性发作 3 种都统称为局灶性发作。

简介如下：

A．部分性（限局性、局灶性）发作

　　1）简单部分性发作（无意识障碍）：

　　　　（1）伴运动症状；

　　　　（2）伴躯体感觉或特殊感觉症状；

　　　　（3）伴自主神经症状或体征；

　　　　（4）伴精神症状。

　　2）复杂部分性发作（有意识障碍，但未昏迷）：

（1）开始为简单部分性发作，继之以意识障碍；

（2）开始即有意识障碍。

3）部分发作演变为继发性全身发作。

B．全身性（全面性）发作（惊厥性或非惊厥性）

1）失神发作（包括非典型失神）；

2）肌阵挛发作（单发或复发）；

3）阵挛性发作；

4）强直性发作；

5）阵挛 - 强直性发作；

6）失张力性发作（跌倒发作）。

C．不能分类的癫痫发作（包括资料不当或不完整，不能分类的所有发作和不能归入现有分类的发作）

D．附录：不同环境发生的反复癫痫发作

1）偶尔的发作；

2）周期性发作；

3）发作由刺激引起（反射性癫痫）。

8．癫痫综合征的国际最新分类是什么？

1985 年，在第 16 届国际癫痫学术大会上，国际抗癫痫联盟（ILAE）癫痫分类及命名委员会通过了关于癫痫和癫痫综合征的国际分类法建议，作为对 1981 年关于癫痫发作国际分类的补充；并在世界范围内试用。1989 年在第 17 届国际癫痫大会上对此再行修订。以权威性杂志 *Epilepsia*

公之于众。以后发布的综合征分类也是以这个为基础，现将其介绍如下：

A．限局性（也叫局限性、局灶性或部分性）癫痫和癫痫综合征

1）原发性（起病与年龄有关）癫痫：

（1）伴中央 - 颞区棘波的小儿"良性"癫痫；

（2）伴枕区发作性改变的小儿癫痫；

（3）原发性阅读性癫痫。

2）症状性（个体差异较大，根据解剖部位、临床表现、发作类型和病因分类，惊厥首发症状有定位意义）癫痫：

（1）颞叶癫痫：包括简单部分性发作和复杂部分性发作。病灶区发作可分为：①杏仁 - 海马区发作（颞叶内侧基底部边缘发作或嗅脑发作）；②外侧颞叶发作。

（2）额叶癫痫：包括简单部分性、复杂部分性及继发性全身性发作。病灶区发作可分为：①运动副区发作；②扣带回区发作；③前额极区发作；④眶额区发作；⑤背外侧区发作；⑥岛盖区发作；⑦运动皮质区发作。

（3）顶叶癫痫；

（4）枕叶癫痫；

（5）慢性进行性部分性癫痫持续状态（Kojewnikow 综合征），包括两型：

Rasmussen 综合征和 Rolandic 部分性癫痫。

（6）有特殊促发方式的癫痫综合征。

3）隐源性癫痫

B．全身性癫痫和癫痫综合征

1）原发性（按起病年龄顺序）癫痫（目前很多归类为遗传性癫痫）：

（1）良性新生儿家族性惊厥；

（2）良性新生儿惊厥；

（3）良性婴儿肌阵挛癫痫；

（4）儿童失神癫痫；

（5）少年失神癫痫；

（6）少年肌阵挛癫痫；

（7）觉醒期全身强直 - 阵挛发作性癫痫；

（8）上述未提到的其他型原发性全身性癫痫；

（9）特殊促发模式发作的癫痫。

2）隐源性或症状性癫痫和癫痫综合征（按起病年龄顺序）：

（1）婴儿痉挛征（West 综合征）；

（2）Lennox -Gastaut 综合征；

（3）肌阵挛 - 失张力发作性癫痫（Doose 综合征）；

（4）肌阵挛失神性癫痫。

3）症状性癫痫和癫痫综合征：

（1）无特殊病因：①早期肌阵挛脑病；②早期

婴儿伴暴发抑制的癫痫性脑病；③其他症
状性全身性癫痫。

(2) 特殊综合征。合并于其他疾病的癫痫发作，
包括有发作及发作为主要症状的疾病（见
后）。

C. 不能区分是限局性或全身性的癫痫及癫痫综合征

1) 兼有全身性和限局性发作：

(1) 新生儿惊厥；

(2) 婴儿严重肌阵挛癫痫；

(3) 伴慢波睡眠期持续性棘慢波性癫痫；

(4) 获得性癫痫性失语；

(5) 上述未提及的其他不能确定的癫痫。

2) 不能明确是全身性还是限局性发作（临床和脑
电图都不能分类）。

D. 特殊综合征

1) 热性惊厥；

2) 孤立性稀少的发作或孤立性癫痫持续状态；

3) 急性代谢或中毒时（如酒精、药物、子痫、非
酮性高甘氨酸血症）发生的惊厥。

● 癫痫和癫痫综合征过渡性分类方案（ILAE2010）

（注：电-临床综合征是按起病年龄来划分的表 3-1）

表3-1　电-临床综合征和其他依据诊断特异性分组的癫痫

按起病年龄排列的电 - 临床综合征

新生儿期——

　　良性家族性新生儿惊厥（BFNE）

　　早期肌阵挛脑病（EME）

　　大田原综合征（Ohtahara）

婴儿期——

　　婴儿癫痫伴游走性局灶性发作

　　West 综合征

　　婴儿肌阵挛癫痫（MEI）

　　良性婴儿癫痫

　　良性家族性婴儿癫痫

　　Dravet 综合征

　　非进行性疾病中的肌阵挛脑病

儿童期——

　　热性惊厥附加症（FS+）（可始于婴儿期）

　　Panayiotopoulos 综合征

　　癫痫伴肌阵挛失张力

　　"良性"癫痫伴中央颞区棘波（BECTS）

　　常染色体显性遗传的夜间额叶癫痫（ADNFLE）

　　晚发性儿童枕叶癫痫（Gastaut 型）

　　肌阵挛失神癫痫

　　Lennox-Gastaut 综合征

　　癫痫性脑病伴慢波睡眠期持续棘慢波（CSWS）

　　Landau-Kleffner 综合征（LKS）

　　儿童失神癫痫（CAE）

青少年 - 成年期——

　　青少年失神癫痫（JAE）

续表

青少年肌阵挛癫痫（JME）

仅有全面强直 - 阵挛发作的癫痫

伴有听觉特点的常染色体显性遗传癫痫（ADEAF）

其他家族性颞叶癫痫

发病年龄可有变化——

伴可变起源灶的家族性局灶性癫痫（儿童至成人）

进行性肌阵挛癫痫（PME）

反射性癫痫

其他一组癫痫 / 外科综合征——

颞叶内侧癫痫伴海马硬化（MTLE 伴 HS）

Rasmussen 综合征

发笑发作伴下丘脑错构瘤

半侧抽搐 - 半侧瘫 - 癫痫

不符合上述任何诊断类型的癫痫 [可首先根据是否存在已知的结构或代谢异常（推测的原因），然后根据发作起始的主要形式（全面性或局灶性）]

非综合征的癫痫

结构性 - 代谢性病因引起的癫痫

皮层发育畸形（半侧巨脑回，灰质异位等）

神经皮肤综合征（结节性硬化症，Sturge-Weber 综合征等）

肿瘤，感染，创伤，血管瘤，胎儿期及围产期损伤，卒中等

不明原因的癫痫

有癫痫发作，但传统上不诊断为癫痫

良性新生儿惊厥（BNS）

热性惊厥（FS）

注：电 - 临床综合征的排列不反映病因。CSWS 有时指的是慢波睡眠期癫痫性电持续状态（ESES）

9. 我国现行的小儿癫痫和癫痫发作分类法是什么？

为了诊断和治疗的统一和方便，1983 年我国小儿神经学术会议（自贡）通过了小儿癫痫发作的分类法，当时是根据 1981 年国际分类标准，结合我国儿科实际情况制定的。由于现在仍广泛应用这个标准。现简介如下：

A. 部分性（限局性）发作（partial seizures）

1) 简单部分性发作：

(1) 限局性运动性发作（focal motor seizures，FMS）；

(2) 限局性感觉性发作（focal sensory seizures，FSS）；

(3) 限局性自主神经性发作（focal autonomic seizures，FAS）；

(4) 限局性精神症状发作（focal psychotic seizures，FPS）。

2) 复杂部分性发作。

3) 部分性发作演变为全身性发作（partial seizures secondarily generalized）。

B. 全身性发作（generalized seizures）：

1) 全身强直 - 阵挛发作（大发作）（general tonic-clonic seizures，GTCS）；

2) 强直性发作（tonic seizures）；

3）阵挛性发作（clonic seizures）；

4）失神发作（小发作）（absence）；

5）肌阵挛发作（包括婴儿痉挛症）（myoclonic seizures）；

6）失张力发作（akinetic seizures）。

C．其他（包括分类不明的各种发作）。

2016 年，国际抗癫痫联盟将发作类型，癫痫类型，癫痫综合征和癫痫病因学综合起来评估，评估框架见图 3-1。

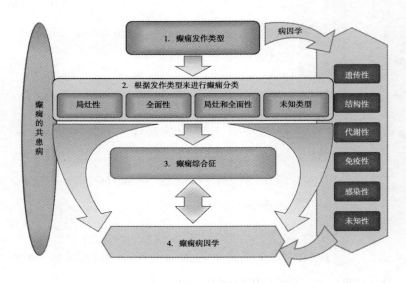

图3-1　癫痫的评估框架

10．什么是先兆？

先兆（aura）一词是由古希腊医生首先用于癫痫的描述。先兆是指发作的最先感觉，它是发作最开始的部分。先兆发生于意识丧失之前，记忆仍完整的时候，此时从外表观察不出任何异常情况。患者是清醒的，是有记忆力的。先兆往往持续几秒钟到几分钟，随即立刻出现癫痫发作的症状和体征。有关先兆发生率，各家报道不一，在26%～83%，差异之大主要反映两个问题：①先兆主要是患者的感觉，年幼儿和智力较低者往往表达不出；②先兆需回顾性叙述，年龄太小或有逆行健忘者均不能准确说出。

先兆包括很多种：①躯体感觉性先兆，包括刺痛、麻木、感觉缺失等；②视觉先兆，包括看见运动或静止的光点、光圈、火星、黑点，一团单色或彩色的东西等；③听觉先兆，包括听见铃声、鸟叫、虫叫、机器声等；④嗅觉先兆，包括闻到烧焦了的橡胶味、血腥味、硫酸等呛鼻难闻气味；⑤味觉先兆，包括口中有苦、酸、咸、甜、腻等不舒适味道；⑥情绪先兆，包括焦虑、不安、压抑、惊恐等，恐惧是最常见的一种；⑦精神性先兆，包括错觉（illusion）、幻觉（hallucination）。看见了或感觉到了实际上不存在的东西和场景等；⑧另外，还有眩晕先兆、上腹部不适先兆，头部先兆及性先兆等。

11. 先兆有何临床意义？

先兆有极其重要临床意义。首先它能帮助定侧定位癫痫病灶，因为先兆是反映了部分性发作的一个皮层功能区的活化放电，因此第一个先兆往往代表发生异常放电的脑区，即痫灶部位。如能准确说出先兆，就是给医生判断痫灶提供了重要情报。根据加拿大 Montreal 神经病学研究所癫痫手术经验，加上近期脑电图监测及硬膜下电极、脑内深部电极的应用，得出如下宝贵资料：颞叶癫痫多有听觉、情绪及上腹不适先兆；顶叶癫痫多有躯体感觉先兆；枕叶癫痫多有视觉先兆；额叶癫痫多无先兆，但有时可迅速波及相邻区域。若传播至中央后回可引起躯体感觉症状；若传播至枕叶可致幻视。结合临床先兆、发作及脑电图进行全面分析则定位更趋完善。其次凡有先兆出现，都是一个警告信号，一般预示着脑的电风暴顷刻即来，患儿可充分利用这种现象采取积极的预防和保护措施，如就地卧下或闻、服快速起效的抗癫痫药物等，以防事故发生。

12. 什么是原发性癫痫？

以前按病因分类，可将癫痫分为原发性癫痫（idiopathic epilepsies）和继发性癫痫（secondary epilepsies）两种。原发性癫痫是指由于遗传因素或体质决定的脑惊厥阈值很低，临床上找不到病因的癫痫；继发性癫痫是指病因明确的，有限局性或弥漫性中枢神经系统病变，有全身性缺氧及代谢异常等原因的癫痫。随着科学技术的进步和对癫痫认识的加深，能找到病因的病例越来越多。很多病例就又从原发性癫痫中分划出来，所以这种分类法现在已逐渐减少使用。新的病因分类包括遗传性和代谢性癫痫等。

13．什么是全身性发作?

脑的电风暴起始于一个脑深部中枢结构；同时向全脑扩散，造成患儿突然意识丧失，伴或不伴有惊厥，脑电图显示广泛性双侧对称同步的痫样放电，这样的发作称为全身性发作，也称全面性发作。主要与遗传有关。全身性发作包括强直-阵挛性发作、失神发作、强直性发作、阵挛性发作、肌阵挛性发作、不典型失神、失张力发作等数种形式。

14．全身强直-阵挛性发作的特点是什么?

强直-阵挛性发作（tonic-clonic seizures），旧称大发作（grand mal）。表现特点为：全身性肌肉强力收缩而不舒缓，出现僵直状（强直），之后肢体有节律地抽动（阵挛）。无先兆，有时患者可尖叫一声；突然意识丧失，摔倒，随即全身强直，眼睁大，眼球上翻或侧视；口吐白沫咬破舌头，项背伸展呈角弓反张状；可有呼吸暂停、青紫、瞳孔散大，对光反射消失。持续数秒或十秒后转入阵挛期，即肢体有节律地、反复地、短促地抽动，一般总的发作持续 1 ～ 3 分钟。阵挛停止后有数秒钟的肌无力期，此时可出现尿失禁。发作后有一段意识模糊或嗜睡及深睡，经数小时后，神志清醒如常；可诉头痛、乏力或肌肉疼痛。对发作不能回忆。低龄孩子发作后可以很快恢复常态。过去教科书中认为这类发作占癫痫的 75%，其实远没有这么多，真正的原发性全身强直 - 阵挛性发作在儿科并不常见。这类发作多与遗传有关；若用药控制不完全时可出现不典型发作。

15．失神发作的临床特点是什么？

失神发作（absence seizures）旧称小发作（petit mal），是儿童期（3 ～ 10 岁多见）的一种特定发作类型。其表现特点（临床特点）是没有先兆，突然发生短暂的意识丧失，霎时间脑的正常功能完全停止。发作时两眼茫然凝视、语言中断、手中物品落地，正在进行的活动停止。身体可固定于某一体位上，但不跌倒。有时面色苍白，没有肌肉抽搐；但有时两手、口唇、舌、头部或双上肢可有细小的微微颤抖，或每秒三次的眨眼动作。也可伴有自动症，即半意识状态下的咂嘴、咀嚼、吞咽、喃喃自语、摸索衣角等无目的的动作。发作持续 2 ～ 10 秒，不超过 30 秒。发作后意识很快恢复，可继续进行发作前的活动。没有发作后嗜睡，但对发作过程不能回忆。发作频率不一，每日 1 次至百余次不等，但不影响智力。若发作过于频繁会影响学习。有的可合并其他类型或可进一步转化为大发作。过度换气，困倦容易诱发。发病率占小儿癫痫的 10% 左右。有明显家族史者占 1/3。

16．大发作与小发作只是程度上的不同吗？

答案是否定的。这两种发作都属全身性发作，但症状、体征、机制却迥然不同。小发作是失神发作，只有短暂（＜30 秒）的意识丧失，没有惊厥。脑电图上有典型的双侧同步的每秒 3 次棘慢（复合）波。有特定的发作年龄，智力不受影响。而大发作则是强直 - 阵挛性发作，有较长（＞1 分钟）的意识丧失且伴全身强直 - 阵挛性抽搐。这两种术语都是旧术语，容易混淆。经常有人将轻度发作称为小发作，将重度发作称为大发作，这是错误的。大发作、小发作等旧述语现已摒弃，应按上述发作分类标准新术语来分型。

17．强直性发作的临床特点是什么？

强直性发作（tonic seizures）是指身体的某组肌肉突然强有力地收缩而不舒缓，使躯体维持于某种姿势片刻，如躯干前屈、伸颈、头前倾、两肩上抬、双臂外旋、屈曲或伸肘等。发作持续 30 ～ 60 秒或更长。意识丧失短暂，很少发生跌倒。发作后可立即清醒，恢复原来姿势，肌张力也恢复正常。强直性发作不易形成一连串发作，治疗困难，常伴智力低下。

18. 阵挛性发作的临床特点是什么？

阵挛性发作（clonic seizures），表现为肢体有节律性地、反复地短暂地抽搐（肌肉收缩后舒张，反复进行），持续数分钟至数十分钟。热性惊厥时常见这种发作形式。

19. 肌阵挛性发作的临床特点是什么？

肌阵挛性发作（myoclonic seizures），表现为某个肌肉或某组肌群突然快速、有力地收缩，引起一侧或双侧肢体甚至全身的强力抖动。抽动时手中物品落地或摔出。躯干肌肉收缩时可表现为突然用力地点头、缩颈、弯腰或后仰。站立时发作可猛然摔倒在地，如打夯一样，常常累累伤痕见于头部、前额、下颌、嘴唇、牙龈或全身。坐位时发作可从椅子上弹出。发作时可不伴有意识丧失。可重复发作。可由光刺激、叩击身体某一部位而诱发发作。肌阵挛癫痫常伴其他类型发作。代谢病可出现肌阵挛，正常人睡眠时也会出现肌阵挛，需要加以鉴别。

20．失张力性发作的临床特点是什么？

失张力性发作（akinetic seizures，atonic seizures），又称无动作性发作，表现为突然发生的一过性肌张力丧失，不能维持正常姿势。发作持续 1 ～ 3 秒，可连续数次。发作可呈不完全性，如只有颈肌张力丧失，则表现突然低头。小腿肌张力丧失时可屈膝（不跌倒）。若躺着发作，可不易被发现。站立时，若全身肌张力丧失，则患儿可骤然倒下（软倒），有人形容如"断了线的木偶"。意识障碍短暂或不明显。发作后能立即清醒，立即站起。有时出现连续发作。若发作过频，身体下部、头部可伤痕累累。此类型发作常与肌阵挛、强直性发作相伴发，患儿易出现智力低下。

21．什么是部分性发作？

部分性（限局性、局灶性）发作（partial seizures）是指身体某一部分节律性抽动，如一侧上肢或一侧面肌抽动。多呈阵挛性抽搐。通常意识清楚；但无法控制抽动。痫样放电不像全身性发作那样累及全脑，而是局限于脑的某一区域。临床症状取决于异常放电的脑区。多由大脑器质性病变引起。

22．什么是简单部分性发作？

简单部分性发作是指意识不丧失、患儿始终保持清醒的部分性发作（simple partial seizures）。它包括伴有运动症状，伴躯体感觉或特殊感觉病状，伴自主神经症状和伴精神症状的发作。

23．什么是限局性运动性发作？

限局性运动性发作（focal motor seizure，FMS）表现为癫痫灶对侧肢体或面部抽搐。由于口、唇、拇指、食指在运动皮层区域所代表的面积最大，因而这些部位也最易受累。限局性发作开始的部位代表发作阈值最低的部位，具有病变定位性质。如果一侧肢体抽动时间过长，抽后可出现暂时性肢体瘫痪（Todd's 麻痹）。限局性运动发作有 70% 左右可查到明确病因。

24．什么是杰克逊发作？

杰克逊（Jackson）是 19 世纪的一个英国医生，他是历史上第一个阐明一种癫痫类型的发作与脑功能有关系的人。杰克逊发作属限局性运动性发作。坐落在脑运动区的癫痫灶的异常放电可以逐渐扩展到达邻近皮层，抽搐也就沿着大脑皮层运动区对躯体的支配顺序扩展开来。如先从一侧口角开始抽动，依次扩散到手、前臂、上肢、肩、躯干、大腿、小腿、足趾，结果发展到整个半身抽搐。若癫痫灶放电继续扩展，还可由一侧大脑半球越过中线传至另一侧半球，抽搐也就泛化为全身性发作。此时意识丧失。发作期可见棘波、棘慢波。痫性病灶位于中央区，也可见于颞叶或其他部位。发作间期脑电图大多正常，也可见单个棘波或尖波。

25. 什么是 Todd 麻痹?

Todd 麻痹（Todd's paralysis）也称为发作后麻痹，是指限局性发作之后，在原来受累部位可出现一过性肢体瘫痪。持续数分钟至数小时，偶尔可持续数十小时。这种一过性脑功能障碍除表现为肢体瘫痪外，也可伴有失语、共济失调、思维迟钝及皮质盲等，可能由于发作时脑缺氧所致。

26. 什么是限局性感觉性发作?

限局性感觉性发作可分为躯体感觉发作、视觉感觉发作、听觉发作、嗅觉发作，味觉发作、眩晕发作等。一般多伴有躯体运动性发作，单纯限局性感觉发作较少。可以是发作的先兆。

27. 什么是限局性自主神经性发作?

自主神经性发作（focal autonomic seizures，FAS），也称为内脏性发作、间脑性发作、惊厥等位症等。多见于学龄前及学龄期儿童，属部分性发作。发作表现为以自主神经症状为主，不伴肢体或躯干抽搐。临床表现虽多种多样，但每个患儿每次发作症状大都类似。可表现为内脏感觉和运动异常，如腹痛、肠痉挛、恶心、饥饿感、渴感，便意、呕吐、腹泻、肠鸣、呃逆、流涎等；也可表现为循环（心血管）或呼吸系统的异常；或表现为体温调节异常；还可表现为发作性头痛、头晕，耳鸣、眼花等。发作时意识障碍程度不等。发作持续时间数分钟至数小时，甚至 1～2 天。发作后可有嗜睡。发作频率不固定，可 1 周数次或数月 1 次。此型发作较少见，诊断比较困难。单纯出现时诊断要特别慎重。临床上要有反复发作、每次症状相似的病史，要做各种辅助检查，在排除了其他内、外科器质性疾患前提下，还一定要有脑电图痫样放电的证据、抗癫痫药治疗有效及家族史等，才能确诊。

28．有头痛性或腹痛性癫痫吗？

头痛性癫痫和腹痛性癫痫，是以往国内用过的不太规范的名词，目前作为诊断名词已不用，但这种现象存在。头痛性癫痫是指头痛是癫痫的唯一表现的发作。腹痛性癫痫是指腹痛为癫痫主要表现的发作。均属自主性发作（autonomic seizures），都不伴肌肉抽搐。发作时脑电图可出现痫样放电，平时正常。深呼吸、闪光等刺激可诱发脑电图痫样波，抗癫痫药治疗有效。这类癫痫确实存在，但在癫痫中罕见。诊断时必须有发作期脑电图证据，且要注意与偏头痛、颅内肿瘤及其他腹部疾患相鉴别。一般认为此类发作与视丘下部功能异常有关。

29. 什么是复杂性部分性发作？

复杂性部分性发作（complex partical seizures）即多种症状在同一病儿身上出现，表现比较复杂。旧称精神运动性发作（psychomotor seizure）。约占小儿癫痫的10%～30%，任何年龄均可发病。常由于颞叶边缘系统的异常放电所引起，故又称为颞叶癫痫。发作时常有精神、意识、运动、感觉及自主神经等多方面的症状。这类发作常以精神症状为主，如幻觉 [幻视（日光或图形）、幻听、幻嗅（不愉快气味）等]、错觉 [视错觉（视物变大、视物变小、视物变远）、记忆错觉（生疏感或熟悉感）等]、情绪异常（暴怒、狂笑、恐惧等）。发作时原有活动突然停止，出现凝视、眨眼、表情淡漠，可持续数分钟至数小时。也可表现为打人、咬人、奔跑、毁物等攻击破坏行为。发作时常伴有典型的运动改变即自动症（automatism），表现为在意识模糊情况下出现的不自主动作，也即无目的、没有意义、不合时宜地重复刻板动作。主要是口咽部的动作或内脏症状，如咀嚼、吸吮、吞咽、流涎、咂嘴唇、腹痛、恶心、呕吐等，也可耸肩、晃头、摸衣角、解纽扣、开抽屉、开水龙头、转圈、来回走动等。发作时也可伴肢体麻木、咽部阻塞、眩晕等。患者发作后对自动症不能回忆。复杂部分性发作时，开始即有意识障碍，但意识并不完全丧失。意识障碍是指小儿不能理解当时的环境，不能执行简单的命令或完成正常的动作。这种发作可以演变为全身性发作，此时意识即完全丧失，发作后可出现疲乏、嗜睡、头痛、精神错乱。多次发作后影响智力和性格。

30. 什么是反射性癫痫？

反射性癫痫（reflex epilepsy）又称感觉诱发性癫痫（sensory precipitation epilepsy），是由某种特异或非特异刺激而诱发的癫痫，占癫痫的 1%～5%。其异常电位扩散主要通过丘脑-皮层弥散投射系统或皮层-皮层途径进行传播。反射性癫痫属部分性发作，亦可泛化为全身性发作。发作期可记录到痫样放电脑电图，其治疗比较困难。按诱发因素可分为：

（1）视觉诱发性癫痫（visual precipitation）：指由光、电视图形或色调等刺激而引起的癫痫，较为常见。发病年龄 6～15 岁，女孩多见。如光源性癫痫（photogenic epilepsy），可由间隙性光刺激如 5～25 次/秒，闪光刺激、透过树丛的阳光、闪烁的波浪等引起发作。发作形式可分为全身强直-阵挛性发作、非典型失神或肌阵挛发作。电视游戏机的闪光也可诱发癫痫，以学龄儿多见，表现为全身强直-阵挛性发作、失神或自动症等，也可引起脑电图异常。图形文字也可诱发癫痫，注视几何图形可出现肌阵挛发作或精神运动性发作。光敏感可有家族特点和遗传倾向；

（2）语言诱发性癫痫（language-induced epilepsy）：指阅读、书写或讲话时出现癫痫发作。阅读性癫痫多呈全身强直 - 阵挛性发作。书写性癫痫多呈肌阵挛性发作；

（3）听觉诱发性癫痫（auditory-induced epilepsy）：由听觉刺激引起。突然意外的音响刺激，如拍掌、关门声等可引起癫痫，叫声源性癫痫。单调声响，如马达声，有节律的滴答声也可引起发作，表现为惊吓反射样，呈强直或阵挛性发作，或强直 - 阵挛性发作，或复杂部分性发作。听到某种音调也可出现发作，称为音乐性癫痫。主要见于颞叶癫痫；

（4）躯体感觉诱发性癫痫（somatosensory-induced epilepsy）：是由触觉、温度觉、深层位置觉等刺激而引起发作。突然触摸或叩打身体某部，可呈肌阵挛发作或无动性发作。叩击肌腱或被动运动时，可呈限局性发作或全身性发作。入浴后数秒钟也可出现发作，由温度诱发，也称"入浴癫痫"，可呈全身强直 - 阵挛发作、限局性及精神运动型发作；

（5）算术性癫痫（arithmetic epilepsies）：指进行简单计算时诱发的癫痫，表现为意识模糊，脑电图有棘慢波；

（6）内脏感觉性癫痫（visceral precipitation）：由各种内脏传入刺激引起发作，如大量饮水、冷水灌肠、胃受牵张或排尿而致发作。

31. 什么是部分性发作继发全身性泛化?

发作开始是部分性发作(简单部分或复杂部分性),由限局性癫痫灶异常放电引起,伴有或不伴有意识障碍。随着放电的持续和扩布,发展到全脑,意识就会完全丧失,此时称泛化为全身性发作。

32. 什么是分类不明的癫痫发作?

分类不明的癫痫发作包括因资料不足或不确切而暂时不能分类的发作。

33. 什么是癫痫持续状态?

癫痫持续状态(status epilepticus)是癫痫发作持续状态的简称,以往指一次癫痫发作持续时间长达 30 分钟以上,或虽有间歇期但意识始终不能恢复,反复频繁发作连续 30 分钟以上。最新定义为大发作持续 5 分钟以上 (t_1),局灶性发作持续 10 分钟以上就该开始启动癫痫持续状态抢救程序。大发作持续 30 分钟以上,局灶性发作持续 60 分钟以上,就可能留下神经细胞受损,对全身内脏造成伤害,就可能留下后遗症。而发作频繁,接连多次发作不止;但间歇期意识清楚,生命体征正常,则称为连续性癫痫发作。癫痫持续状态占癫痫病人的 2.6% ~ 6%;而小儿癫痫中，癫痫持续状态可达 16% ～ 24%，85% 发生于 5 岁以内。癫痫持续状态的病因多数为脑炎，脑外伤，脑病和脑血管意外，癫痫病占少部分。所以非癫痫病出现癫痫持续状态以往又称惊厥持续状态。癫痫持续状态为癫痫首发症状的占不少，其中 1/2 与热性惊厥有关。癫痫患者出现癫痫持续状态，常常由于服药不规律，突然停药或忘记服药，感染等因素诱发。癫痫持续状态可分为惊厥性癫痫持续状态和非惊厥性癫痫持续状态。惊厥性癫痫持续状态可分为部分性（epilepsia partialis continua）或全身性的。非惊厥性癫痫持续状态也可分为部分性（如复杂部分性癫痫持续状态）或全身性的（失神持续状态）。癫痫持续状态又可分为原发性或继发性的，约 30% 以上是原发的。癫痫持续状态的预后与持续时间的长短和原发病因有关。其病死率为 10% ～ 38.2%。故癫痫持续状态在任何时候都是一种急症。在癫痫持续状态中，有一类小儿癫痫特殊类型称为半身惊厥 - 偏瘫 - 癫痫综合征（hemiconvulsion-hemiplegia-epilepsy syndrome），简称 HHE 综合征。此征多见于婴幼儿，约 80% 患儿以半身惊厥持续状态为首发症状，病因不清，可能由脑血管病变引起；另一类小儿癫痫特殊型称为持续性部分性癫痫（epilepsia partialis continua），表现为身体的一部分出现持续不停的抽搐。发作时抽动常见于面部，如口角、眼睑，也可见于手指、前臂或其他肌群。持续数小时，数日甚至数月。发作时意识存在，发作后不伴麻痹。多由大脑皮层中央区限局性病灶引起。预后一般较好。

34．什么是大田原综合征？

大田原综合征（Ohtahara syndrome）又称早期婴儿癫痫性脑病。发病年龄早，于小婴儿，尤其新生儿期起病。发作频繁，表现为难以控制的频发癫痫性痉挛发作或（和）强直 - 阵挛性发作，严重的精神运动发育障碍。脑电图表现为爆发 - 抑制，即爆发出现的高幅慢波（150-350μV），其间混有棘波和多棘波，持续 1 ～ 3 秒。随之出现抑制性低波幅电活动，有时平坦呈直线。持续 3 ～ 4 秒。两组波形周期性出现。清醒及睡眠状态时，脑电图异常图形无改变。预后极差，病死率高。幸存者常转变为婴儿痉挛症。

35．什么是婴儿痉挛症？

婴儿痉挛症（infantile spasms）是 West 医生于 1841 年首先对自己儿子病情的描述，当时医学上并不知道是何种疾病，故又称 West 综合征。现在，婴儿痉挛症指多数婴儿期起病，发作表现为单次或成串痉挛发作，发育可有落后甚至倒退，脑电图高峰节律紊乱（hypsarrhythmia）或有癫痫样放电，治疗困难，预后较差的一类癫痫综合征。而West 综合征则指发作为成串痉挛，脑电图发作间期高峰节律紊乱的婴儿痉挛症。是婴幼儿时期特有的一种严重、灾难性癫痫综合征。此病发病高峰期多在 3 ～ 7 个月间（可在 1 ～ 13 个月起病）。2 岁后起病只占 8%。发病数男性为女性的两倍。典型发作形式很特殊，表现为突然意识丧失，多为头及躯干急骤前屈，上肢前伸或上举，之后上肢屈曲内收，下肢屈曲，偶或伸直。抽搐发作为全身性的，少数病例发作时头和躯干不是前屈，而呈角弓反张体位。两眼上翻或斜视，眼球震颤、出汗、皮肤苍白或青紫，一次接一次地抽搐，每一次抽搐持续 1 ~ 2 秒，抽后间歇数秒（1 ~ 4 秒，不超过 1 分钟），又接着下一次痉挛性抽搐，形式同前。因而惊厥表现为连续成串的有节律性发作，也可以是单次发作。每一串发作可达数次或数十次。重者每日数百次以上。脑电图可出现典型的高峰节律紊乱。有的发作前后可伴有喊叫或哭笑。在醒后或哺乳后易发生。少数患儿于半年 ~ 1 年内停止典型发作；部分患儿在 3 ~ 4 岁后自动停止发作。但半数以上患儿发作形式又改变为其他形式，如全身强直 - 阵挛性发作，限局性运动性发作或复杂部分性发作，半数可演变为兰诺克斯（Lennox）综合征。近年来研究指出婴儿痉挛症是病原多样性，病理多灶性的。对多种抗癫痫药产生耐受。其病死率为 11.23%。90% 左右患儿会出现智力低下。其中一小部分，病前智力正常，且没有其他类型的癫痫发作；CT、MRI 等均正常；神经病学检查正常；发作间期虽然 EEG 可出现高峰节律紊乱，但发作期及发作间期无局灶性放电倾向。这部分患儿称特发性婴儿痉挛症，预后较好。关于脑电图特点，是发作间期高峰节律紊乱，这个名词翻译国内最早见于左启华教授报道婴儿痉挛症的论文，其后称为高幅失律、高度失律、高度节律异常（失调）等说法，读者明白其来源是英文 hypsarrhythmia 翻译。

36．国际抗癫痫联盟是如何分类婴儿痉挛症的？

国际抗癫痫联盟的癫痫分类中，2001 年开始已将婴儿痉挛症和 West 综合征，统称为 West 综合征，多见婴儿期但不限于婴儿期，甚至可以是成年人。发作的表现为癫痫性痉挛。脑电图发作间期为高峰节律紊乱，或其变异型，或有的无明显高峰节律紊乱。发作期持续 1 ～ 2 秒，表面肌电图呈菱形或"钻石状"，脑电图为爆发慢波，前有低幅快波节律呈纺锤状，继之与慢波重叠，慢波之后有电压抑制或低幅快波。有的慢波前有尖波、棘波。慢波多数为单个，也有数个，有的病例慢波不明显。

37．什么是 Lennox - Gastaut 综合征？

Lennox-Gastaut 综合征，旧称为小运动型发作，即包括前面所述的不典型失神、强直发作、肌阵挛发作和失张力性发作，往往同时存在一种或几种发作形式。在病程中也可由一种类型发作转变为另一种类型的发作。脑电图发作间期为 2 ～ 2.5Hz 慢尖慢复合波，或表现为爆发性双侧同步的 1 ～ 2 秒棘慢波或多棘慢波，随后为弥漫性高幅慢波，以中央区及顶区为著。此综合征常伴不同程度的智力障碍、治疗困难，预后不良。

38. 什么是青少年肌阵挛癫痫？

青少年肌阵挛癫痫（juvenile myoclonic epilepsy）是一种全身性发作综合征，10 岁后少年期发病。常于早上刚清醒时发作。有双侧单一或反复性非节律性、不规则性肌阵挛，主要为上肢肌阵挛。下肢肌阵挛可突然摔倒。可伴全身性强直 - 阵挛发作，少有失神。发作时和发作间期 EEG 可有广泛不规则阵发快速棘慢波和多棘慢波（3 ~ 4Hz）。剥夺睡眠和闪光刺激很易诱发。男女发病率相等。有遗传倾向，其病理基因位于 6p21.3。无意识障碍。智力尚可不受影响。对丙戊酸反应良好。

39. 不典型失神的临床特点是什么？ Lennox 综合征发作的临床特点是什么？

不典型失神（atypical absence）。有短暂的意识丧失，出现片刻的发愣、发呆、两眼发直、动作停止；但不跌倒，持续数十秒钟，与失神发作类似，但不像失神发作那样突来突停，有周期性出现倾向。约 1/3 患儿同时有大发作、限局性发作或精神运动性发作。其脑电图也与典型失神不同，为慢尖慢复合波。

Lennox 综合征，即 Lennox - Gertaut 综合征，旧称为小

运动型发作（minor motor seizures）。它包括上述四种发作类型，即不典型失神、强直性发作、肌阵挛发作及失张力性发作。一个患儿常兼有 2 ~ 3 种发作，有时合并大发作或精神运动型发作。脑电图背景波活动异常，常出现不典型棘慢波（2 ~ 2.5Hz）。其病因复杂，常提示伴有严重脑实质性疾患。该病特点是发病在幼儿期（1 ~ 3 岁），在 6 个月至 6 岁间起病。发作频繁，可每日数次至数十次，常发生癫痫持续状态。当发作密集出现时，表现意识蒙眬，反应迟钝、语言缓慢，生活不能自理。常伴进行性脑病和智力发育落后；治疗困难，预后不良。

40．什么是难治性癫痫？

难治性癫痫（refractory epilepsy，intractable epilepsy），以往是指经适当的抗癫痫药物规律治疗至少两年，血药浓度已达治疗有效范围，仍不能控制发作，并影响日常生活的癫痫。CAAE（中国抗癫痫协会）指南认为广义的难治性癫痫指经过现有治疗手段充分治疗，尚不能控制发作的癫痫。狭义的难治性癫痫是指药物难治性癫痫，药物充分规范治疗仍然不能控制发作的。ILAE（国际抗癫痫联盟）认为经过 2 ~ 3 种药物系统规范治疗，仍然不能控制发作的称为药物难治性癫痫，或耐药性癫痫。导致难治性癫痫的机制尚不很清楚。但与之有关的因素有：①发作类型。如婴儿痉挛症，复杂部分性发作癫痫等容易发展成难治性癫痫；②起病年龄。年龄越小，1岁以内起病者，尤其有器质性病变的继发性癫痫，易变成难治性癫痫；③发作频繁，每次发作持续时间较长、脑电图背景波不正常（有大慢波）的癫痫，易变成难治性癫痫。

难治性癫痫又可分为真假两类，假性难治性癫痫不是真正的难治性癫痫，多由于诊断有误、分型不当或选药不对、剂量不足或过量，或根本就没有规范治疗造成的。这些患儿经合理地调整个体化方案治疗后，效果非常显著。临床上有不少所谓难治性癫痫属于这种情况，所以即使诊断为难治性癫痫的患儿，也不要放弃，可以到专业、正规的癫痫诊疗中心就医，先看看是否是真正的难治性癫痫。只有那些经过一丝不苟的科学治疗、排除假性难治后，仍不能控制发作的癫痫方可诊断为难治性癫痫，对此应采用非药物的生酮饮食疗法或神经调控、手术方法治疗。

41. 什么是小儿"良性"癫痫？

小儿"良性"癫痫（benign epilepsy of childhood，BECT），也称"良性"部分性癫痫（benign partial epilepsies）。属儿童期特有的一种类型。顾名思义，该型的预后比较好。这是近年来从小儿癫痫中分化出来的一类常见而又独具特点的癫痫综合征。其特点如下：只发生于小儿某一特定的发育时期（成人无此病），不是由于限局性疾病所致，有明显的遗传因素。临床表现和脑电图各具特征性。睡眠刚开始发作多见，发作时意识不丧失或短暂丧失，没有智力缺损，抗癫痫药物治疗有效，能自然缓解，预后良好，即青春期发育开始后，多数缓解，不影响学习和将来工作，有的病例无需治疗。发病年龄早的病程长些。小儿"良性"癫痫包括有几种类型：伴脑电图中央颞区棘波、伴脑电图枕部棘波灶、伴情感症状发作、青春期发作及其他类型。但是，随着人们对本病的更深入全面了解，发现一些病例合并有认知、行为、注意力缺陷等问题，最终的结局不是太理想，因此国际上癫痫专家主张以后不再称为"良性"癫痫了，以免因误解而延误治疗甚至引起纠纷而改称自限性局灶性癫痫，或就称为局灶性癫痫。

42．什么是伴脑电图中央颞区棘波的小儿"良性"癫痫？

伴脑电图中央颞区棘波的小儿"良性"癫痫，也称为Rolandic 癫痫，有遗传倾向，是小儿"良性"癫痫中最常见的一型，发病率占小儿癫痫的 15% ～ 25%。起病年龄为 2 ～ 13 岁，76% 在 5 ～ 10 岁，男孩多于女孩，在 15 岁前多停止发作。常为口咽部发作，如唾液增多，喉头咕咕作响，口唇及舌抽动，下颌关节挛缩，不能张口，不能说话，舌强直性收缩（舌僵硬），不能吞咽及有窒息感。肢体抽搐可限于一侧，也可同侧上下肢抽动。常伴躯体感觉症状。部分性发作时意识不丧失，可有不同程度的意识障碍。

若继发全身性发作时，意识完全丧失。常在入睡后不久或清早刚醒时（占75%）发作。惊厥次数相差很大，每年1次到每年数次。脑电图表现为背景波正常，在中央区或中央颞区有典型的高幅棘波或尖慢波，睡眠期发作频繁、明显多于清醒期。自然睡眠EEG容易记录到这种异常。过度换气和闪光刺激可诱发。用抗癫痫药物丙戊酸、奥卡西平、托吡酯、苯巴比妥、卡马西平等容易奏效。本病预后良好，随年龄的增长惊厥会消失，智力多数没有影响。大家注意，如上所述，脑电图上见到中央、颞区癫痫样放电的，并不都是所谓Rolandic癫痫或"良性"癫痫，结合患者特点和其他方面的资料，综合分析，只有40%是所谓"良性"癫痫。

43. 什么是伴脑电图枕区棘波的小儿"良性"癫痫？

脑电图伴枕区棘波的小儿"良性"癫痫较伴中央颞区棘波的小儿"良性"癫痫为少。起病年龄多为4～8岁，男孩多于女孩。惊厥开始前常有视觉先兆，如偏盲、部分性黑矇、视幻觉、视错觉等。发作时可表现为简单部分性发作，也可为复杂部分性发作，也可继发全身性发作。发作后常有头痛、恶心呕吐等症，发作频率不等，可在入睡和清醒时发作，发作间期脑电图在正常背景波上可出现枕部和后颞区高幅棘（尖）慢波。闭眼时容易诱发癫痫样放电，50%在入睡后才出现痫性放电。很少能在过度换气和闪光刺激时所诱发。对抗癫痫药物奥卡西平，苯巴比妥、卡马西平敏感，预后良好。青春期过后可自动停止发作。但有 5% 可转变成其他类型发作。

44．什么是良性少年肌阵挛癫痫?

良性少年肌阵挛癫痫（benign juvenile myoclonic epilepsy），占癫痫病人的 4%，少年期发病，男女相近，有遗传倾向。发作表现为肢体肌阵挛性抽动，并随病程而变化，因从发病开始到诊断确立常有一段时间。常在晨醒或午睡醒来时发作，白天频发，尤以疲劳时为著，睡眠时消失。无意识障碍。光、声、睡眠剥夺可诱发。约 40% 可有一次以上肌阵挛持续状态。其中只有肌阵挛的占 17%，伴全身性泛化的占 58%，伴失神和全身强直 - 阵挛的占 25%。脑电图呈全脑性、对称性多棘慢波放电。神经系统检查正常，智力正常，对抗癫痫药反应好。但停药可复发，预后良好。

45．什么是获得性癫痫性失语症?

获得性癫痫性失语症，也称为 Landau-Kleffner 综合征。在儿童期发病。表现为学龄前或小学龄儿突然失语。有听觉性语言但认知不能，即听得见但不懂，自发性语言迅速减少或突然一点也说不出话来。而发病前语言完全正常。其中2/3可伴有癫痫发作及行为、精神、运动障碍。惊厥可为简单部分性、复杂部分性或全身性发作。行为障碍可表现为多动、狂怒或挑衅行为。1/3则不伴惊厥，只单纯表现为失语。EEG在正常背景波基础上出现多灶性棘波、棘慢波放电，波幅高，常见于双侧顶、枕、颞区。本病罕见。预后良好。15岁以前可自动恢复，很少遗留语言障碍。

46. 什么是小儿慢性进行性部分性癫痫持续状态?

小儿慢性进行性部分性癫痫持续状态（epilepsia partialis continua），也称为 Kojewnikow 综合征。它是中央前回（Rolandic）部分性癫痫的一种特殊类型，与皮质损害有关，可发病于任何年龄。表现为病灶对侧面部或上肢运动性发作（具定位意义）。后期可有病灶同侧肌阵挛。EEG可见正常背景活动中出现中央区阵发性局限性棘慢波灶。发作间期可出现多发性痫波放电，部位可不限于中央区。发作可持续相当长时间，睡眠时可持续不停地抽动。但除非脑损害有进行性改变，EEG、临床和精神方面均不呈进行性加重。病因明确的有炎症、血管病变。病因不明确的现认为可能是一种病毒所致的线粒体脑病。治疗困难，有时需外科手术治疗。

47. 什么是新生儿惊厥? 新生儿惊厥有哪些特点?

新生儿惊厥 (neonatal convulsions) 发病率占活产儿的 1.4%,常提示中枢神经系统严重疾病,病死率高。引起新生儿惊厥的病因很多,主要有产伤、缺氧、颅内出血、中枢神经系统感染、脑发育异常、先天代谢异常等。新生儿惊厥没有典型的全身性大发作、典型的失神发作及典型的杰克逊限局性发作,其发作类型多变,主要有以下几型: ①轻微型 (subtle type): 最常见,表现为面肌抽搐、眼球偏斜或震颤、睁眼、眨眼、咀嚼、吸吮、吞咽等动作或哭叫,伴流涎、瞳孔散大,或仅有自主神经症状,上下肢类似划船或骑自行车样周期性活动以及发作性呼吸暂停等; ②强直型 (tonic type): 全身强直或伸直,伴呼吸暂停及眼球上翻; ③多灶性阵挛型 (multifocal clonic type): 抽搐从肢体某一部位转至另一部位,转移没有秩序; ④局灶性阵挛型 (focal clonic type): 抽搐局限于一个肢体或一侧肢体,发作时无意识障碍; ⑤肌阵挛型 (myoclonic type): 发作时上肢和(或)下肢同步性抽搐,此型少见。上述各型均伴脑电图异常。原发性新生儿惊厥多为良性。如良性新生儿家族性惊厥或非家族性惊厥。多为常染色体显性遗传,大多数于生后 2 ~ 3 天发生。表现为肌阵挛或呼吸暂停发作。病史、体检、化验等均找不出病因,EEG 呈非特异性异常。一般不复发,不影响精神运动发育。但其中 14% 日后可发生癫痫。新生儿惊厥鉴别诊断，需要视频脑电图监测帮助诊断和鉴别，实际工作中诊断和鉴别比大孩子和成人要难，因为新生儿很多运动我们无法解释，需要视频脑电来帮助判断是癫痫性还是非癫痫性发作。

48．为什么新生儿惊厥不出现典型全身大发作？

因为新生儿脑组织发育不成熟，大脑皮层的分层和神经细胞的胞浆、胞膜分化不全；树突、髓鞘、突触的形成不完善，神经胶质和神经细胞间的正常联系尚未建立，故皮层各部位间的电活动传导、一个半球内部及两半球之间同步化较差，即皮层的限局性放电不易向邻近部位传导，或一个半球内的电发放不能向对侧半球传播，故新生儿不易出现典型全身大发作。但新生儿皮层下结构发育较成熟，能够兴奋附近组织，对缺氧敏感，故惊厥呈多灶性的皮层下发作，如孤立的上颊部抽动、眼球转动、血管运动改变以及呼吸停止等。

49．为什么癫痫有这么多发作类型？

癫痫发作类型的不同主要取决于脑受累部位的功能不同。脑是复杂精细的，某些部位对惊厥更敏感、易感、阈值更低。如运动皮层、边缘结构和自主功能区、颞叶和它深部核团、杏仁核、海马等，这些部位的血管脆弱且易受压缩，组织本身对缺氧、代谢物、病毒和遗传状态引起的生化紊乱敏感。结构损伤所致的继发性缺氧、血管损伤等也主要发生在这些部位，而这些部位的功能是多种多样的，因而发作类型也就较多。

50．癫痫诊断的注意事项是什么？

诊断注意事项主要有三点：一是病史一定要详细、完整、可靠，必要时要亲自观察患儿发作的临床表现；二是一定要有确凿的脑电图证据，如果常规脑电图没有发现痫样波，要适当延长记录时间，或采取适当的诱发手段，剥夺睡眠 EEG 和长程视频脑电监测。视频脑电图上的表现要与诊断的发作类型相对应。EEG 仍是目前诊断小儿癫痫理想可靠的方法；三是一定要做好鉴别诊断，不能一见到抽风，就武断地"判"为癫痫。其实引起抽风的疾病很多，要做相应的化验、影像等检查以排除之。对即使诊断为癫痫的患儿，也仍然要不断地寻找病因，以便从对症治疗深化为对因治疗。

51．脑电图对癫痫有什么诊断价值？

脑电图对癫痫的诊断和发作分型非常重要。痫样波有助于诊断和鉴别诊断，只有在发作时或发作间期检测出痫样波的患儿方可明确诊断。脑电图和癫痫发作类型或癫痫综合征有对应的关系，某些癫痫的临床型与脑电图也有着特殊的对应关系。如失神发作永远伴有典型的每秒 3 次的棘慢综合波。肌阵挛发作总伴有阵发性多棘慢波。婴儿痉挛症具有典型的或变异的高峰节律紊乱。小儿良性癫痫伴有脑电图中央颞区棘波等。而发作时 EEG 正常者可除外癫痫。

52．什么是脑电图？

脑组织本身可以自发地产生 0.5 ～ 50Hz 的电位波动。脑电图（electroencephalography，EEG）是在头皮上通过电极将已存在于脑细胞的电活动记录下来，经放大后记录在纸上或电脑硬盘上，或在电脑显示器上显示成一定图形的曲线。它反映了脑在任何既定时刻的功能状态。正常情况下，这些生物电活动非常细小（百万分之一伏特），用一般的仪器很难记录得到。目前的 EEG 机记录到的波形是放大了 100 万倍后的结果。EEG 可用波型、波幅、频率及位相来表示。当脑出现病理性或功能性改变时，EEG 就会发生相应变化。因为在癫痫发作时必定有异常放电，而在癫痫发作间期也可记录到异常放电，所以 EEG 对癫痫的诊断、定位定性、判定类型及疗效观察，都起着至关重要的作用。

53．做脑电图对人体有害吗？

绝对没有。EEG 只是从头皮上记录一下来自脑细胞的自发性节律性电活动而已。是非侵害性的检测技术，同做心电图（EKG）一样，不但无害，同时也无痛苦。很多家长和孩子看到做 EEG 时许多导线缠绕在头上并与大机器相连，就感到害怕。其实这只是应用的机器本身复杂而已，担心是多余的。一个癫痫患儿一生中将会做很多次这种检查，这是绝对必要的，不可省略；但无论做多少次，都对人体无害。

54．进行脑电图检查需要做什么准备？

EEG 检查一般都要先行预约。预约的同时，技术员会告诉你注意事项，如检查的前一天要洗净头发，不能抹油；如孩子特别小，最好在喂奶后或小睡期间检查；尽可能检查时自然睡眠，如让孩子检查当天早起些，吃好饭，不要停药，一直保持清醒到检查开始，或者剥夺睡眠 10 小时以上，在安静、舒适又暗淡的环境下，患儿容易自然入睡。这样做起 EEG 来容易准确而且又操作简单，阳性率高。然而，要获得一个准确、高质量的 EEG 不是一件容易的事。首先需要 EEG 技术员不但有 EEG 知识和经过技术上的专门训练，如按国际 10～20 系统在头皮上放置 21 枚电极（对有困难的小儿，可适当减少电极，但至少要包括前额、额、中央、顶、颞、枕等 12 个电极和参考电极），而且要能够与患儿密切合作，创造一个安静、舒适的环境，使患儿能轻松、愉快地按程序完成检查。对热性惊厥的小儿，如果已明确诊断，可以推迟在惊厥停止后两周再做 EEG，这样结果更准确，但诊断未明确的还是早检查好，因为脑炎、脑病、遗传代谢性疾病或有些癫痫病也是发热时诱发起病的，这样早检查以免延误诊断。

55. 做脑电图的程序如何？

程序如下：患儿躺在检查床上或坐在检查椅上，这主要根据患儿年龄来选择，以求取得患儿合作。技术员决定好姿势后，测量头围，用酒精擦拭某些部位。一般用电极膏，将电极安放在规定的部位，或简单地戴上电极帽（各电极位置已固定好）。一般采用国际系统。把 21 个电极安放在小儿头部（婴儿、幼儿可酌情减少）。有些单位使用八导 EEG 机或进口十六导 EEG 机可只安九个电极或十七个电极。一切就绪后，就要花时间记录。一般训练有素的技术员都能记录到清醒 - 睡眠 - 清醒各个阶段的 EEG。在做 EEG 过程中，可使用 2 个活化的刺激程序：一是闪光刺激，即用标准脑电闪光刺激器（stroboscope）放在患儿眼前 25 ～ 30cm 处，以频率 1 ～ 50cps 的闪光间歇刺激，每个频率 10 秒，停止 10 秒进行下一个频率；二是过度换气，即鼓励患儿（3 岁以上）做深吸气、大呼气，像吹气球或玩具风车一样连续做 3 ～ 5 分钟。标准 EEG 应持续记录 1 ～ 2

个小时，包括睡眠状态。技术进步使很多单位开展视频脑电图和长程视频脑电图，甚至动态视频脑电图，颅内电极视频脑电长程监测。一般门诊 EEG 常常只记录 10 ~ 20 分钟，但 30 分钟以上更理想。做完 EEG 后，就会知道大概结果；但还不能马上获得报告单。EEG 需要技术员报告，医生审阅。技术员或有关人员会告诉你何时取到书面报告，待下一次门诊随访时，医生会告诉你结果和结论。如果在医生复诊时取报告，可以少跑一次医院。

56．什么是常规脑电图？

常规 EEG 是指患儿在正常生活条件下，无须停药，在清醒状态时所描记出的 EEG。常规 EEG 要求记录 30 分钟以上，时间不宜太短，国外常规 EEG 记录是 1 小时。如果在描记过程中有较多的痫样波出现，则记录时间可适当缩短。

57．什么是脑电图诱发试验？

癫痫样波发放并非持续不断的。在临床发作间歇期虽也有出现异常脑电，但有时隐而不发。常规 EEG 记录时间短，不易捕捉到。故必须采取一些人工诱发手段，即通过外加刺激作用于感官或脑，诱发脑内各区发生特异性电位变化，痫样波才会明显出现而被记录。诱发试验的目的是为了提高 EEG 检测的阳性率。如各种诱发（闪光、过度换气、剥夺睡眠等）及 15 ~ 24 小时监测后，可将 EEG 对癫痫的检测阳性率由 50% 提高到 90%。

58．什么是过度换气诱发试验？

过度换气（hyperventilation，HV）即在描记过程中嘱患儿闭眼，用力作深呼气，每分钟 20 ~ 30 次，连续 3 分钟。由于血中 CO_2 经肺排出，2 ~ 3 分钟后血浆 CO_2 含量下降（至 3.7ml%），产生轻度呼吸性碱中毒。引起脑血管收缩、脑血流减少、脑细胞环境改变，易诱发癫痫样放电。正常人过度换气中 α 节律更有规律，波幅增高，持续时间更长。约 50% 儿童在额及中央区或全头部出现 theta 节律，逐渐变慢至 delta 节律，波幅也渐增高，即慢波建立。HV 停止后 30 秒内应恢复至原背景活动。但若是癫痫，尤其失神发作的患儿，可在 HV 下很容易诱发出失神发作，如高幅慢波在过度换气开始后 30 秒内出现，或停止后 30 秒仍不消失；慢波双侧不对称或仅出现于一侧或某局限部位；出现棘波、尖波、棘慢综合波等痫性波，其中尤以 3Hz 的棘慢综合波最敏感，常同时伴有失神发作。

59．什么是闪光刺激诱发试验？

闪光刺激（photic stimulation），即用断断续续的光刺

激可引起 EEG 痫样放电。患儿闭目，在其眼前 30cm 处放
一个 10 万烛光强度的白炽闪光灯，每次光照持续 10 毫秒，
以不同频率闪光，每个频率刺激 10 ～ 20 秒，间隔 10 ～ 20
秒。常用频率为 1、3、6、9、12、15、18、20、25、30 次 / 秒。
在闪光同时记录 EEG，在闪光刺激中，正常脑电基本节
律可变为与闪光频率相同，也可呈倍数或分数改变（谐振
节律同步或分谐振节律同步化）。儿童节律同步化多出现在
theta 频带，癫痫病人闪光刺激中可出现癫痫发作和 EEG 痫
样波。如眼睑肌阵挛同时 EEG 可出现多棘波。意识不清的
抽搐或肌阵挛伴 EEG 额部、中央区棘慢综合波或顶枕部棘
慢波或慢波爆发。

60．什么是睡眠周期?

人的睡眠过程不是均相的，也就是说不是全程相同的，
入睡后首先出现非快动眼睡眠（NREM）相，由浅入深地
分为 1、2、3、4 四个阶段。深睡眠持续一段时间后，又
按 4、3、2、1 顺序急速变浅，紧接着出现第一个快动眼睡
眠（REM）相。由 NREM 睡眠和一次 REM 睡眠合起来称
为一个睡眠周期。一夜间全部睡眠过程约有 4 ～ 5 个周期。
其中 NREM 睡眠，尤其其中的深睡眠阶段（SMS）有利于
脑疲劳的恢复，而 REM 睡眠有利于躯体疲劳的恢复。

61．什么是睡眠诱发试验？

睡眠时大脑皮层抑制减弱，皮层下的异常放电更容易释放出来，因此容易记录到痫样放电。自然睡眠比药物睡眠优越，因为它是一个自然过程。用了催眠药后人便很快进入较深的慢波睡眠阶段，此时很不易观察到痫样波。剥夺睡眠是使患儿进入自然睡眠的良好手段，一般 1 岁以下儿童可剥夺睡眠 4 小时。大孩子可令其一夜不睡，则次日在 EEG 室安静环境中他就会很快入睡，从而记录到理想的 EEG。

62．什么是药物诱发试验？

因癫痫发作是由于惊厥阈值降低所致，故应用小量中枢兴奋剂可以诱发出脑电的爆发性改变。常用的中枢兴奋药多为戊四氮（pentetrazole，cardiazol）和贝美格（bemegride），这种诱发试验对成人不典型病例有一定意义。但适当的剂量很难掌握，故在儿童不宜应用。

63．什么是正常脑电图？

正常脑电图具有一定的波形和模式。根据其频率的不同，将波形分为四种：①α波：频率 8 ～ 12 次／秒，波幅 25 ～ 75μV，枕部明显，闭眼时出现，睁眼时消失；②β

波：频率 13 ～ 30 次 / 秒，波幅为 α 波的一半，主要见于额、颞部及中央区；③ θ 波：频率 4 ～ 7 次 / 秒，波幅 20 ～ 40μV，在小儿，出现部位较弥漫；④ δ 波：频率 0.5 ～ 3 次 / 秒，在小儿呈高波幅。由于整个儿童期，大脑都处于不断成熟的发育中，大脑的功能也不断成熟，因而小儿正常 EEG 是因年龄不同而异。不能绝对说哪种波形正常与否，凡是有在相应年龄阶段应该出现的波形即为正常，如 2 ～ 4 岁小儿以 θ 波为主要节律则为正常的。

64．什么是异常脑电图？

总的来说，异常 EEG 有如下几种情况：①任何年龄者出现棘波、尖波、棘慢综合波，尖慢综合波及爆发性节律；②任何年龄者出现多数高幅快波；③任何年龄者出现双侧明显不对称或局灶性异常；④ EEG 偏离于相应年龄组的正常范围的即为异常。如 1 岁以上小儿出现多数高幅 δ 波；4 岁以上枕部节律小于每秒 6 次，5 岁以上少于每秒 7 次，9 岁以上小于每秒 8 次等。

65．什么是"痫样波"？

凡在脑电图上出现棘波、尖波、棘慢波、尖慢波及多棘慢波，统称为痫样波（epileptiform activity），也称痫性放电或痫波发放（epileptic discharge），亦可称为发作波

（seizure-wave）。脑电图报告描述的各痫样波如下：棘波：时程为 20 ～ 70ms 或以上，上升相较陡的突发放电；尖波：时程为 70 ～ 200ms 或以上的突发放电；棘慢、尖慢或多棘慢综合波放电；3Hz 棘慢波放电；在背景波基础上突发高峰节律紊乱；阵发性节律性放电（α、β、θ 或 δ 节律），指突出于背景的 α、β、θ、δ 样节律性放电。需指明是全部性、局限性或多灶性改变。对局限性应进一步指明放电部位。脑电图上出现弥漫性异常时对癫痫诊断无用。对拟诊癫痫的脑电图，最好不用界限性、边缘性、轻度、中度或重度异常来描述。

66．什么是镜灶？

癫痫放电区一般位于原发病灶（癫痫源病灶），但对病程较长、未经治疗或药物不能控制的病人，病灶反复发放的高频电冲动可通过横贯联合纤维的传导跨越到对侧半球，冲动扩散，以致形成一个继发的功能性的独立的癫痫灶，称为镜灶（mirror focus）。有时，健侧镜灶（功能灶）的异常痫样放电波反较病灶区更为显著，此时脑电图会出现假定位，与形态结构灶不吻合。此时要谨慎分析并做 CT、SPECT 检查，术前必须做皮层脑电（ECoG）检查，以便进行验证。

67．儿童异常脑电图有哪些表现？

儿童异常脑电图需要考虑年龄。一般说来，背景波活动缺乏节律性或呈低波幅。基本节律慢化，与同年龄组正常对照相比，平均慢 2Hz 以上为异常。4 岁及 4 岁以上枕部有较多低于 6Hz θ 波，6 岁以上有中等量的 4Hz θ 波，10 岁以上有中等量 4 ~ 8Hz 波，7 岁以上仍有低于 2Hzδ 波。基本节律分布异常：如 α 波仅分布于头前部或 α 泛化，双侧波幅显著不对称超过 50%。出现痫样波。出现周期现象。出现限局性异常，睁眼一侧 α 波不抑制。过度换气中出现异常波或慢波两侧不对称等。

68．新生儿异常脑电图有哪些表现？

脑电图在新生儿惊厥的诊断和判断预后方面十分重要。背景波异常包括：无电活动；爆发 - 抑制；低波幅，低于 5 ~ 30μV；两侧波幅不对称超过 50%；中央区正相尖波，数量多为异常；弥漫性 δ 波，θ 波很少；高幅快波。发作性异常包括：高波幅限局性单一灶性棘波、尖波；低幅波背景上出现多灶性棘波或尖波；阵发性周期性 α 波；超同步化节律活动，开始为快于 12Hz，逐渐变慢至 8Hz，继后 5Hz，最后 0.5 ~ 3Hz。

69．强直 - 阵挛发作的脑电图有何特点？

在发作期的强直相，脑电频率逐渐加快，波幅增高，表现为连续的高幅 15 ～ 25 次 / 秒的棘波爆发；阵挛期可见连续的高幅棘波，其中间以高幅的 4 ～ 5 次 / 秒慢波，形成节律性多棘慢波。棘波相当于肌肉抽动，慢波相当于肌肉松弛。整个发作期间有肌电干扰，抽搐后昏睡期出现平坦活动，以后波幅又逐渐增高，恢复到正常。发作间期可见散在尖波、棘波或不典型棘慢波。也可出现阵发性弥漫性慢波或快波等非特异性异常，也可以完全正常。各种诱发试验可使阳性率达 85% 以上。

70．失神发作的脑电图有何特点？

发作期典型改变是在正常节律波背景上出现阵发性每秒 3 次棘慢综合波。清醒或过度换气时发作，癫痫样放电频率可有波动，开始时也可为 3.5 ～ 4Hz，结束时可为 2.5Hz。双侧对称同步，持续 5 ～ 10 秒。以额、枕部导联为明显。发作间期 60% 小儿脑电图正常，这种典型痫样波可通过过度换气诱发出来，80% 患儿可诱发出棘慢波。

71．强直性发作的脑电图有何特点？

其脑电图特点基本与强直 - 阵挛性发作相同。

72．阵挛性发作的脑电图有何特点?

其脑电图特点基本与强直 - 阵挛性发作相同。

73．小运动型发作的脑电图有何特点?

这是以往的名词，相当于现在不典型失神发作，发作期出现不典型 2 ~ 2.5Hz 棘慢、尖慢波及多棘（尖）慢综合波，不一定对称和同步。发作期意识障碍，持续 2 分钟左右。可阵发出现也可散在出现。这种发作运动症状不像大发作那样明显，患者可有肌阵挛发作、强直性发作等其他类型。发作间期可出现阵发性每秒 1.5 ~ 2.5Hz 棘慢综合波。过度换气不能诱发。

74．婴儿痉挛症的脑电图有何特点?

发作间期为特有的各导联广泛持续性、杂乱无章的、不对称、不同步的高幅慢波，中间混有不规则的尖波、棘波和棘慢综合波。正常节律完全消失。这种改变称之为高峰节律紊乱（hypsarrhythmia）。上述脑电图，清醒与睡眠期均有。这种节律的紊乱与婴幼儿脑发育不成熟有关。发作期可记录到单个大慢波，伴脑电抑制或快波节律，或不典型棘慢复合波，持续 1 ~ 2 秒。随年龄增长波形逐渐规则化，会变为典型棘慢波或限局性异常。4～5岁后则很少见到高峰节律紊乱。

75．部分性发作的脑电图有何特点？

发作期可表现为限局性棘波灶或棘慢波灶或慢波灶。但限局性异常并非都指器质性病变，也可能是功能异常。在小儿，部位移动的放电比成人多见，且易变动，不稳定，常代表功能异常。有时小儿一侧偏身性发作，而 EEG 也可显示双侧性、同步性放电，常不对称。还可表现为两半球交替偏胜。若临床表现为手和拇指呈阵挛性抽搐，则放电起始部位于感觉运动带中央部。若为杰克逊发作，则放电可缓慢地沿中央前回皮层顺序扩展。

76．复杂性部分性发作的脑电图有何特点？

发作期可出现双侧弥漫性规则性高幅慢波与棘波重叠发生。可在一侧颞叶出现棘波、尖波；也可出现弥漫性规律性4～6次/秒高幅慢波；或在一侧颞叶出现棘波、尖波，额部亦可见3次/秒棘慢波。发作间期一侧或双侧颞叶出现散在棘波、尖波、棘慢综合波或不规则慢波。90%患儿 EEG 可示异常。颞叶局灶性异常对本病诊断具有重要意义。

77. 自主神经性发作的脑电图有何特点？

发作期可见阵发性弥漫性两侧同步的棘波或棘慢波，频率由每秒 4 ～ 6 次减到 2 次。发作间期可出现阵发性弥漫性慢波，有时也可见到棘 - 慢综合波、棘波或尖波。自主神经性发作要特别注意心率变化或心电图节律变化。

78. 反射性癫痫的脑电图有何特点？

可见弥漫性或局灶性痫样放电。棘慢波定位主要取决于诱发因素及发作类型。

79. 热性惊厥（高热惊厥）的脑电图有何特点？

烧退 1 周后脑电图正常。如热性惊厥后 2 周脑电图检查有痫样波，应考虑转为癫痫的可能，另外，应结合年龄、患者发育情况、病史、脑 MRI 等资料综合判断，应复查确诊。有很多患儿脑电图，特别是年龄较大的学前儿童或学龄期儿童，脑电图表现比外表表现更重，也就是可能患者不发作了，但脑电图还有较多癫痫样放电。少部分患儿转变成癫痫病，就有相应类型癫痫发作的脑电图表现。

80. 凡是癫痫，常规脑电图就一定会是阳性吗？

不是的。常规 EEG 检测癫痫的阳性率只有 50% ~ 60%。EEG 描记时间对 EEG 癫痫样放电的检出率至关重要。癫痫发作是异常神经元突然放电所至。患儿脑细胞虽是一直在放电，但不是每天、每时、每刻都在异常放电，临床上也不是无时无刻都在发作。这样用 10 ~ 20 分钟 EEG 来逮住发作和放电就不是一件容易的事。如果患儿每天发作 1 次，那么 20 分检查只占一天 24 小时的 1/72，即检出可能性为 1/72；如果 2 天发作 1 次，20 分 EEG 检查阳性率只占 1/144；如果 1 周发作 1 次，可能性只有 1/504；如 1 个月发作 1 次，那么只有 1/2160 的阳性概率。可见常规 EEG 阳性率有限，而描记时间越短，发作越不频繁，EEG 阳性机会就越小；对癫痫患儿来说，阴性只是没有捕捉到异常放电而已。EEG 异常的阳性率与检查次数的多少、每次记录时间的长短、癫痫发作类型的不同以及有无诱发刺激有关。如果临床上高度怀疑癫痫时，应强调反复多次检查，延长记录时间或加上适当诱发试验。

81. 脑电图阴性能否定癫痫吗？

EEG 是诊断癫痫的主要工具，并能定位指出哪部分脑受累。但要注意，常规 EEG 阳性率仅为 50% ~ 60%，故有时 EEG 正常并不能排除癫痫。这是因为癫痫是发作性疾病，发作时脑内电风暴发作，发作后风平浪静。如果 EEG 不是在发作期做，就有可能逮不住这个风暴式的电发放，尤其门诊常规 EEG，只做十几分钟，即便是癫痫患儿，也仅有 20%～40% 记录到异常 EEG。因此阴性 EEG 不能否定癫痫。为了使 EEG 诊断功能更加有效，目前已有剥夺睡眠 EEG，使患儿能在做 EEG 时由清醒逐渐进入自然睡眠，因睡眠最易逮住放电异常波，使 EEG 阳性率提高到 90%。某些大医院已有 24 小时 EEG 监测仪和视频脑电图，使患儿在基本正常的生活中，如实记录下一整天，包括夜里睡眠在内的长程 EEG。那么，只要有一次异常电发放，也休想逃脱掉。

82．什么是脑电地形图？

脑电地形图（brain electrical activity mapping，BEAM）是目前先进的计算机辅助脑电定量分析技术。常规 EEG 是用时域 - 电压（time domain-power）表示脑波，用目测。而 BEAM 是将脑电波转换成频率 - 功率值（frequency domain-power value），将一段时间内的复杂 EEG 信息压缩在一个头部图形上，以不同颜色或数字直观形象地表示出来，使一些细微的，目测 EEG 不易发现的脑电变化显示出来。目前已广泛利用 BEAM 研究癫痫患者发作间期 EEG 背景波（δ、θ、α、β）活动，探讨背景波活动对痫灶的定侧定位的临床意义。如有人发现位于皮层浅表的痫灶可显示快波或多频率活动增强。而位于颞叶内侧的深部痫灶，则可表现慢波增强，快波减弱。另外，应用 BEAM 进行定量药物 EEG 的研究也是一个较新领域。但需知道，目前脑电地形图还不能辨认棘波、尖波等痫样波，其功率谱的分析受采样限制，因此对癫痫不具诊断意义。

83．什么是 CT？

CT（computerized tomography）即电子计算机断层扫描，是一种几乎无损伤性的诊断新技术，对儿科脑和脊髓疾病的诊断有重要意义。适应于包括先天畸形、外伤、血管病、肿瘤、寄生虫病、炎症、变性病等多种疾病的诊断。CT 对癫痫病灶的立体定位、判断病变的病理特性和病因分析较为可靠。CT 检查包括 CT 平扫（plain CT），即不注射造影剂的常规 CT 和 CT 增强扫描（contrast enhancement CT），即经静脉注入造影剂后进行扫描的方法。

84．什么是颅骨 X 线片？

颅骨 X 线片也称为头颅 X 线平片。在颅内肿瘤的诊断上已被列为常规检查方法，根据平片阳性所见，可提示颅压增高和某些肿瘤的部位，甚至可以定性。阳性率为 50% ~ 90%。由于 CT、MRI 等新技术的问世，头颅平片应用越来越少。但 CT、MRI 目前还比较昂贵，因此对于怀疑癫痫，尤其占位性病变，钙化性病理改变（如神经皮肤综合征等），特别当患者经济条件不允许做 CT 时，应迅速做 X 平片检查。此项检查价廉、快速，可帮助定侧定位及定性。

85．什么是脑血管造影?

脑血管造影（angiography）是将造影剂注入颈内动脉，在 X 光下照相并观察颈内动脉、椎动脉等颅内血管病变，帮助定位定性的方法。20 世纪 50—60 年代应用较多。由于危险性较大，现极少应用。目前分为传统血管造影（conventional angiography），用快速换片机，普通胶片，直接照相；数字减影血管造影（digital subtractive angiography）也称为计算机血管造影（computed angiography）。原理是先将血管造影的影像转换成数字，并通过计算机减法，再复原影像，此时骨骼和软组织已消失，仅保留血管影像。

86．什么是磁共振（MRI）?

磁共振（magnetic resonance tomography，MRI）是根据有磁矩的原子核（如 ^1H、^{13}C、^{31}P、^{19}F 等）在磁场作用下，能产生能级间的跃迁的原理而采用的一项新技术，MRI 有助于检查癫痫患儿脑的能量状态和脑电流情况。对变性病诊断价值很大。

87．什么是 ECT?

发射性计算机断层扫描（emission computed tomography，ECT）是一项能描绘出核素体内立体分布图像的显像新技术。可在体外不同方位多次摄取放射性核素在体内的分布图像，再经计算机综合加工、重建三维图像。不仅能显示形态病变，而且能很好地反映脑血流、功能和代谢的变化。对仅有脑功能或代谢改变的癫痫灶的定位诊断具有指导意义。目前的 ECT 机可分为两大类，一是以普通发射体为探测对象，称为单光子发射计算机断层仪，简称 SPECT 机；另一类以正电子发射体的湮灭辐射为探测对象，称为正电子发射计算机断层仪，简称 PET 机。

88．什么是正电子发射扫描?

正电子发射扫描（positron emission tomography，PET），也称正电子计算机扫描（PCT），是近十几年来发展起来的一种核医学研究新技术，为临床提供了一种非损伤性检测人体、特别是人脑生化过程的技术。通过注射不同的标记某种正电子的放射性制剂以计算脑的葡萄糖代谢率，测定脑血流，测定氧代谢率等。如果脑的某一部位功能活跃，那里的葡萄糖代谢就亢进。在发作间歇期，这些活跃区就变成了低代谢区。PET 可根据被注射的标记脱氧葡萄糖代谢率的大小来确定异常代谢的确切部位。客观地描绘出人脑生理或病理活动的图像，有助于直接了解癫痫患儿脑代谢局部血流及受体密度的异常变化。在癫痫研究中，常用 18 氟脱氧葡萄糖（^{18}FDG，葡萄糖的类似物）为示踪剂测定和显示脑葡萄糖代谢和局部血流量。^{18}FDG 与葡萄糖竞争特殊载体进入脑细胞，并竞争葡萄糖 -6- 磷酸酶，生成 ^{18}F-6 磷酸脱氧葡萄糖，因其不能进一步分解而停留于脑内，所以它在脑内的分布反映了局部脑组织葡萄糖代谢情况。PET 使人体生理生化过程得到直接显示，且定位精确、分辨率高。但由于价格昂贵、技术复杂，很难普及应用。但目前我国临床在癫痫患儿术前评估中已广泛应用了此项技术。

89．什么是单光子发射计算机断层扫描？

单光子发射计算机断层扫描（single photon emission computed tomography，SPECT）是 20 世纪 90 年代以来应用于临床的一项新型无损伤功能影像学新技术。它以普通 γ 发射体为探测对象，先让机体接受放射性药物成为放射体，再用探测器从不同角度接收、收集自体内放射出的放射性核素 γ 射线及其在体内的吸收代谢和分布状态的数据，经计算机处理，重建成放射性在体内分布的三维图像，这种显像不只是解剖形态而且也是机体生理、生化、病理过程的功能性图像。SPECT 目前应用的示踪剂为 ^{99}mTC-HMPAO 和 ^{99}mTC-ECD。SPECT 能测定脑局部血流，间接反映脑代谢。在癫痫发作期，癫痫灶局部血流灌注明显增加，可能是因为痫灶放电时神经元缺氧，导致组织乳酸增加而引起局部脑血流增加，也可能是 GABA 能神经元去抑制引起。而在发作间期，病灶局部血流灌注降低。其改变范围较 CT 为大。在癫痫灶定位阳性率方面，SPECT 较EEG、CT、MRI 为高。SPECT 已在国内不断普及，新型脑显影剂的研制，对癫痫的生理病理研究以及功能性神经外科定位必将起到重要的指导作用。

90．对癫痫诊断来说，脑电图、脑地形图、电子计算机断层扫描、磁共振、正电子发射扫描、单光子发射计算机断层扫描，哪个最好？

它们都是非侵入性的诊断癫痫的有力"武器"。癫痫诊断最重要的辅助检查是脑电图，但上述技术是从三个不同的角度来反映神经和脑的结构和功能的变化：EEG、BEAM是从电生理方面反映神经细胞的异常放电；CT、MRI 是从形态方面来反映脑的结构病变；PET、SPECT 是从脑血流和代谢方面来反映脑神经的功能变化。三者都反映了同一事物的不同侧面，各有各的突出优点，又都相互补充。很难说哪个最好，把三者结合起来，综合地对癫痫进行定义、分类、定位，治疗和预后观察，将使人们对癫痫的认识更加全面和深刻。因此在临床和科研上，这些技术都有着广阔的应用和研究前景。

91．什么是脑磁图？

脑磁图（MEG）是目前最先进的磁源成像技术，它采用低温超导技术（SQUID）实时地测量大脑磁场信号的变化，将获得的电磁信号转换成等磁线图，并与MRI解剖影像信息叠加整合，形成具有功能信息的解剖学定位图像，具有极高的时间和空间分辨率。脑磁图是一种对人体完全无创伤性、无放射性的脑功能图像探测技术，对患者没有任何危险性。磁场不受颅骨和头皮电阻影响，方向与脑电垂直，所以在癫痫发作起源定位中，往往补充脑电图的不足，多用于复杂癫痫病例的诊断。

92．什么是高导联脑电图？什么是128导联脑电图？何谓"癫痫刀"？

脑电图导联是指脑电记录仪的一个记录闭合电路，主要由放大器、电极和导线组成，从医疗仪器角度讲，又成为一个通道（channel）。高导联脑电图指脑电图仪器通道数多，通常大于32导联的脑电图称为高导联脑电图，用于提高敏感性和定位准确性。按照10%系统，根据需要确定记录位点，美国脑电图协会1991年增加了头皮脑电电极基本位置命名指南，共有 75 个电极位置，包括中线 11 个位置，左右半球各纵向 5 列；双耳前凹连线有 13 个位置，前后各横向 4 排。该命名对国际 10 ~ 20 系统的命名做了个别修正，用 T7/T8 取代了 T3/T4，P7/P8 取代了 T5/T6。

128 导联脑电图则是在这 75 个电极位置的基础上进一步增加电极数目，达到 128 个导联称为 128 导脑电图，也可用于颅内电极脑电记录，方便癫痫外科手术前定位。

"癫痫刀"是近年来伴随癫痫外科发展出现的俗语，说明癫痫外科的复杂过程需要多学科合作确定手术方案而不同于普通外科，又用来形容癫痫外科需要准确的解剖、功能定位，才可能获得较好效果。多学科包括儿童神经病学科、神经内科、神经外科、脑电图、神经影像学、神经心理和神经病理等专家，大家一起讨论确定最优化手术方案。脑电图机配备相应软件，学术名称为：全数字化偶极子定位、三维图像融合长程视频脑电监测系统。是一套由普通脑电图、24 小时脑电 Holter、128 导等高导联全数字化视频脑图、术中全数字化脑电系统及偶极子定位系统、三维影像融合系统等组成的一套完整的癫痫术前、术中定位和术后评估系统和方法，是癫痫的外科手术治疗的重要组成部分，所以俗称"癫痫刀"。

93. 什么是立体定向脑电图？

立体定向脑电图（SEEG）是近年来在国际上兴起的一

种全新的癫痫病灶定位技术，该技术把定位方法从 2D 引入 3D 层面，脑电记录时对大脑进行全方位电极立体覆盖，从而到达准确定位病灶、提高治疗效果的目的。立体定向电极可以直接放置颅内任何靶向部位，如额叶深部、大脑内侧面、扣带回、颞叶内侧等常规皮层电极无法达到的部位，术前能够设置电极的路径，从而规避颅内动脉、静脉，大大降低手术出血和感染等风险。

94．什么是持续监护脑电图？

持续监护脑电图（continuous electroencephalogram，CEEG）检查是脑功能监护的一种手段，常用于新生儿、儿童或成人重症疾病监护，利用脑电图，配备同步记录视频、各种量化脑电趋势图，长时间连续（24 ~ 48 小时以上）视频脑电监测，提供了常见的神经系统床边检查和监测所不能提供的许多信息，比临床观察更加敏感和特异，可操作性和可阅读性好，具有较好的可预测性，且对非惊厥性发作（NCS）和非惊厥性发作持续状态（NCSE）而言是唯一的诊断工具。

95．家长或旁人如何协助医生诊断癫痫？

癫痫发作特别是小儿癫痫的病史往往由患儿父母提供，不仅是要提供家族史，还要提供患儿发作时的情景，但患儿发作时他们不一定在场，最好能请目击者描述发作时的情况。如患儿发作次数较多，可请家长详细描述他观察最仔细的一次，不必泛泛谈及每次的经过。家长观察时应注意以下问题：①不要夸大病情。因为惊厥的情形对家长来说会感到极其恐惧，有时惊厥 2 ～ 3 分钟，家长会说感到经历了 10 多分钟或更长，这样会影响医生对病情的判断；②除了要了解发作的时间外，还要了解发作频度、有无先兆、诱因、发作后状态等内容，特别要注意发作的形式及发作时意识状态。这是鉴别全面性发作还是局灶性发作的重要根据，对于选择治疗药物是很重要的；③可以利用手机或摄像机拍摄患者抽搐时的视频，便于医生更直观了解患儿抽搐时的表现。如果是在安装有监控摄像头的公共场所发作，也可以调用视频来观察发作情况。

96．癫痫遗传学新进展有哪些?

（1）癫痫基因 4000 例发现计划鉴定了与癫痫性脑病相关的大量新生突变基因；

（2）MORTEMUS 研究强调了心跳呼吸骤停在癫痫猝死中的重要作用；

（3）NEAD 研究发现胎儿期暴露于丙戊酸盐与认知功能下降存在剂量依赖关系；

（4）光遗传学为非药物治疗癫痫打下基础。

97．什么是奥巴马所说的精准医学？

美国总统奥巴马在 2015 国情咨文演讲中宣布了一个生命科学领域新项目"精准医学计划"（Precision Medicine Initiative）："美国已经消除了小儿麻痹症，也已绘制了人类基因组图谱，希望精准医学计划能够引领医学进入一个全新时代，希望使我们更接近治愈癌症和糖尿病等疾病，使我们所有人获得个体基因信息从而保护自己和家人的健康"。他呼吁，美国要增加医学研究经费，推动个体化（个性化）基因组学研究，依据个人基因信息为癌症及其他疾病患者量身定制个人独有的医疗方案。由于利用个体基因信息能有效找到患者病因，因此可省下目前花在无效药物上的数百亿美元。"精准医学"指的是：根据每个患者的个人特征量体裁衣式地制订个性化治疗方案，国立卫生研究院（NIH）将通过各种策略来对精准医学进行解读。这其中一个技术亮点就是"组织芯片技术"即通过高通量测序从微观水平辅助药物监测。根据提案，由国家转化科学中心领导 15 个国家卫生研究中心共同参与这项"芯片测序技术"。 精准药物是指直接针对疾病主因的精确缺陷（precise defect）来抑制功能紊乱，甚至是恢复正常功能。精准医疗的目的就是为患者提供最有利的治疗，因为我们已经从基因的层面掌握了精确的病因。确切而言，如果两个患者的病因不完全相同，就不能使用同一种药物。这既能避免不必要的浪费，也能避免出现副作用。能够了解疾病主因的精确缺陷，这主要得益于基因技术和蛋白质生物化学技术。这些技术能让我们识别疾病，然后根据疾病主因的精确缺陷将其划分为若干子集。但精准医疗的另一部分是，知道如何开发药物来抑制之前确定的精确缺陷。

98．什么样的人外伤后容易患癫痫病？

脑外伤后的颅骨骨折、脑组织挫伤、脑内血肿等，均可引起脑组织的种种疾病，形成癫痫灶。脑外伤后脑血管破裂，血液进入到脑组织，红细胞中的血红蛋白分解产生大量铁离子，铁离子是很强的诱因，因此无论外伤轻重，只要有少量血液进入脑组织，就可能发生癫痫。除此之外，脑外伤患者是否发生癫痫，还与自身神经组织的惊厥阈高低有关。有研究表明，惊厥阈值高低和基因有关，即和遗传因素有关。阈值低说明容易发生癫痫，这种身体素质是可以通过基因遗传的。已知腺苷系统、炎症反应系统和惊厥阈值高低及外伤后癫痫是否发生有密切关系。

99．什么是 Dravet 综合征？

Dravet 综合征既往又称为婴儿严重肌阵挛癫痫（SMEI），是由法国 Dravet 医生等于 1978 年首次报道，2001 年国际抗癫痫联盟（ILAE）将 SMEI 更名为"Dravet综合征"。Dravet 综合征是遗传性癫痫最常见的类型，近年的研究结果显示，有70%～80%的患儿有 SCN1A 基因（钠离子通道 1A 基因）突变，在本病已发现 300 余种 SCN1A 基因突变类型。多数为散发病例，90% 患儿 SCN1A 基因为新生突变，也就是说，虽然是可以遗传给后代，但并不是上辈传下来的，而是患者本人基因在母体怀孕期间出现了异常；仅 5%～10% 为遗传性突变，由上辈遗传而来。近年来研究发现 PCDH19 基因亦是该病女性患者的致病基因之一。

Dravet 综合征其临床特点为：① 1 岁以内发病，起病高峰年龄为 6 个月左右，可早到生后 2 个月发病，常因发热、洗热水澡诱发首次发作，生后接种百白破疫苗出现低热易诱发发作；② 1 岁以内主要表现为发热诱发的全面性或半侧阵挛发作，1 次热程中易反复发作；③ 1 岁以后出现多种形式的无热发作，包括肌阵挛发作、局灶性发作、不典型失神、失张力发作等；④发作具有热敏感的特点，低热、热水浴均易诱发发作；⑤易发生癫痫持续状态；⑥ 1 岁以内发育正常，1 岁以后因发作频繁和反复出现癫痫持续状态导致脑损伤，逐渐出现智力运动发育落后、情绪暴躁和多动；⑦部分患儿可有共济失调（60%）和锥体束征（20%），表现为行走步态不稳；⑧ 1 岁以前发作间期脑电图多数正常，1 岁以后出现全导棘慢波或多棘慢波，或局灶性、多灶性癫痫样放电，约 30% 患儿闪光刺激阳性；⑨多数患儿对抗癫痫药物疗效不佳，发作很难完全控制。丙戊酸、托吡酯、左乙拉西坦、氯硝西泮对部分患儿减少发作有效。值得注意的是，作用于钠离子通道的抗癫痫药物拉莫三嗪、卡马西平、奥卡西平可加重患儿发作，应避免使用。部分患儿对生酮饮食治疗有效。本病易发生癫痫性猝死和难治性癫痫持续状态，故病死率高，预后不佳。

100．什么是 Doose 综合征？

Doose 综合征又称为肌阵挛失张力癫痫，是一种特发性全面性癫痫综合征，于 1970 年由德国医生 Hermann Doose 首次描述。Doose 综合征的病因主要与遗传因素有关，多数为散发病例，30% ～ 40% 的患儿有热性惊厥或癫痫家族史。临床特点为：①发病前发育正常，无神经系统器质性疾病；②7 个月至 6 岁发病；③发作类型包括：肌阵挛发作、失张力发作、肌阵挛失张力发作、不典型失神、强直发作、阵挛发作和全面强直阵挛发作（即大发作）；Doose 综合征的预后不确定，一些未经治疗的患儿可自发缓解且发育正常。抗癫痫药治疗可使约半数患儿发作完全控制，发作能够完全控制者，智力可正常，预后相对良好。无论对治疗是否敏感，98% 的肌阵挛 - 失张力发作在 1 ～ 3 年内消失，但全面强直 - 阵挛发作可持续存在，发作控制年龄与 EEG 恢复正常的年龄均为 36 ～ 100 个月。预后不良者中半数有反复的非惊厥性癫痫持续状态，并出现夜间强直发作，有癫痫家族史及非惊厥性癫痫持续状态为预后不良的危险因素。药物控制不好的病例，可以用生酮饮食，迷走神经调控等治疗。

101．什么是 Rasmussen 综合征？

Rasmussen 综合征是一种罕见的、后天获得的炎症性脑病。于 1958 年由 Rasmussen 医生首次报道。该疾病的特点是由慢性炎症导致顽固性癫痫发作和进行性神经功能缺损，最终致大脑半球萎缩。目前病因尚不完全清楚。脑电图多表现为不规则的慢波及低电压的背景活动，不对称占 89%，90% 可见多灶性或孤立性棘波，多见于一侧半球；45% 可见双侧同时存在不规则棘、尖波和慢波，以双额叶多见。睡眠 EEG 记录常见非快动眼睡眠呈非对称分布。MRI 或 CT 显示一侧进行性大脑半球萎缩。目前各种药物治疗方法的长期效果均较差。外科手术被认为是目前远期效果最好的治疗方法，早期治疗效果较好。

102．什么是线粒体病？

线粒体病是因遗传缺陷引起线粒体氧化磷酸化功能障碍、身体能量（ATP）合成不足，而引起的一组可累及多系统的疾病，主要损害脑、骨骼肌、心脏、胰腺等高能量消耗的组织或器官，由发热和感染诱发或加重。临床上常按受累组织和器官的不同组合，将典型的线粒体病分为不同的亚型：线粒体脑肌病伴高乳酸血症及卒中样发作（MELAS）、肌阵挛性癫痫伴破碎红纤维（MERRF）、亚急性坏死性脑脊髓病（Leigh 综合征）、KSS 综合征、慢性进行性眼外肌瘫痪（CPEO）和 Leber 遗传性视神经病（LHON）等。有时两种综合征可能在同一患者身上叠加出现，如 MELAS 叠加 MERRF 综合征。但典型的病例占25% 左右，大部分特别是早期，表现不典型，给早期诊断带来困难。对有怀疑的患者，及早进行基因及其他检查。线粒体基因（mtDNA）或核基因（nDNA）突变均可以导致线粒体病。诊断需要患者表现与肌活检（细胞异常结构、组织化学、酶学研究）或 DNA 检测相结合。对线粒体疾病的治疗仍无根治方法，但鸡尾酒疗法结合生酮饮食治疗，75% 患者获益，早期诊断病例可以阻止病情恶化。

103．什么是 MELAS 病？

MELAS 病即线粒体脑肌病伴乳酸酸中毒及卒中样发作，是一种较常见的线粒体病。由 Pavlakis 等于 1984 年首先报告，是一组全身性代谢性疾病，呈母系遗传，是由于mtDNA A3243G 点突变等造成线粒体酶复合体功能下降，继发无氧代谢代偿性增加、能量产生缺乏、自由基生产增多和乳酸堆积等一系列细胞功能障碍所导致，是线粒体脑肌病最常见的类型。临床上可见于青少年和成人，其发病年龄一般在 45 岁以下，以 5 ～ 15 岁最好发，女性多见。由于损害部位不同可有不同临床症状，通常表现为失语、偏瘫、偏盲、皮质盲、意识障碍，上述症状可反复发作。亦可有广泛的神经系统外损害，包括心血管、泌尿、内分泌等系统，此外尚有白癜风、红斑、网状色素沉着皮肤损害的报道。目前对该病的治疗仍无根治方法。可试用鸡尾酒疗法和生酮饮食疗法，部分病例有效。

104. 什么是 Leigh 病？

Leigh 病又称为亚急性坏死性脑脊髓炎。目前认为主要是染色体突变累及电子链复合物Ⅰ～Ⅴ导致复合物缺陷所致。其特征表现为脑干、基底节、丘脑和脊髓的双侧对称性坏死性病变。依发病年龄可分为新生儿型、经典婴儿型及少年型，成人少见。大部分患者发病年龄在 6 岁以前，通常在 2 岁时起病，无性别及种族倾向。伴有此病的儿童通常在生命第 1、2 年内进食困难、生长缓慢、发育迟滞和肌张力低下，随后生长退化、眼外肌麻痹、视神经萎缩、癫痫发作和窒息。期间有短暂的周期性恢复，通常由发热和感染引起进行性脑干功能减退（窒息），发作数年后死亡。在临床诊断中，通常需要行肌肉或脑组织活检、生化或基因检测来确诊。目前对该病的治疗仍无根治方法。可试用鸡尾酒疗法和生酮饮食疗法，部分病例有效。

105. 什么是吡哆醛依赖症？

常染色体隐性遗传病，染色体 2q31 的谷氨酸脱羧酶（GAD）基因突变，使之与维生素 B_6 辅酶的亲和力发生变化，从而伽马氨基丁酸（GABA）产生减少，干扰兴奋性神经递质与抑制性神经递质的平衡，从而导致癫痫发作。本病的发作开始于生后数小时，有时在宫内已有发作，也有的可迟至生后 12 ~ 18 个月才开始出现发作。发作形式多样，可能为婴儿痉挛，常有癫痫持续状态。脑电图常为多灶性棘波。用抗癫痫药物对发作无效，而静脉注入大量维生素 B_6 后，发作和脑电图立即好转，以后需终身服用维生素 B_6。

106．什么是亚叶酸脑病？

该病又称脑叶酸缺乏症，患儿出生时发育正常，无明显疾病史。通常 4 ~ 6 月龄出现典型的激惹、睡眠不稳和头围不长症状，继之以共济失调、舞蹈手足徐动或挥舞样不自主运动。2 岁左右出现智力低下、共济失调、不自主运动和痉挛性双侧瘫痪。30% ~ 70% 的患儿有肌阵挛 - 失张力、失神、不典型失神或全面性发作，其中 3/4 的患儿始于 2 岁前。3 岁左右发生视力障碍。6 岁后出现进行性感觉神经性耳聋。1/3 的患儿呈孤独症现象。个别患者表现隐匿，甚至仅表现为周围神经病。诊断基于脑脊液与血清中 5- 甲基四氢叶酸的差异。其他代谢检查如脑脊液常规和神经递质阴性。约半数影像学正常、余可见脑萎缩、脱髓鞘。脑电图可有癫痫样放电。视觉受损者诱发电位潜伏期可延长、振幅减小。该病的发病机制尚不完全清楚，有研究表明与机体产生抗叶酸受体自身抗体有关。该病可用亚叶酸治疗。总的预后取决于开始治疗的年龄，不同患者表现的改善率也不一样，对癫痫发作、激惹和睡眠的最好反应率达 81% ~ 100%。对晚期出现的盲与聋反应不好。抗体阴性患者即使诊断较迟其改善率亦较佳。也有对治疗反应而呈进行性脑病的患儿。

107．什么是先天性肉碱缺乏症？

线粒体是细胞内产生能量的结构，线粒体脂肪酸 β 氧化是细胞能量的主要来源之一，特别是在饥饿、禁食期间可提供 80% 的能量。肉碱是把长链脂肪酸从细胞质转运入线粒体的载体，长链脂肪酸只有进入线粒体才能进行 β 氧化而产生能量。因此，先天性肉碱缺乏会导致长链脂肪酸能量代谢障碍，特别在饥饿、感染等应激情况下。肉碱缺乏症是脂肪酸 β 氧化障碍性疾病中的一种，呈常染色体隐性遗传，是少数可以治疗的代谢性疾病之一。因为心肌和骨骼肌特别依赖脂肪酸 β 氧化所产生的能量，所以肉碱缺乏时，这些组织所受的影响更大。临床上可出现低酮型低血糖、扩张型心肌病、脂质沉积性肌病、肝大等。诊断依靠串联质谱检测血游离肉碱、酰基肉碱水平及基因突变检测。左旋肉碱是治疗该病的主要药物，大部分患者治疗后可完全恢复健康。

108．什么是快乐天使综合征（Angelman 综合征）？

Angelman 综合征（Angelman syndrome，AS）于 1965 年由英国儿科医生 Angelman 首次报告 3 例。AS 是一种遗传物质异常所致的智力障碍性疾病，发病率为 1/40000 ～ 1/10000。已知的遗传机制包括母源 15q11-13 缺失、父源单亲二倍体、印迹中心缺陷、泛素蛋白酶基因（UBE3A）点突变或小片段缺失。目前通过遗传学方法可确诊 85% ～ 90% 的病例。AS 发育史及实验室检查结果包括：①围生期及出生史正常，头围正常，无明显出生缺陷，新生儿和婴儿期可能存在喂养困难；② 6 ～ 12 月龄出现明显发育延迟，肢体运动不稳和（或）发笑明显增多；③发育延迟但有进步（没有技能的丧失）；④代谢、血及生化检查正常；⑤ MRI 或 CT 正常（可有轻度皮质萎缩或髓鞘发育不良）。

AS 临床症状及体征特点为：①均出现（100%）：严重的发育延迟，运动或平衡障碍（共济失调步态、肢体震颤），语言障碍，特殊的行为（频繁大笑或微笑、表情愉悦、拍手、多动及注意力缺陷）；②经常出现（超过 80%）：2 岁时出现获得性小头，3 岁前出现癫痫发作，癫痫发作严重程度随年龄下降但可持续到成人，2 岁前出现特征性的异常脑电图，可早于临床症状出现并常与临床癫痫发作无相关性；③相关性（20% ～ 80%）：平枕、枕沟、吐舌、吸吮或吞咽障碍、婴儿期喂养困难、凸颚、嘴大及牙稀、流口水、咀嚼及口动、斜视、色素减退、下肢反射活跃、行走时上肢上举弯曲、热敏感、睡眠障碍、喜欢玩水、异常的食物行为、肥胖（较大儿童）、脊柱侧凸、便秘等。目前 AS 针对病因尚无有效的治疗。本病属于染色体病和非进展性脑病，因此，一定程度的康复训练有助于改善运动、语言等功能。针对 AS 的癫痫发作目前有多种抗癫痫药物（AEDs）可供选择。但即使癫痫发作得到控制，EEG 仍可持续异常，因此，对于发作不易完全控制的病例应采取多大的治疗力度，须权衡 AEDs 治疗的利弊得失而定。卡马西平可能加重 AS 合并的癫痫发作。可试用生酮饮食疗法，美国麻省总医院专家极力推荐这种方法，大部分病例有效。

109. 什么是神经元蜡样质脂褐质沉积病？

神经元蜡样质脂褐质沉积病（NCL）是一组进行性加重的神经系统变性病，多呈常染色体隐性遗传。儿童期发病多见，少数成年人发病。特征性病理改变：神经细胞和（或）皮肤上皮细胞、肌细胞、淋巴细胞内脂褐素沉积。细胞内脂褐素沉积导致靶器官即大脑皮层、视网膜神经细胞变性，出现典型临床症状：进行性加重的智力、运动功能障碍，肌阵挛癫痫和视力减退。通过病史、肌肉活检电子显微镜检查或血液、组织基因检查可以确诊。目前该病尚无有效治疗，可给予抗癫痫药物等对症处理，应用酶替代疗法和抗氧化剂、维生素 E、硒等药物，治疗效果均不明显。

有多种类型。生酮饮食疗法因为增强细胞溶酶体（有清道夫作用）溶解脂褐素排出体外，同时控制癫痫发作，保护神经细胞，因此，能改善病情，提高患者生活质量。

110．什么是离子通道病？

离子通道病是指离子通道的基因异常，导致离子通道的结构或功能异常所引起的疾病。具体表现在编码离子通道亚单位的基因发生突变或表达异常，或体内出现针对离子通道的病理性内源性物质时，离子通道的功能发生不同程度的减弱或增强，导致机体整体生理功能紊乱，形成某些先天性或后天获得性疾病，主要累及神经、肌肉、心肾等系统和器官。迄今为止，研究比较清楚的离子通道病主要涉及钾、钠、钙、氯离子通道。

钾离子病：钾离子通道在所有可兴奋性和非兴奋性细胞的主要信号传导过程中具有重要作用，其家族成员在调节神经递质释放、心率、胰岛素分泌、神经细胞分泌、上皮细胞电传导、骨骼肌收缩、细胞容积等方面发挥重要作用。已经发现的钾通道病有常染色体显性良性家族性新生儿惊厥（benign familial neonatal convulsions，BFNC）、1-型发作性共济失调（episodic ataxia type 1）、阵发性舞蹈手足徐动症伴发作性共济失调（paroxysmal choreoathetosis with episodic ataxia）、癫痫、1-，2-，5-，6-型长 QT 综合征、Jervell-Lange-Neilsen 综合征、Andersen 综合征等。

　　钠离子病：钠离子通道在大多数兴奋细胞动作电位的起始阶段起重要作用，已经发现的钠通道病有高钾型周期性瘫痪、正常血钾型周期性瘫痪、部分低钾型周期性瘫痪、先天性副肌强直、各型钾加重的肌强直、先天性肌无力、3-型长 QT 综合征、1- 型假性醛固酮减少症、Liddle 综合征、遗传性癫痫伴热性惊厥附加症（genetic epilepsy with febrile seizures plus）等。

111．什么是 SCN1A?

　　SCNIA 是编码电压依赖的钠离子通道的 alpha 1 亚基的基因，位于染色体 2q24.3，长 81kb；其突变可导致钠离子通道功能异常，使其功能获得或缺失，从而导致钠离子持续内流，或激活失活的电压依赖性钠离子通道。Dravet 综合征，就是这个基因异常导致的常见癫痫综合征。

112．什么是 GABA ?

　　GABA 是 γ - 氨基丁酸，英文名：γ-aminobutyric acid（GABA），化学名称：4- 氨基丁酸 ，别名：氨酪酸，哌啶酸。分子式：$C_4H_9NO_2$。分子量：103.1。广泛分布于动植物体内。植物如豆属、参属、中草药等的种子、根茎和组织液中都含有 GABA。在动物体内，GABA 几乎只存在于神经组织中，其中脑组织中的含量为 0.1 ～ 0.6mg/g 组织，免疫学研究表明，其浓度最高的区域为大脑黑质。GABA 是目前研究较为深入的一种重要的抑制性神经递质，它参与多种代谢活动，具有很高的生理活性，如镇静、催眠、抗惊厥、降血压等。作为抑制性神经递质，其可以抑制动物的活动，减少能量的消耗。GABA 作用于动物细胞中的GABA 受体，GABA 受体是一个氯离子通道，GABA 的抑制性或兴奋性是依赖于细胞膜内外的氯离子浓度的，GABA受体被激活后，导致氯离子通道开放，能增加细胞膜对氯离子通透性，使氯离子流入神经细胞内，引起细胞膜超极化，抑制神经细胞激动，从而减少动物的运动量。

113．什么是 Phelan-McDermid 综合征?

Phelan-McDermid 综合征又名 22q13.3 缺失综合征，是由于 22 号染色体长臂末端缺失导致的染色体微缺失综合征，主要涉及 SHANK3 基因缺失。其患者主要表现有：肌张力低下；喂养困难、胃食管反流、周期性呕吐；运动发育迟缓；语言、听力、视力障碍；中到重度智力低下；睡眠障碍；自闭症；可伴有癫痫和行为异常、面部及肢体畸形；甲状腺功能减退症、淋巴水肿，肾缺乏或发育异常等。

114．什么是 PRNP 基因?

PRNP 基因位于 20p13，编码的是朊病毒蛋白，它是细胞膜上的一个糖基磷脂酰肌醇锚蛋白，其编码的蛋白质含有 5 个不稳定的八肽重复。PRNP 基因突变与家族性 Creutzfeldt-Jakob 病、致命的家族性失眠，Gerstmann-Straussler 病及亨廷顿舞蹈症相关。

115. 什么是 RELN 基因？

RELN 基因位于 7q22，编码的是一个大型的细胞外分泌蛋白，其控制细胞定位和大脑发育中神经元迁移。这个蛋白与精神分裂症、自闭症、躁郁症、抑郁症和颞叶癫痫相关。RELN 基因突变还与常染色体隐性遗传的无脑回畸形 - 小脑发育不全有关。

116. 什么是 RANBP2 基因？

RANBP2 基因位于 2q12.3，编码的是 Ran 结合蛋白 2，Ran 结合蛋白是 RAS 超家族中的一个小 GTP 结合蛋白，也被称为核孔蛋白 358，与其他蛋白组成核孔复合体。RANBP2 基因突变与常染色体显性坏死性脑病相关。

117. 什么是 ASPM 基因？

ASPM 基因位于 1q31，编码的是异常纺锤组装微管蛋白，其在胚胎成神经细胞的有丝分裂中起到了重要作用。

在小鼠的研究中发现此基因参与有丝分裂调节，并且与神经形成有关。ASPM 基因突变与小头畸形 5 型相关。

118．什么是表观遗传学？

表观遗传学是一门遗传学分支学科，是研究在基因的核苷酸序列不发生改变的情况下，基因表达变化的遗传学。表观遗传的现象很多，已知的有 DNA 甲基化、基因组印记、母体效应、基因沉默、核仁显性、休眠转座子激活和 RNA 编辑等。

119．什么是单基因遗传病？

单基因遗传病是指受一对等位基因控制的遗传病，它的遗传方式遵循孟德尔遗传定律，也称为孟德尔遗传病，其已发现有 6600 多种，并且每年在以 10 ～ 50 种的速度递增，单基因遗传病已经对人类健康构成了较大的威胁。较常见的有红绿色盲、血友病、白化病等。单基因病中又可分出常染色体显性遗传病、常染色体隐性遗传病、X 伴性显性遗传病、X 伴性隐性遗传病、Y 伴性遗传病等几类。

120．什么是常染色体隐性遗传病？

常染色体隐性遗传病致病基因在常染色体上，基因性状是隐性的，即只有纯合子时才显示病状，这种致病基因所引起的疾病称为常染色体隐性遗传病。

121．什么是常染色体显性遗传病？

常染色体显性遗传病是指致病基因位于常染色体上，且由单个等位基因突变即可起疾病的遗传性疾病。

122．什么是伴性遗传病？

位于性染色体上的致病基因引起的疾病称为伴性遗传病。

123．什么是母系遗传？

母系遗传，是指两个具有相对性状的亲本杂交，不论正交或反交，子一代总是表现为母本性状的遗传现象，母系遗传由细胞核外染色体所控制。

124．什么是染色体病？

染色体病是染色体遗传病的简称。主要是因细胞中遗传物质的主要载体——染色体的数目或形态、结构异常引起的疾病。通常分为常染色体病和性染色体病两大类。

125．什么是二代测序？

二代测序是比第一代 Sanger 测序费用更低、通量更高、速度更快的测序技术。其核心思想是边合成边测序，即通过捕捉新合成的末端的标记来确定 DNA 的序列，现有的技术平台主要包括 Roche/454 FLX、Illumina/Solexa Genome Analyzer 和 Applied Biosystems SOLID system。

126．什么是染色体核型分析和染色体微阵列分析？

染色体核型分析是一种遗传学检测技术，是指将待测的细胞的染色体按照该生物固有的染色体形态特征和规定，进行配对、编号和分组，并进行形态分析的过程。染色体核型分析，现有的分析方法主要是 G 显带技术，G 显带技术也是被最广泛地应用于各种染色体异常的疾病诊断的技术。

染色体微阵列也叫寡核苷酸阵列，该技术的原理是在固体表面上集成已知序列的基因探针，被测生物细胞或组织中大量标记的核酸序列与上述探针阵列进行杂交结合，通过检测相应位置杂交探针，实现对染色体缺失、重复的检测。

127．什么是甲基化？

DNA 甲基化是在脱氧核酸（DNA）甲基化转移酶的

作用下将甲基选择性地添加到胞嘧啶上形成 5- 胞嘧啶的过程，刚被发现时被定义为第五种碱基，实际上它是一种重要的表观遗传学标记，在调控基因表达、维持染色质结构、基因印记、X 染色体失活以及胚胎发育等生物学过程中发挥着重大的作用。

128．什么是印迹杂交？

印迹杂交是基因诊断技术的一种，是把 DNA 或核酸（RNA）、蛋白质等在薄膜滤器上先经浸润、固定后，于薄膜滤器上进行杂交，生成杂种分子，为基因操作中最常用的技术。印迹杂交分为三种，第一种是 Northern 印迹杂交，是一种将 RNA 从琼脂糖凝胶中转印到硝酸纤维素膜上的方法；第二种是 Southern 印迹杂交，是由凝胶电离经限制性内切酶消化的 DNA 片段进行杂交；第三种是 Western 印迹杂交，是将蛋白样本通过聚丙烯酰胺电泳按分子量大小分离，再转移到杂交膜（blot）上，然后通过一抗 / 二抗复合物对靶蛋白进行特异性检测的方法。

129．什么是人类基因组计划？

人类基因组计划是由美国科学家于 1985 年率先提出，于 1990 年正式启动的。美国、英国、法国、德国、日本和我国科学家共同参与了这一预算达 30 亿美元的人类基因组计划。当时按照这个计划的设想，在 2005 年，要把人体内约 2.5 万个基因的密码全部解开，同时绘制出人类基因的图谱。换句话说，就是要揭开组成人体 2.5 万个基因的 30 亿个碱基对的秘密。人类基因组计划与曼哈顿原子弹计划和阿波罗登月计划并称为三大科学计划。被誉为生命科学的"登月计划"。这个计划目前已经实现。

130．什么是全外显子测序？

外显子测序是二代测序中的一种分析方法，是指利用序列捕获技术将全基因组外显子区域 DNA 捕捉并富集后进行高通量测序的基因组分析方法。全外显子现在是临床诊断和科研领域的重要技术手段，对于研究 SNP 和 INDEL 有较大的技术优势。

131．什么是全基因组测序？

全基因组测序即对一种生物的基因组中的全部基因进行测序，测定其 DNA 的碱基序列。全基因组测序既包括未知基因组序列的物种进行个体的基因组测序，又包括对已知基因组序列的物种进行重测序。其中人类基因组测序对遗传病的研究起了非常重要的推动作用。

132．什么是 LGS?

Lennox-Gastaut 综合征（LGS）：也是一种年龄相关性癫痫性脑病。其特点为发病年龄早，幼儿时期起病，发作形式多样，智力发育受影响，治疗较困难。本病征可由先天发育障碍、代谢异常、围生期缺氧、神经系统感染或癫痫持续状态所致脑缺氧等引起，少部分由 West 综合征演变而来。多发生于 3 ~ 8 岁儿童。患儿智能发育迟滞，发作形式多样并且频繁，包括强直发作、不典型失神发作、肌阵挛发作和失张力发作等多种形式发作，最常见的发作类型为强直发作、不典型失神发作和失张力发作。特征性脑电图改变具有诊断意义，不同觉醒状态下脑电图表现不同，清醒时表现为连续性慢棘 - 慢波发放（多为非典型性失神发作），入睡后表现为阵发性快节律（多为强直性发作），发作间期背景脑电活动较同龄儿童慢，且脑波结构变异。预后不良，生活质量很差，为儿童期的难治性癫痫。抗癫痫药物疗效不满意。少数 LGS 呈静止性病程，如能控制发作，认知功能可能有好转。LGS 的病死率为 4% ~ 7%，多由于癫痫持续状态所致。

133．什么是 ESES?

ESES 是指患者慢波睡眠期出现以额区或颞区为主，或是全脑性持续棘慢复合波发放，又称 ESES（electrical status epilepticus in slow waves sleep）。可以是原发性，也可继发于包括 BECT 在内多种癫痫或癫痫综合征。约 1/3 患者脑内存在结构损伤的病灶。常伴有不同程度的语言、神经心理及认知行为倒退。通常以棘慢波指数 SWI（NREM 期棘慢波发放时间 / 总 NREM 期时间）达 85% 以上为确认 ESES 标准，但也有主张 ≥ 50% 即可诊断。免疫调节（大剂量激素，免疫球蛋白），生酮饮食治疗对部分病例有效。

134．什么是 Rett 综合征?

Rett 综合征是一种严重影响儿童精神运动发育的疾病，发病率为 1/10000 ～ 1/15000 女孩。患者表现特征为女孩起病，呈进行性智力下降，孤独症行为，手的失用，刻板动作及共济失调。其病因及遗传方式尚不清楚。Rett 综合征的患者表现具有一定的阶段性，并与年龄相关，共分为四期：Ⅰ期：自 6 ～ 18 个月发病时起，持续数月。表现为发育停滞，头部生长迟缓，对玩耍及周围的环境无兴趣，肌张力低下；Ⅱ期：自 1 ～ 3 岁时起，持续数周至数月。表现为发育迅速倒退伴激惹现象，手的失用与刻板动作，惊厥，孤独症表现，语言丧失，失眠，自虐；Ⅲ期：自 2 ～ 10 岁时起，持续数月至数年，表现为严重的智力倒退或明显的智力低下，孤独症表现改善。惊厥，典型的手的刻板动作，明显的共济失调，躯体失用，反射增强，肢体僵硬，醒觉时呼吸暂停，食欲好但体重下降，早期的脊柱侧弯，咬牙；Ⅳ期：10 岁以上，持续数年，表现为上、下运动神经元受累的体征，进行性脊柱侧弯，肌肉废用，肌体僵硬，双足萎缩，失去独立行走的能力，生长迟缓，不能理解和运用语言，眼对眼的交流恢复，惊厥频率下降。通过患儿的表现和基因检查，可以明确诊断。基因常见的有MECP2。治疗有对症治疗，抗癫痫治疗，康复治疗，生酮饮食治疗。可以控制癫痫、改善手的功能，改善行为异常，提高生活质量。

135．什么是结节性硬化症？

结节性硬化症（TSC）又称 Bourneville 病，是一种常染色体显性遗传的神经皮肤综合征，也有散发病例。根据基因定位可分为 2 型：TSC1、TSC2；家族性患者 TSC1 突变较为多见，而散发性患者 TSC2 突变较常见。多于儿童期发病，可于胎儿时期发现，表现为心脏或脑错构瘤，通过超声或核磁检查发现。发病率约为 1/6000 活婴，男女之比为 2∶1。TSC1 和 TSC2 突变分别引起错构瘤蛋白和结节蛋白功能异常，影响其细胞分化调节功能，从而导致外胚层、中胚层和内胚层细胞生长和分化的异常。多由外胚叶组织的器官发育异常，可出现脑、皮肤、周围神经、眼、肾、心、肺、骨骼等多器官受累。患者表现特征是面部血管纤维瘤腺瘤、癫痫发作和智能减退。女性青春期后容易引起肺部异常，从而导致呼吸功能不全。检查包括脑电图，视频脑电图，脑部核磁/CT，心脏、肾等脏器超声波，基因检查等。本病应定期6～12个月复查，监测病情发展。治疗有效，包括抗癫痫治疗，抗错构瘤治疗（西罗莫司，依维莫司），生酮饮食治疗，必要时手术治疗如严重脑积水。

136．什么是孤独症谱系障碍?

孤独症谱系障碍（autism spectrum disorder，ASD），是根据典型孤独症的核心症状进行扩展定义的广泛意义上的孤独症，既包括了典型孤独症，也包括了不典型孤独症，又包括了阿斯伯格综合征、孤独症边缘、孤独症疑似等症状。

孤独症又称自闭症，是一种较为严重的发育障碍性疾病。儿童孤独症是由多种因素导致的、具有生物学基础的心理发育性障碍。遗传因素是儿童孤独症的主要病因。环境因素，特别是在胎儿大脑发育关键期接触的环境因素也会导致发病可能性增加。该病男女发病率差异显著，在我国男女患病率比例为6～9∶1。典型孤独症，其核心症状就是所谓的"三联症"，主要体现为在社会性和交流能力、语言能力、仪式化的刻板行为三个方面同时都具有本质的缺损。其主要症状为：①社会交流障碍：一般表现为缺乏与他人的交流或交流技巧，与父母亲之间缺乏安全依恋关系等；②语言交流障碍：语言发育落后，或者在正常语言发育后出现语言倒退，或语言缺乏交流性质；③重复刻板行为。不典型孤独症则在前述三个方面不全具有缺陷，只具有其中之一或之二。提出孤独症谱系障碍的概念，主要根据是在临床上逐渐发现，很多患者未必在三个方面都有明显的缺损（比如未必有刻板的行为），够不上典型孤独症的诊断标准，但是在社会性和交流能力方面还是有比较明显的缺陷，难以用一个特定的"标签"来命名，所以引入"孤独症谱系障碍"这个概念，把孤独的相关行为表现看成是一个谱系，严重程度由低到高，低端的就是"典型孤独症"，高端的就逐渐接近普通人群。引入谱系概念之后，就可以说，所谓的孤独症，只要具备了"三联症"特征的一部分，就没有"是与不是"的概念，更确切的是"在谱系内的缺损程度有多深"。孤独症谱系障碍，除了在核心症状上的表现，还有一些外围症状，比如消化系统、免疫系统、感觉系统等方面的问题，这些问题对患者的感官功能干扰很大，造成自闭症患者各种各样的怪异行为。他们往往存在感觉异常，表现为痛觉迟钝、对某些声音或图像特别恐惧或喜好等；存在便秘、尿频或小便失控、消化不良和营养偏差、皮肤易生湿疹、易感冒、睡眠障碍等；其他常见行为包括多动、注意力分散、发脾气、攻击、自伤等。部分病例合并癫痫，表现为大发作，失神发作等，治疗往往困难。通过特别的训练，对症治疗，生酮饮食治疗，可以控制癫痫发作，减轻核心症状，改善生活质量。

137. 什么是脑瘫？脑瘫和癫痫有何关联？

小儿脑性瘫痪又称小儿大脑性瘫痪，俗称脑瘫。是指脑发育尚未成熟阶段，由于非进行性脑损伤所致的以姿势异常和各运动功能障碍为主的综合征。是小儿时期常见的中枢神经障碍综合征，病变部位在脑，累及四肢，常伴有智力缺陷、癫痫、行为异常、精神障碍及视、听觉、语言障碍等症状。总体上三分之一病例合并癫痫，严重者多数合并癫痫，表现部分性癫痫（局灶性癫痫）或癫痫性痉挛、强直发作、肌阵挛发作常见。通过抗癫痫药物治疗，生酮饮食治疗，外科和迷走神经刺激等调控治疗可以减轻症状，改善脑功能，控制癫痫发作，提高生活质量。轻的病例可以达到和同龄孩子发育差异不显著水平。

138. 什么是遗传代谢性疾病？

遗传代谢病是因维持机体正常代谢所必需的某些由多肽和（或）蛋白组成的酶、受体、载体及膜泵生物合成发生遗传缺陷，即编码这类多肽（蛋白）的基因发生突变而导致的疾病。又称遗传代谢异常或先天代谢缺陷。它多为单基因遗传病，包括代谢大分子类疾病：包括溶酶体贮积症（三十几种病）、线粒体病等等；代谢小分子类疾病：氨基酸、有机酸、脂肪酸等。遗传代谢病一部分病因由亲代异常基因遗传导致，还有一部分是自身基因突变造成，发病期不仅仅是新生儿，覆盖全年龄阶段。很多这类疾病合并癫痫发作。通过患者的表现，代谢产物（尿、血），基因检查可以诊断。治疗针对不同疾病采取不同方案。包括饮食治疗，抗癫痫治疗，其他特殊治疗。比如线粒体病可用鸡尾酒疗法和生酮饮食疗法。苯丙酮尿症北方较多见，可以用低苯丙氨酸饮食治疗。

139．为什么会得遗传性疾病？什么是肝豆状核变性？

　　遗传性疾病致病原因：遗传性疾病是指遗传物质，即核酸、基因、染色体异常，导致的疾病。这类病当前有很多种，但并不一定是上辈人或祖辈传下来的，比较轻的疾病可以通过遗传在家族中不断传给后代，延续几百年，比较重的传得少些。但很多病是患者本人在胚胎时期或父母生殖细胞异常导致。患者并不一定出生就表现出来，很多人成年或老年才表现出来。环境、食物等的改变可能是遗传性疾病增多的原因之一。遗传性疾病很多合并神经系统表现，如智力低下、癫痫和言语障碍等。治疗以康复治疗为主，目前尚无根本治疗方法，对症治疗为主要手段。但是有的疾病有特殊治疗。因此怀疑有遗传性疾病的，建议积极检查，特别是基因方面，明确诊断，可能找到特别的治疗方法。另外还可以通过产前诊断，如果胎儿带上有病基因则终止怀孕，使致病基因不再在家族后代中延续遗传下去。

　　肝豆状核变性，即威尔逊病（Wilson）因定位在13q14.3，其发病机制迄今未名，现认为其基本代谢缺陷是肝不能正常合成血浆铜蓝蛋白，铜与铜蓝蛋白的结合力下降以致自胆汁中排出铜量减少。人铜蓝蛋白基因位于3q23-25，其基因突变与本病相关，目前发现6种移码突变导致编码蛋白功能障碍铜蓝蛋白无法与铜结合。铜是人体所必需的微量元素之一，人体新陈代谢所需的许多重要的酶，如过氧化物歧化酶、细胞色素C氧化酶、酪氨基酶、赖氨酸氧化酶和铜蓝蛋白等，都需铜离子的参与合成。但机体内铜含量过多、高浓度的铜会使细胞受损和坏死，导致脏器功能损伤。其细胞毒性可能是铜与蛋白质、核酸过多结合，或使各种膜的脂质氧化，或是产生了过多的氧自由基，破坏细胞的线粒体、溶酶体等。治疗主要是低铜饮食和驱铜治疗，常用药物有青霉胺。

140．什么是局部皮层发育不良？

　　是指在大脑皮层发育过程中，参与的某个基因或蛋白等发生突变或异常，而导致大脑皮层局部发育畸形，英文简称FCD。遗传因素、酒精、辐射、饮食以及病毒或者细菌的感染都会对大脑皮层发育造成影响。局部皮层发育不良合并癫痫者，药物治疗效果不好的，可以外科手术治疗。

141．什么是巨脑回？

巨脑回畸形是指不完全性脑回缺如，表现为脑回减少，体积增大。巨脑回畸形首先是脑回减少，严重者可仅有主要脑回，常常合并无脑回畸形。巨脑回畸形是大脑发育停留在原始阶段所致，即胚芽层。在胚胎2个月以前发生发育障碍。显微镜下检查手术标本，发现仍保留原始皮层的4层细胞结构，皮层结构不完全，神经细胞分化不成熟。由于神经母细胞向周围移位发生障碍，常在白质中发现异位的神经细胞，有时集团存在呈结节状。在半卵圆中心、小脑白质、脑干等处均可见有异位的灰质团块。脑 CT 或 MRI 可以帮助诊断，患者可表现为脑瘫、癫痫、智力低下等。

142．什么是神经皮肤综合征？

神经皮肤综合征是一组疾病，在胚胎发育过程中，神经系统、皮肤和眼组织器官同时发育异常，也可引起中胚层和内胚层衍生的组织器官如心、肺、肾、骨和胃肠的损害。临床特点是多系统、多器官的形态和功能的异常。目前报道有40多种，常见的有：神经纤维瘤、结节性硬化症、脑-面血管瘤病、着色性干皮病和色素失调症等。此类疾病诊断主要依靠患者表现、家族史，结合影像学检查、活检或基因检测。很多病例合并癫痫病，即继发性癫痫或结构性癫痫。

143. 什么是脑面三叉血管瘤病？

脑面三叉血管瘤病又称 Sturge-Weber 综合征，以一侧面部三叉神经分布区不规则血管斑痣、同侧偏瘫、偏身萎缩、青光眼、癫痫发作和智能减退为特征。多为散发病例，部分为常染色体显性和隐性遗传。合并癫痫药物治疗效果不理想，可以考虑手术治疗。

144. 什么是胚胎性发育不良性神经上皮肿瘤？

胚胎发育不良性神经上皮肿瘤是因脑局灶性胚胎发育不良导致的一种良性肿瘤，属于神经胶质肿瘤的一种。

145. 什么是海马硬化？

海马硬化是以海马神经元缺失和星形胶质细胞为主的神经胶质增生病理改变，目前被认为是癫痫，特别是颞叶癫痫的重要病理改变，是成年人难治性癫痫常见的类型。很多需要手术治疗。

146. 什么是高频脑电？什么是立体定向脑电图（SEEG）？

高频脑电是包括在动物及癫痫患者脑中发现大于 80Hz 的病理性或生理性脑电活动。单独的高频被称为高频振荡。在脑电图滤波后，高频振荡是指连续 4 个以上明显高于基线的 80Hz 以上的脑电活动。目前常用于癫痫外科定位。生理性高频脑电功能也在研究中。

立体定向脑电图简称 SEEG（stereo-electroencephalography），是欧洲特别是法国发展起来的癫痫外科定向技术，目前已得到全球同行专家认可，并不断更新。以往美国在癫痫外科手术前定位时，需要开颅，埋置电极在大脑表面，之后回到病房，进行 1 ~ 2 周视频脑电图监测。在确定方案后再进行第二次开颅手术。这样癫痫外科实际上要做 2 次开颅手术，不但烦琐，效果还不是很理想。手术后 1 年癫痫无发作的病例达 70% 左右，随着时间延长，癫痫复发不断出现，以致手术后 10 年，癫痫无复发的病例只有 20% 了。在欧洲发展起来的 SEEG 定位方法，在立体定向设备（头架、导航仪、机器人 ROSA）的帮助下，电极可以放置到颅内几乎任意可疑的癫痫发作起源处，除了大脑浅部，还有深部，内侧甚至底部，而且放置无需开颅，只需在头皮和颅骨上钻孔放置电极就可以了。进行监测后再确立手术方案。手术后 10 年，仍然可以有 80% 病例无复发。因此 SEEG，越来越多被各癫痫中心采用。

147. 什么是超慢波?

脑电图频率低于 0.5Hz 的波段的脑电，称为脑电图超慢波，需要特别的放大器采集，用于研究癫痫发作起源定位等。

148. 什么是包络图?

在定量脑电图或脑电趋势图中，根据加拿大蒙特利尔神经病所专家 Gotmann 教授的半波理论设计的脑电波幅趋势图，最大限度去除了伪差。这种趋势图，英文 envelope，又称封袋。癫痫发作表现为尖峰状。选择到尖峰起始段，可以调出原始脑电图识别是否真正癫痫发作。

149. 什么是样本熵?

样本熵（sample entropy）是由 Richman 和 Moornan 提出的一种对于信号或数据时间序列复杂性的度量方法。样本熵在算法上是相对于近似熵算法的改进：相对于近似熵而言，样本熵计算的则是和的对数。样本熵旨在降低近似熵的误差，与已知的随机部分有更加紧密的一致性，样本熵是一种与现在的近似熵类似但精度更好的方法。脑电图是一种随机信号，所以用样本熵来描述，定量描述脑电图动态变化，特别是脑电图背景变化、睡眠分期等有很好的实用性。

150．什么是脑电图相对功率？

脑电图相对功率指 0.5 ~ 30Hz 频段内，alpha、beta、theta、delta 各频段功率所占百分比，用不同颜色表示，通常 delta 用红色，thetha 用黄色，alpha 用绿色，beta 用蓝色表示。也可表示为各自的百分数。定量脑电图可以将一定时段内相对功率压缩成趋势图，就很直观看到动态变化情况。

151．什么是脑电图绝对功率？

脑电图绝对功率是指 0.5 ~ 30Hz 频段内，alpha、beta、theta、delta 各频段功率的绝对值，用不同颜色表示，通常 delta 用红色，thetha 用黄色，alpha 用绿色，beta 用蓝色表示。将不同时间的绝对功率放在时间 - 功率二维图上，纵坐标是频率，横坐标是时间，颜色及范围可以表示各频段能量的高低。定量脑电图可以将一定时段内绝对功率压缩成趋势图，就很直观地看到动态变化情况。

152．什么是脑电频谱图？

脑电频谱图有时称为光谱图，用冷暖颜色表示能量的高低，纵坐标表示不同频率，如果加上横坐标时间，就能将一定时间内脑电频谱图压缩成趋势图，动态显示其变化。

153．什么是 FLAIR?

FLAIR 是 fluid attenuated inversion recovery 的英文缩写，在脑、脊髓 MRI（磁共振）中常用。在 T2WI 中可抑制脑脊液的高信号，称为 T2 FLAIR，使邻近脑脊液、具有高信号（长 T2）的病变得以显示清楚。

154．什么是 3T 磁共振?

T 是特斯拉，是磁场强度的单位 1T 等于 10 000 高斯，距离一根电流为 1 安培的导线 1cm 处的场强为 1 高斯；现阶段临床应用的核磁共振有 0.35T、1.5T、3T。0.35T 对骨关节显示效果较好，1.5T 为临床最常用的型号适用于各种部位扫描，3T 场强较高，在功能性磁共振检查中有一定优势，分辨率也更高。磁共振成像，就是平常说的 MRI，用于检查脑等器官的内部结构，帮助查找癫痫的病因。

155．什么是 DTI?

弥散张量成像（DTI），是一种描述大脑结构的新方法，是磁共振成像（MRI）的特殊形式。举例来说，如果核磁共振成像是追踪水分子中的氢原子，那么弥散张量成像便是依据水分子移动方向制图。弥散张量成像图（呈现方式与以前的图像不同）可以揭示脑瘤如何影响神经细胞连接，引导医疗人员进行大脑手术。它还可以揭示同中风、多发性硬化症、精神分裂症、阅读障碍有关的细微反常变化。

156. 什么是功能磁共振？

磁共振功能成像是一种新的研究人脑功能的方法，具有无创、时间和空间分辨率高的特点，渐应用于神经科学的多个领域，阐明高级神经生理和神经心理活动方式和皮层间的功能联系。术中导航以最大限度切除功能皮层病变并减少手术并发症。在了解脑肿瘤的分化程度和预后判断、揭示神经和精神疾病皮层功能异常的病理生理改变等方面，均显示了较高的应用价值。

功能性磁共振成像（fMRI）技术可以显示大脑各个区域内静脉毛细血管中血液氧合状态所引起的磁共振信号的微小变化。fMRI 作为无损和动态的探测技术，已日益成为观察大脑活动，进而揭示脑和思维关系的一种重要方法。

fMRI 的基本原理：fMRI 的方法很多，主要包括注射造影剂、灌注加权、弥散加权及血氧水平依赖（blood oxygenation level dependent，BOLD）法，目前应用最广泛的方法为 BOLD 法：血红蛋白包括含氧血红蛋白和去氧血红蛋白，两种血红蛋白对磁场有完全不同的影响，氧合血红蛋白是抗磁性物质，对质子弛豫没有影响，去氧血红蛋白是顺磁性物质，其铁离子有 4 个不成对电子，可产生横向磁化弛豫缩短效应（preferential T2 proton relaxation effect，PT2PRE）。因此，当去氧血红蛋白含量增加时，T2 加权像信号减低。当神经元活动增强时，脑功能区皮质的血流显著增加，去氧血红蛋白的含量降低，削弱了 PT2PRE，导致 T2 加权像信号增强，即 T2 加权像信号能反映局部神经元活动，这就是所谓血氧水平依赖 BOLD 效应，它是 fMRI 基础。

157．什么是 WADA 试验?

Wada 试验又称颈内动脉异戊巴比妥钠试验，是癫痫手术前对优势大脑半球判断的一种有创术前检查，优于利势判断。适应证：准备做大脑半球切除、颞叶切除和癫痫病灶切除前做 Wada 试验以全面了解语言、记忆和其他重要功能在大脑半球的分布情况而决定手术方法的选择。

方法：在放射科进行，患者平卧，颈部消毒，分别穿刺双侧颈总动脉或经股动脉插管至颈动脉。从一侧颈动脉内一次性注入（5% ~ 10% 异戊巴比妥钠 75 ~ 300mg）或 1% 丙泊酚 1ml（10mg）稀释至 10ml，在 3 ~ 4 秒钟内直接推入颈动脉内。

检查内容：包括运动（双手上抬、手抬分开、手掌向下）；语言（读数）；感觉（面部和肢体感觉），记忆（重复检查物体命名）、观察视力、视野、眼球震颤和脑电图改变。

结果：如果穿刺注药侧为优势大脑半球，注药后半球被麻痹，可以出现暂时性失语、对侧肢体瘫痪、感觉减退和记忆障碍、眼球震颤、视力和视野障碍以及 EEG 的抑制性改变。如果穿刺注药侧为非优势大脑半球，可以不出现上述变化，或变化程度很轻。如果双侧的改变程度相似，应考虑优势大脑半球的双侧性。

若须双侧 Wada 试验需间隔 30 分钟后再穿刺对侧，用药和检查内容应该一致以便比较两侧的改变程度。需要重复检查，应间隔 15 分钟后进行。经典的方案在 3 天内完成，首日和患者沟通，并熟悉、训练测试过程，第 2 日做一侧，第 3 日做对侧，全程录像、记录脑电图，事后分析出报告，加拿大蒙特利尔神经病所，是这个试验的发源地，始终是按这个程序进行的。目前，由于工作节奏增快，很多地方半天就完成全过程了。

监测：BP、HR、SpO_2，预防和处理癫痫大发作和脑血管痉挛，备气管插管、急救药物器械等。

158．什么是抗 NMDA 受体脑炎？

抗 N- 甲基 -D- 天冬氨酸（NMDA）受体脑炎是近几年发现的边缘叶脑炎，为抗 NMDA 受体抗体介导的一种自身免疫性疾病，成年女性特别是青年常合并肿瘤表现为副肿瘤综合征。该病患者可出现边缘叶损害症状，颅脑 MRI 可见边缘叶异常信号，脑脊液及血清能检测到抗 NMDA 受体抗体。该疾病较其他副肿瘤综合征发病率高、易误诊且病情重，但及时治疗预后良好。

患者表现：抗 NMDA 受体脑炎患者表现具有复杂性，主要表现为 NMDA 受体分布密集的边缘系统受损的症状，以记忆力下降、精神症状、意识障碍及呼吸衰竭为特点。该病平均发病年龄 23 岁（5 ~ 76 岁），女性占大多数。Lizuka 等将抗 NMDA 受体脑炎临床分为 5 期，即前驱期、精神病期、无反应期、运动过渡期及逐渐恢复期。①前驱期：多为非特异性感染症状；②精神症状期：通常 2 周内可伴发出现精神症状，表现为焦虑、失眠、易激惹、行为异常、幻觉或错觉、偏执等；有时还可出现社交退缩和刻板行为，也可有明显的言语障碍，从自主语言至模仿语言，再到完全缄默，在此阶段大多数患者可有近记忆缺失，但常因精神症状和语言问题而干扰对病程和病情的评价。患者常有强迫观念、错觉、幻觉、妄想、躁狂、偏执，易被误诊为精神分裂症、躁狂症收入精神病院；③无反应期：通常表现为分离性无反应状态，如患者抵制睁眼、对疼痛刺激无反应、口头语言减少和模仿语言（通常伴有模仿动作，如回声现象，模仿检查者的动作）、脑干反射正常，但有视觉威胁时患者的眼睛不会自然躲避。此期可出现低通气，国外有报道称中枢性通气障碍在成人发生率66%；④ 运动过多期：异常运动和自主神经功能紊乱是这一期的最主要表现。典型异常运动：顽固性怪异性口 - 舌 - 面异常运动、强制性的下颌张开闭合（可导致口唇、舌或牙齿自伤）、肌张力不全、手足徐动样肌张力不全、舞蹈样运动、间歇性眼偏斜或协同障碍。需及时行脑电图检查；自主神经功能失调常见高热、心动过速、心动过缓、唾液分泌过多、高血压、低血压、尿失禁、勃起障碍及中枢性肺通气不足等。持续性心动过速或心动过缓可见，必要时需要安置临时起搏器。癫痫可发生于疾病的任何阶段，但大多出现于疾病的早期。当癫痫和异常运动同时出现时，需注意鉴别，临床上容易出现癫痫控制不足或过度用药的情况；⑤恢复期：抗 NMDAR 脑炎的恢复与症状发生的顺序相反。大多数抗 NMDAR 脑炎患者临床症状比较严重。随着自主神经功能稳定，患者意识状态好转，呼吸状况及肌张力障碍逐渐改善，社会行为和执行功能通常最后好转，常需要接受 3 ~ 4 个月 的住院、康复治疗，随后为康复期。上述各分期界限不明显，而且每个分期患者表现也不尽相同。

诊断标准：有边缘叶损害的患者表现，同时脑脊液、血清检测到抗 NMDA 受体抗体可诊断抗 NMDA 受体脑炎。脑电图、颅脑影像学、血清、脑脊液等检查、化验可支持诊断，评估病情。治疗及预后：抗 NMDA 受体抗体脑炎的治疗包括切除肿瘤、激素及免疫球蛋白、血浆置换及对症支持等，但具体应根据患者的临床特点及病情危重程度制定。目前把激素、免疫球蛋白和血浆置换作为首选治疗方案，以上方案效果不佳或无效时可选用美罗华或免疫抑制剂治疗。精神行为异常、运动障碍、癫痫、呼吸衰竭等主要行对症支持治疗。此外，抗 NMDA 受体脑炎早期患者表现不典型与病毒性脑炎较难鉴别，且部分病例有病毒感染或免疫疾病诱发，故大多数患者仍需抗病毒等治疗。儿童患者合并肿瘤少见。可联合生酮饮食治疗，因为生酮饮食有调节免疫和控制炎症作用。

抗 NMDA 受体脑炎患者经及时治疗后多数病情可恢复，恢复期可长达几年，有研究发现即使出现前颞叶萎缩的患者长期治疗症状仍有改善。抗 NMDA 受体脑炎病死率低于 10%，死亡原因主要有颅内感染和呼吸循环衰竭，多发生于重症监护期。抗 NMDA 受体脑炎较其他类型副肿瘤性脑炎最终结局好。

159. 什么是边缘叶脑炎？

边缘性脑炎（ limbic encephalitis，LE）指可累及海马、杏仁核、岛叶及扣带回皮质等边缘结构，以急性或亚急性起病，患者表现以近记忆缺失、精神行为异常和癫痫发作为特点的中枢神经系统炎性疾病。

病因：LE 通常分为感染性和自身免疫性，自身免疫性又分为副肿瘤性和非副肿瘤性。出现典型 LE 临床症状，常考虑以下病因：①感染性 LE；②副肿瘤性 LE（PLE ）；③非副肿瘤性 LE，包括 VGKC- 抗体相关性 LE，及其他少见疾病。

患者表现：LE 典型的患者表现包括：迅速进展的烦躁易激惹、抑郁、睡眠障碍、癫痫、幻觉以及短期记忆障碍。大多数患者神志恍惚但相对安静，不断重复同样的问题，有时出现发作性凝视，精神运动性或颞叶癫痫较全面性发作常见。其中亚急性起病，在数天或数周内进展的短期记忆障碍是 LE 的特征性表现，但临床常被忽视，可能因患者精神严重混乱，或被其他症状所掩盖。尽管 LE 概念本身是指局限于边缘系统的炎症性疾病，但大多数临床病理研究证实，LE 的损害并不局限于边缘系统，常伴有非边缘系统的炎症浸润，尤其是副肿瘤性 LE（paraneoplastic limbic encephalitis，PLE），仔细的临床评价通常可发现其他结构损害的表现或体征，甚至较边缘系统功能障碍更为突出。

诊断标准：2004 年欧洲修改的 LE 诊断标准为：①亚急性（数天或最长达 12 周）起病的癫痫发作、短时记忆丧失、意识混乱和精神症状；②边缘系统受累的神经病理学证据或影像学证据，如 MRI、SPECT、PET-CT（MRI）；③排除其他病因所致的边缘叶功能障碍；④出现神经系统症状 5 年内，证实肿瘤的诊断或出现边缘叶功能障碍的典型症状时伴有特征性抗体，如抗 Hu、Ma2、CV2、amphiphysin、Ri 抗体等。

治疗：临床实践中，诊断 LE 的患者，单纯疱疹病毒性 LE 应常考虑，一旦怀疑，应及早应用阿昔洛韦。对于免疫抑制患者，需考虑 HHV6 型的感染或再活化可能，若明确，则需更昔洛韦及或膦甲酸钠治疗。

对于 PLE 的治疗，目前尚缺乏理想的治疗方案。切除肿瘤对神经症状改善和稳定是关键性的措施，但大多数PLE，经肿瘤清除和免疫治疗后改善不明显，最多病情稳定，其原因可能与抗体大多针对细胞内抗原、针对 T 细胞免疫毒性的治疗反应差有关。最近，Erdem 等认为环磷酰胺可能对部分患者有效。最近的研究认为利妥昔单抗对副肿瘤综合征有一定效果。其他 T 细胞免疫治疗包括他罗利姆、环孢素、麦考酚酯等用于自身免疫性 LE 治疗，理论上有效，尚缺乏临床经验。与此相反，对于非副肿瘤性 LE，免疫治疗往往有效，包括大剂量免疫球蛋白（IVIG）、血浆置换、皮质类固醇、环磷酰胺、利妥昔单抗等，可能与抗体主要针对细胞膜抗原有关。另外，可以辅以生酮饮食治疗，生酮饮食治疗能调节免疫功能，促进神经细胞再生。

160. 什么是自身免疫脑炎?

目前愈来愈多研究表明，作用于神经元蛋白且能影响神经递质传递和神经兴奋性的自身免疫性抗体是导致既往原因不明脑炎的重要原因，由此引发的脑炎被认为是自身免疫性脑炎。自身免疫性脑炎系自身免疫性反应所致的中枢神经系统炎症性疾病，其常见抗体可分为两大类：①作用于神经元细胞内副肿瘤抗原的抗体，包括抗 Hu、Ma2、CV2、Antiphiphysin 等抗体，因抗原成分存在于神经元内，其所致脑炎则可归入细胞内抗原抗体相关脑炎之列。这些特异性抗体通常由某些相对特定肿瘤组织如小细胞肺癌、睾丸癌、淋巴瘤等表达，并且 70% 患者在发现原发肿瘤之前就可以查到相关的抗体，这部分抗细胞内抗体相关的自身免疫性脑炎治疗效果差；②作用于神经元细胞表面抗原的抗体，包括作用于电压门控钾离子通道复合物（VGKC-complexes）抗原的抗体，如富亮氨酸胶质瘤失活蛋白 1（leucine-rich glioma-in-activated1，LGI1）、接触蛋白相关性蛋白 2（contactin-associated protein-2，CASPR2）和接触蛋白 -2（contactin-2）等抗体；作用于离子型谷氨酸受体的抗体，如抗 N- 甲基 -D- 天门冬氨酸（N-methyl-D-aspartate，NMDA）受体抗体、抗 α- 氨基 -3- 羟基 -5- 甲基 -4- 异恶唑丙酸（α-amino-3-hy-droxy-5-methyl-4-isoxazole propionic acid，AMPA）受体抗体，以及抗 GABAB 受体抗体和抗甘氨酸（glycine）受体抗体等，因抗原成分存在于神经元表面，其所致脑炎则可归入细胞表面抗原抗体相关脑炎之列。临床上以抗 NMDA 受体脑炎和自身免疫性边缘叶脑炎最常见，部分病例同时或在诊断为自身免疫性脑炎若干年后罹患肺癌、胸腺瘤、畸胎瘤、淋巴瘤等肿瘤性疾病，但更多见于始终未患肿瘤性疾病的患者，而且相当一部分病例对免疫治疗反应良好。

自身免疫性脑炎的诊断：临床上以急性或亚急性起病的脑病、癫痫、认知损害和神经精神症状为特点，诊断通常需要结合脑炎症状、脑脊液炎性反应征象（白细胞升高）、相关自身抗体检测及影像学，如果为副肿瘤性尚需找到 5 年内相关肿瘤证据。

治疗及预后：AE 是一组异质性疾病，潜在的免疫病理机制尚不清楚。部分类型的 AE 免疫攻击是直接针对细胞表面抗原，这类疾病通过直接清除循环抗体可获得较好的治疗效果；而其他类型 AE 的免疫攻击是直接针对细胞内抗原，细胞免疫机制占主导，抗体可能只是自身免疫的标志物或外在表象而非直接参与损害神经元，其治疗效果主要取决于免疫治疗开始前神经元损伤程度，而 PNDs 最重要的治疗策略首先是探查和治疗肿瘤本身。

目前研究显示一线治疗后辅以长期免疫抑制治疗，一般预后较好。一线治疗包括激素、丙种球蛋白、血浆交换或上述疗法联合应用（目前尚没有证据支持联合治疗更有效），旨在清除血循环中自身抗体，但这种抗体耗竭疗法在降低鞘内抗体滴度上不是很有效，所以其他的免疫疗法经常需要考虑。在一线治疗没有明显效果情况下提倡立即启用二线免疫抑制治疗。当然一线治疗的有效性评价有时需要数周，给二线免疫抑制治疗的时机选择造成困难，有研究者认为治疗选择上应当更加积极，因为延迟治疗可能预后不好甚至导致患者终生残疾。

161．什么是宫内感染?

宫内感染又称先天性感染或母婴传播疾病，是指孕妇在妊娠期间受到感染而引起胎儿的宫内感染。宫内感染途径包括：致病微生物经胎盘垂直传播给胎儿；孕妇下生殖道致病微生物的逆行扩散；胎儿分娩时的围产期感染。宫内感染可导致流产、先天性畸形（含先天性残疾）、死产等，是造成先天性缺陷和先天性残疾的重要原因。但不同的致病微生物感染对胎儿的损伤各有不同特点。

常见的感染病种：

（1）风疹病毒感染（rubella virus infection）：发生率为新生儿宫内感染率4.14%，引起白内障、青光眼、视网膜病变、动脉导管未闭、室间隔缺损、心肌炎、小头、肝脾大、黄疸、智力迟钝。

（2）巨细胞病毒感染（cytomegalovirus infection）：发生率为孕妇原发感染率的1% ~ 3%，新生儿 1/3000 ~ 5000；引起小头、失明、癫痫、耳聋、肝脾大、黄疸、智力迟钝、溶血性贫血。

（3）单纯疱疹病毒感染（herpes simplex virus infection）：发生率孕妇2.5%，新生儿 1/5 千 ~ 1/2 万；引起小头、小眼、脉络膜视网膜炎、晶状体混浊、心脏异常、短指（趾）、神经精神障碍。

（4）弓形体病（toxoplasmosis）：发生率新生儿 1/5 百 ~ 1/2 万；引起脑积水、脑钙化灶、脉络膜视网膜炎、精神运动障碍。

（5）病毒性肝炎（virus hepatitis）：乙肝婴儿感染率为46.5% ~ 100%；可引起胎儿流产、早产、死产及新生儿窒息，乙型肝炎易于使婴儿成为病毒携带者。

在孕早期发现宫内感染是预防母婴传播性疾病的重要措施，但是这一类感染常常因无明显临床症状而难以诊断。孕期进行宫内感染筛查对预防母婴传播性疾病起到了积极的作用。

162．什么是枕叶癫痫？

枕叶癫痫是起源于枕叶的癫痫，是一组患者表现复杂多样的癫痫综合征。

病因：约 3/4 以上的枕叶癫痫患者影像学检查可发现结构性异常，包括枕叶皮层结构发育不良，出生时缺氧缺血性脑损伤、变异型 Sturge-Weber 综合征、枕叶钙化、高甘氨酸血症等。

患者表现：枕叶癫痫发作的主观症状最常见的是眼前闪光或亮点的感觉，也可表现为发作性黑矇、常累及双侧视野，偶可表现为一侧性偏盲；也可表现为头痛、呕吐、腹部不适等。发作扩散到枕叶以外时可有躯体感觉性症状或复杂的视幻觉或听幻觉。

客观症状有眼睑扑动、双眼强直性偏斜或阵挛，偶有眼阵挛性癫痫持续状态。发作扩散到同侧或对侧颞叶、顶叶或额叶，可产生局部阵挛，不对称性强直及各种自动症。

脑电图特征：发作间期可见一侧或双侧枕区棘波、棘慢波发放，左右可不同步发放。闭眼或睡眠常引起棘慢波出现或增多。发作期为一侧枕区起源的棘波节律，可逐渐向对侧或前头部扩散。

治疗：药物治疗可选择卡马西平、奥卡西平、丙戊酸、托吡酯、拉莫三嗪等，对药物难治性癫痫可考虑手术治疗。

163．什么是额叶癫痫？

额叶癫痫是起源于额叶的癫痫，是一组具有单纯局灶性发作、复杂局灶性发作以及继发性全面性发作或这些发作的混合性发作特征的癫痫综合征。局灶性癫痫中其发生率仅次于颞叶癫痫。

患者表现：发作突发突止，持续时间短暂，持续时间可短至数秒至数十秒，发作后意识通常立即恢复发作前状态，无明显的发作后朦胧状态。发作常成串出现，每天数次甚至数十次，常出现在夜间，特别是刚入睡时，严重时患者因一入睡即发作而多日难以入睡。各种发作形式可快速继发全身强直 - 阵挛性发作或出现癫痫持续状态。

局灶性发作主要起源于主要运动皮层，多为阵挛性运动，常表现为眼睑快速而短暂的阵挛运动，或为某一侧肢体连续数次阵挛性抽动。

起源于辅助运动区的发作多表现为姿势性或不对称性强直发作，如同击剑姿势，可伴有强迫性发音或咕哝声，夜间发作常见，多成串发作；也可表现为过度自动症，表现为对称或不对称的肌张力不全样表现，手足徐动样运动，上肢投掷样运动或挥舞拍打，下肢蹬车样运动等，髋部向前挺，甚至在床上剧烈扭动翻滚。

扣带回发作常表现为局部性发作，伴复杂的躯体运动性自动症、自主神经症状及情感症状。

前额极起源的发作可表现为强迫性思维或眼对眼注视丧失，头眼偏转性运动，轴性阵挛性抽动、跌倒及自主神经症状。

眶额区发作时常有嗅幻觉及自主神经症状，伴躯体运动性自动症。

额叶背外侧发作可为强直性或阵挛性发作，伴头、眼偏转运动及语言停顿。

岛盖发作常表现为咀嚼、流涎、吞咽、喉部症状、语言停顿、上腹先兆、恐惧，自主神经症状等；味幻觉及嗅幻觉特别常见；可有同侧面肌的阵挛性抽动，或有局部感觉异常等症状，常为一侧手的麻木感。

非惊厥性额叶局灶性发作也常表现为夜间频繁而短暂的成串发作，表现为复杂的运动性自动症，如极度狂乱、激动、喊叫、攻击行为等。另一种额叶局灶性发作表现为凝视，运动性症状不明显，意识改变，清醒、睡眠中皆可发作，称为"额叶失神"。

辅助检查：头颅 CT 或 MRI 提示有额叶病灶，脑电图提示有额叶异常放电。

治疗：药物治疗可选择卡马西平、奥卡西平、丙戊酸、托吡酯、拉莫三嗪等，对药物难治性癫痫可考虑手术治疗。

164．什么是颞叶癫痫？

颞叶癫痫（temporal lobe epilepsy，TLE）起源于颞叶，是一组患者表现复杂多样的癫痫综合征，成年人中约占药物难治性局灶性癫痫的 70%。颞叶癫痫分为两型，即内侧颞叶癫痫和外侧颞叶癫痫。

内侧颞叶癫痫：病因：颞叶内侧的各种损伤所致，最常见的是由海马硬化引起。患者表现特征：发病高峰在 10 岁左右，多数患者儿童期有热性惊厥，特别是长时间的复杂性热性惊厥，或其他早期脑损伤因素，经持续数月至数年的静止期后，出现频率不等的癫痫发作。临床发作表现：90% 患者有发作先兆，表现为：最常见内脏感觉，如腹部不适、烧灼感、上升感或腹鸣等；其次为恐惧感、似曾相识感或陌生感；视物变大或变小、幻嗅觉等少见。发作进一步发展时意识受损，可出现颞叶失神：运动停止、凝视、瞳孔扩大等。常伴有看似与周围环境协调的反应性自动症：如无目的行走但能躲避障碍；口部自动症包括吸吮、咂嘴、咀嚼、舔舌、吞咽等；手部刻板自动症如摸索、拿东西、做手势等。运动性发作包括头眼向一侧偏斜，局部的强直、肌张力不全样运动或阵挛性运动等。可继发全身强直 - 阵挛性发作。发作后常有较长时间的朦胧状态，伴有自动症、定向力丧失、语言障碍或嗜睡。EEG 特征：常规 EEG 检查多为正常或非特异性异常。但蝶骨电极或长程监测多可发现异常。典型者发作间期为一侧或双侧前颞区尖波、棘波和慢波，约 1/3 以上患者可双侧独立出现。治疗：药物治疗可选择卡马西平、奥卡西平、丙戊酸、托吡酯、拉莫三嗪等，对药物难治性癫痫可考虑手术治疗。内侧颞叶切除对90% 的颞叶内侧癫痫患者有效。是否手术治疗，一定要根据患者年龄、言语和记忆功能可能带来的损失等多方面评估，然后谨慎决定。

外侧额叶癫痫：又称为颞叶新皮层癫痫，少见，很多症状与颞叶内侧癫痫相似，一般有听觉症状、眩晕或复杂视幻觉，常提示起源于外侧颞叶的发作。

165．什么是岛叶癫痫？

岛叶癫痫是起源于岛叶的癫痫。病因：有许多病案报道是岛叶部位的占位性病变，主要原因是低级别脑肿瘤，包括神经胶质瘤、胚胎发育不良性肿瘤、海绵状血管瘤和脑皮质发育不良等。与此同时，所有潜在的、可能致痫的大脑损害也都能引起岛叶的异常放电发生，如卒中或脑炎。

患者表现：岛叶功能十分复杂，主要负责躯体和内脏的感觉。岛叶还在调控食欲、疼痛感觉的处理、维持人体内环境平衡以及各种情绪形成、学习记忆方面起到十分重要的作用。因此岛叶癫痫的临床发作形式也包括多个方面，岛叶癫痫的临床症状包括：①躯体感觉症状：患者在发作前会有感觉异常：疼痛感、触电感等，这些症状可出现在面、肩、躯干等部位，感觉异常的起始与扩散形式多种多样；②意识方面：未完全丧失意识，能够与周围环境沟通；③内脏运动及感觉症状：如咽部不适、呼吸困难甚至窒息感，大多数伴有放电的同侧或对侧手、或双手抓颈的姿势；④构音障碍，并发展为完全失音；⑤多以运动症状结束，该运动症状可出现在放电同侧或对侧，或无侧别倾向，同一病例中每次发作的运动症状并不刻板。有报道发现岛叶癫痫还有语言中断、幻嗅、心动过速或心动过缓、听觉障碍、不真实感等症状。所以癫痫发作过程中出现上述岛叶局部放电的特征性症状，则提示岛叶为症状产生区的一部分，而当上述症状出现于发作早期，则提示岛叶癫痫可能。

帮助确诊的检查：头颅 MRI、功能影像学（脑磁图）、深部电极脑电图。治疗：药物治疗；对于岛叶有局灶性致痫病灶如脑肿瘤的患者，手术切除治疗效果是良好的；在没有占位性病变的患者也可选择手术治疗。

166．什么是顶叶癫痫?

顶叶癫痫是一种局灶性癫痫，病变部位主要在顶叶，故名为顶叶癫痫。以感觉发作为主，继发全面性发作，如痫性放电超出顶叶常表现复杂局灶性发作。通常的特点是简单部分发作和继发性全面性癫痫发作。发作时具有很多的感觉症状，如麻辣感和触电感，最常受累的部位在皮质代表区，可能出现舌蠕动、舌发僵或发凉，面部感觉现象可出现于两侧。偶然可发生腹腔下沉感、堵塞感或恶心，少数情况下可出现疼痛。主侧顶叶发作可引起各种感受性或传导性语言障碍，非主侧顶叶发作可见有多变的视幻觉，如变形扭曲、变短和变长等。另外还可见到感觉症状，如麻木、身体一部分的缺失感等。

167．什么是 Rolandic 癫痫？

Rolandic 癫痫又称儿童自限性癫痫伴中央颞区棘波。是儿童时期最常见的一种自限性局灶性癫痫，出现的高峰年龄在 5 ~ 7 岁，多数到青春期前后有自然消退趋势。此症状群表现为短暂、单纯的部分性面部偏侧运动性发作，如单侧面肌、口咽肌、口唇的短暂强直或阵挛性抽动。常伴有躯体感觉症状，有些可能发展为强直或阵挛发作。这种发作多数与睡眠有关，其中半数以上只在睡眠中发作，白天则多在瞌睡或静止状态下发作。发作间期脑电图有中央颞区高波幅棘波、棘慢波，这些波可被睡眠诱发，易于扩散。

168．什么是自动症？

自动症是癫痫的一种特殊表现形式，指在癫痫发作过程中或发作后处于意识蒙眬状态时出现的不自主、无意识的简单或复杂动作，如咂嘴、咀嚼、点头、双手摸索、自言自语、不自主哭或笑、游走、奔跑等，清醒后不能回忆。

不同的癫痫放电传播路径可引起不同形式的自动症。

169．什么是查理基金？

20世纪90年代早期：生酮饮食（ketogenic diet，KD）治疗新时代的开始得益于一位好莱坞制片人——吉姆·亚伯拉罕，他的儿子查理患顽固性癫痫，花费10万美元经多种药物和手术等其他治疗无效，医生告知患者将来可能出现持续癫痫发作、进行性发育衰退。吉姆·亚伯拉罕不甘心，偶然的机会他从公共图书馆专业著作上看到生酮饮食疗法，进行到约翰·霍普金斯医院饮食治疗，不服任何任何药物，最后取得了完全无癫痫发作的效果，并坚持生酮饮食多年，查理能上学，过着正常幸福的生活。为了让更多的父母知道生酮饮食，亚伯拉罕创立了查理基金（Charlie Foundation），这个基金以他的孩子名字命名，推动出版了第一部生酮饮食的专著，并为患者和医生拍了一部关于生酮饮食的电视版的电影《首先，不要伤害》（First，Do No Harm），还资助了一项由7个中心参与的生酮饮食研究。

170．哪些历史名流曾经是癫痫患者？

苏格拉底，著名的古希腊的思想家、哲学家和教育家；亚历山大帝国皇帝，世界古代史上著名的军事家和政治家；

Joseph（Joe）Doyle，英国政治家；诺贝尔及其父——阿尔弗雷德；拿破仑皇帝；哲学家柏拉图；太平天国首领洪秀全等。

171. 癫痫发作现场急救有动画视频吗?

癫痫发作以及怎样现场处理（first aid）的视频，详见深圳市儿童医院制作的 DVD。中国癫痫病友会有免费链接，由腾讯视频播放，时间 8 分钟，动画制作，中英文对照。这个视频得到国内、国外多个癫痫专家的好评，并荣获 2016 年第 6 届中国公益映像奖优秀奖。

172. 何时应紧急启动癫痫持续状态抢救方案?

癫痫持续状态是指一次癫痫发作：大发作持续 5 分钟以上，局灶性发作 10 分钟以上，或反复发作而间歇期意识无好转者，各种癫痫发作均可发生持续状态，但临床以强直 - 阵挛发作即大发作持续状态最常见。非惊厥癫痫持续状态是指脑电图呈长程痫样活动起病，后来为节律性慢波，所导致的各种非惊厥性的患者表现、行为和脑力活动迟缓、意识障碍、木僵或昏迷为特征的状态，通常持续 10 分钟以上。癫痫发作持续达到上述标准，应紧急启动抢救方案。

173．什么是病因未明性癫痫？

病因未明性癫痫又称隐源性癫痫，是指在临床上表现为症状性癫痫，但查不出明确的病因，隐源性癫痫患者多为儿童，在特定的年龄段起病，没有特殊的临床和脑电图特征。人们推测患儿神经系统是有疾病的，可是依靠现在的技术，包括各种大脑的影像学检查，暂时还不能查清楚病因。

174．什么是结构性癫痫？

癫痫患者脑部结构异常，影像学（CT、MRI）显示异常病灶。根据异常病灶和致痫灶的关系可以采取不同的手术方式。

175．什么是代谢性癫痫？

在日常生活中，使人患上癫痫疾病的病因很多，代谢性疾病也是引起癫痫病的病因之一，这类疾病，患者不容易患上，但它也会诱发癫痫的发作。那么哪些代谢性疾病容易引发癫痫病发作呢？①糖尿病：酮症酸中毒、高渗性昏迷等均可合并癫痫；②尿毒症：尿毒症晚期因水盐电解质严重紊乱，常出现癫痫；③慢性乙醇中毒：乙醇性癫痫在西方国家常见，我国却很少见。对于这些代谢性疾病我们要尽量避免，它不但给患者带来很大的伤害，而且极其容易引发癫痫病。因此，患有上面所说的代谢性癫痫病的患者，要尽量避免由这些疾病导致的癫痫病的发作。

儿童患先天性代谢性疾病的机会较大，是由于编码三大物质（蛋白质与氨基酸、脂肪和糖类）代谢的酶基因出现异常所导致的疾病，常见的有苯丙酮尿症、甲基丙二酸血症、丙酸血症、线粒体病、尿素循环障碍等。成年人也可能患上先天性代谢性疾病。

176．什么是促皮质素？

促皮质素，即促肾上腺皮质激素（ACTH），是维持肾上腺正常形态和功能的重要激素。它的合成和分泌是垂体前叶在下丘脑促皮质素释放激素（CRH）的作用下，在腺垂体嗜碱细胞内进行的。糖皮质激素对下丘脑及垂体前叶起着负反馈作用，抑制 CRH 及 ACTH 的分泌。在生理情况下，下丘脑、垂体和肾上腺三者处于相对的动态平衡中，ACTH 缺乏，将引起肾上腺皮质萎缩、分泌功能减退。ACTH 还有控制本身释放的短负反馈调节。ACTH 用于治疗癫痫性痉挛发作，顽固性癫痫有一定疗效。

177．什么是类固醇激素？

类固醇激素（steroid hormone）是一类脂溶性激素，它们在结构上都是环戊烷多氢菲衍生物。类固醇激素的分子质量较小，且是脂溶性的，可通过扩散或载体转运进入靶细胞，激素进入细胞后先与胞浆内的受体结合。类固醇激素具有极重要的医药价值；在维持生命、调节性功能，对机体发展、免疫调节、皮肤疾病治疗及生育控制方面有明确的作用。

178．什么是利多卡因？

利多卡因是医疗临床常用的局部麻药，1963 年用于治疗心律失常，是目前防治急性心肌梗死及各种心脏病并发快速室性心律失常药物，是急性心肌梗死的室性早搏、室性心动过速及室性震颤的首选药。也可用于治疗癫痫病，抢救癫痫持续状态，但应在心电监护下进行，注意心脏副作用。

179．什么是癫痫猝死？

癫痫病的发病率逐渐上升，而癫痫病导致的死亡也是由于患者癫痫病发作时所处的环境或者严重外伤所致。癫痫猝死症，准确名称应该是"癫痫不明原因突然死亡"（sudden unexpected death in epilepsy，SUDEP），指无其他疾病的癫痫患者于一次发作后的 1 小时内（世界卫生组织建议为 24 小时之内）突然死亡，没有导致突然死亡的合并症，也非意外死亡或癫痫持续状态。癫痫病猝死症成为近年来一个热门的医学研究领域。在严重慢性活动性癫痫患者中，癫痫猝死的危险性每年高达 1%。每年欧盟有 4000 人死于癫痫猝死。这样高的死亡率超过了艾滋病。引致癫痫猝死的原因过去一直无法解释，药物浓度测定也显示非药物中毒。分析其病因可能有以下几个方面：①癫痫猝死症会出现癫痫症状，同时可能是因为心律异常，导致心动过缓及心搏暂停，引致心肺功能障碍而死亡。这可能是癫痫症猝死的重要原因；②癫痫猝死的相关因素是男性患者，尤其是 20 ~ 40 岁的年轻男性，缺乏睡眠和压力大也会增加患病的机会；③抗癫痫药物的治疗水平低下、脑发育迟滞、精神疾病、酒精或药物滥用等有关。预防癫痫猝死的方法就是选择正确的治疗方法，进行系统安全的治疗，减少意外发生。癫痫病患者应该注意禁酒，不滥用精神活性药物及某些抗抑郁药物，保持正常的心态和睡眠；此外，多关注心律变化，必要时进行心电图检查，以早期发现癫痫病症状变化而采取对症治疗也是预防猝死的重要措施。

180．什么是心因性发作？

在临床上，心因性发作（psychogenic nonepileptic seizures，PNES）或表现为明显的躯体症状，或表现为明显的情感障碍。以躯体症状为主的 PNES 患者，其发作不易得到控制。以情感障碍为主的患者，其 PNES 可能更难治。① PNES 可因患者与他人的关系出现问题而发作。例如，如果患者有不足型人格、适应反应及家庭矛盾等，或者曾遭受性虐待及暴力侵犯，则将情感问题表现为躯体症状（如 PNES）的危险更高。家庭、朋友或同事可能会加重患者的 PNES 行为，患者如在化解愤怒或控制对他人的敌意等方面存在障碍，就有可能将这些问题以 PNES 表现出来；② PNES 也可能因患者内在情感问题或内心冲突而发作，该类病因包括情感性障碍、惊恐发作、焦虑、强迫观念与行为障碍、转换／躯体化或分离／人格解体障碍以及创伤后应激障碍等。由于内在的原因，患者可能对环境事件产生错误的解释或过度解释，包括那些可能发生单纯部分性癫痫发作、并进一步发展为 PNES 的患者；③ PNES 还见于有精神病史如精神分裂症的患者。在许多已发表的研究报告中，研究者均未详细报告精神病的类型；④ PNES 患者可表现为人格障碍。边缘型、表演型、自恋型、反社会型、被动 - 攻击型、回避型和被动 - 依赖型人格等均为该类患者的可能病因，此外还包括如诈病、做作性障碍和药物滥用等；⑤ PNES 患者可能存在认知障碍或有头部外伤史。一些研究发现，PNES 患者出现磁共振成像、脑电图检查结果异常或额叶损伤的可能性增加。

第四章

癫痫的鉴别诊断

1. 什么是低钙惊厥?

低钙惊厥也称维生素 D 缺乏性手足搐搦症,绝大多数见于婴儿时期。主要因为维生素 D 缺乏,导致血清钙游离度降低,神经肌肉兴奋性增强。当血钙总量低于 1.75mmol/L (7mg/dl) 或游离钙量低于 0.875mmol/L (3.5mg/dl) 以下即出现惊厥。血钙正常值:2.25 ~ 2.75mmol/L (9 ~ 11mg/dl)。这种惊厥多发于春季,因入冬后婴儿很少直接接触阳光,此时维生素 D 缺乏已达顶点;春季接触阳光后,体内维生素 D 骤增,大量钙沉着于骨,血清钙暂时性下降,从而促发本病。这种惊厥是突然惊厥,屡发屡停,幼小婴儿有时只见面部痉挛,即为本病的最初症状。惊厥时患儿大都意识丧失,手足发生节律性地抽动,面部肌肉也可痉挛,眼球也可上翻，大小便失禁。幼儿和儿童往往表现为腕部弯曲、手指伸直、拇指贴近掌心、足趾强直而脚底略弯的特殊姿势。惊厥能使患儿呼吸停止，出现窒息、发绀。半岁内小婴儿可发生喉痉挛。静脉缓注 5% 葡萄糖酸钙能迅速补钙。维生素 D 及钙剂治疗有明显效果。血钙浓度的稳定是靠维生素 D、甲状旁腺激素（PTH）以及降钙素共同作用维持的。对于屡发或慢性低钙惊厥要认真查找原因，对症对因治疗。

2．什么是晕厥？

晕厥（syncope）是因神经调节障碍性暂时性脑血流减少而引起急性意识丧失。常见于年长儿，多有晕厥家族史。发作前往往有精神诱因，如疼痛、恐惧、紧张、过劳、饥饿等；也可在空气闷热、洗澡、乘车站立过久时发生，发作前多有自觉症状，如感到耳鸣、眼花、眼前发黑、热感或冷感。发作时先出现面色苍白、出汗、手脚发冷，然后肌肉无力，跌倒在地。严重时可出现四肢抽动，易与癫痫相混淆。但晕厥几乎都在站立体位时发生。意识丧失时间更短暂，平卧后能迅速自行缓解。患者虽感疲劳，但不嗜睡，对发作过程能记忆。神经系统和 EEG 检查均正常。智力正常。晕厥可分反射性、心源性、体位性和排尿性几种。

3. 什么是习惯性抽搐?

习惯性抽搐(tic)曾被认为是一种不良习惯,好发于年长学龄儿,可能是较轻的一种抽动障碍。有时是由于精神因素或模仿他人而诱发形成的。表现为重复、刻板、不自主的动作,如摇头、眨眼、耸肩或手足突然抖动数下等,只是单组肌群受累,很少扩散。分散注意力时可减轻,EEG 正常。通过适当教育可使发作减少或消失。这种孩子敏感、胆小,所以不能管束太严格、太死板,应该给孩子更大自由。这种孩子比较聪明,所以家长也不必担忧过分,应顺势发挥孩子优势,长大可以有所作为。

4. 什么是抽动 - 秽语综合征?

抽动 - 秽语综合征也称为多发性抽动症或进行性抽搐(Gilles de la Tourettes syndrome)。主要见于儿童,以眨眼、面部抽搐、做鬼脸、多动、不自主地发声、重复秽语为主要特征。病程长,病情起伏并进行性加重,男孩较多见。病因可能与多巴胺(DA)能神经元不正常活动有关。当纹状体内 DA 能神经元功能亢进时,抑制了尾状核的活动,被经常性抑制的苍白球和皮层下中枢解除抑制,表现为产生过多的运动和不自主的发声等。目前认为氟哌啶醇(haloperidol)效果最好;为减轻副作用可同时服用苯海索,必要时坚持服药 1 ~ 4 年。

5. 什么是睡眠肌阵挛?

正常人在蒙眬入睡时，偶尔地突然手、脚或四肢抖搂一下或几下。甚至全身剧烈抖动一下，犹如掉入万丈深渊似的，此时人可被震醒；但马上又能继续睡去。这是正常现象，很多人都有这样的经历和体会，这不是癫痫。但如果这样的发作过于频繁，则需要做 EEG 检查，尤其睡眠视频 EEG 检查，以除外癫痫。

6. 什么是新生儿破伤风?

新生儿破伤风（neonatal tetanus），俗称"四天风"或"七日风"，锁口风、脐风。是全身各部的骨骼肌肉强直性痉挛，尤其以牙关紧闭、"苦笑脸"（tisus sardonicus）为其典型症状，抽风时神志清楚。这种惊厥是由于旧法接生，断脐不当，破伤风梭菌（Gram 阳性厌氧杆菌）在脐带残端局部生长繁殖并产生外毒素所致。其中一种毒力很强的痉挛毒素（tetanospasmin），与神经组织亲和力特强，可通过血运进入全身，最后作用于脊髓前角细胞和运动神经的终末器，从而引起全身横纹肌持续性收缩或阵发性痉挛，尤其第 5、7、9、10、11、12 对颅神经所支配的肌群受累最明显。此症死亡率较高。治疗主要是应用破伤风抗毒素、抗破伤风免疫球蛋白；同时应用抗生素、止惊药。预防在于采用新法接生，废弃旧法接生。

7．什么是呼吸暂停综合征？

呼吸暂停综合征也称屏气发作（breath holding spells）和"愤怒惊厥"，是由于迷走神经过度兴奋而引起心搏暂停所致。往往在精神受刺激，如疼痛、惊恐、不如意、要求得不到满足时发生。多表现为开始先大哭一声或几声，然后屏气、呼吸暂停，面色苍白（苍白型）或面色青紫（青紫型），接着意识丧失，呈角弓反张体位；然后很快恢复，全身松软。一般 1～2 分钟自然终止。这类发作常见于婴儿期，尤其那些父母过于溺爱或神经质的小儿多见。往往被误认为是癫痫，然而 EEG 完全正常，4～5 岁后可自行消失，预后好。近年来发现多数患儿伴有缺铁性贫血，治疗缺铁性贫血有较好疗效。

8．什么是小儿偏头痛？

典型小儿偏头痛发作前有视觉先兆，继而发生一侧额、颞为主的剧烈头痛，少数患儿发作中有意识障碍。EEG 可见有限局性慢波，甚至尖波或棘波，发作后一切正常，易与儿童颞枕叶癫痫相混淆。但小儿偏头痛常常症状不典型，发作时往往苍白无力，感到全头痛或腹痛，可有恶心、呕吐、畏光、头晕、眼球后疼痛等症。发作持续半小时或数小时，甚至数日不等。偶有视觉先兆，年长儿可有各种感觉和运动症状，如一过性偏盲、偏瘫、失语、眩晕、共济失调和动眼神经麻痹等。可有发作后嗜睡。小儿偏头痛症状发展较缓慢，不像癫痫那样来得突然，先兆持续时间也长（数小时至数十小时）。小儿偏头痛多与遗传有关，2/3有阳性家族史，其患病率为2%～5%，服用阿司匹林、麦角胺、咖啡因可减轻或预防头痛、绝大多数患儿的预后是好的。

9．头痛与癫痫的关系如何？

在癫痫发作前或后，很多患者可伴有头痛症状，这是常见的现象。还有一种特殊形式的头痛，从不伴惊厥，头痛本身就是癫痫的唯一表现。即头痛突然发作，又很快消失，大多数不会超过3分钟。在发作时，或诱发刺激时，EEG上显示出典型痫样波，发作可被抗癫痫药所抑制和缓解，这种发作性头痛就被称为癫痫性头痛，可以诊断为癫痫，发作类型考虑为感觉性发作或自主神经性发作，但头痛作为癫痫发作唯一症状或主要症状的情况罕见，头痛性癫痫患病率不高，诊断时必须格外小心。一定要有发作同时EEG癫痫样放电的确切证据，不能光凭临床印象做诊断。

10．什么是交叉擦腿动作？

交叉擦腿动作也称婴儿手淫（maturbation）或习惯性擦腿动作。常于1岁后发病，可持续至年长儿，女孩多见。

可伴智力障碍。多单独安静时发作，有时在卧床入睡前或醒后不久发作。卧床发作时双下肢交叉内收，上下摩擦，会阴部肌肉收缩，会阴部有分泌物。同时面颊潮红、出汗、眼发直、呼吸粗大，发作持续数分钟或更长。本病与癫痫完全不同，患儿意识不丧失，对周围环境反应正常，神经系统和 EEG 检查都正常，转移注意力常可终止发作。家长需注意的是有些患儿外阴局部刺激，是由于一些诱因如湿疹、蛲虫等所致，要及时诊治。并尽力纠正不良习惯。

11．什么是癔症性抽搐？

癔症性抽搐（hysterical fits）可见于年长儿，有明显的精神情感性诱因。无先兆，表现多种多样。可突然发生肢体强直或阵发性抽搐，甚至呈角弓反张状。也会号啕大哭、打滚、大笑、说唱等，或发作时问话不答。发作时脑电图无癫痫发作特征性表现。

12．什么是夜惊？

夜惊即睡眠中的异常惊醒，常于入睡后 1～2 小时发生。特点是从睡眠中突然坐起，呈惊恐状，哭叫甚至颤抖。可有幻听或幻视，意识模糊，不认父母。数分钟后安静下来，可继续入睡。多数事后不能回忆。对发作情况能部分记忆，发作前可伴有恐怖梦，有些人觉醒后能说出梦到妖怪等部分内容。恐怖电影、书籍及过度疲劳、兴奋均可诱发。这种情况多发生于睡眠阶段的深睡 3 ~ 4 期，所以多见于夜间睡眠深睡的初 1/3 时间，多在睡眠 1 ~ 2 小时候发生，发作时 EEG 示低平度 θ 或 α 波。

13．什么是低血糖惊厥？

众所周知，糖是人体主要能源，正常人血中糖含量处于一个动态平衡状态，血糖浓度有一个正常范围。低血糖（hypoglycemia）是指由于多种原因导致血中葡萄糖含量降低至正常范围以下。如婴儿和儿童的空腹血糖 < 2.2mmol/L（40mg/dl）、足月新生儿 < 1.67mmol/L（30mg/dl）、低出生体重儿 < 1.1mmol/L（20mg/dl）时，称为低血糖。有时低血糖不一定有相应症状，如果出现低血糖的症状，称为症状性低血糖。低血糖症状轻者表现为倦怠、乏力、头晕、恶心、呕吐、面色苍白、出冷汗、心动过速，若不及时纠正，可影响脑功能。重时可出现凝视、抽动、全身强直 - 阵挛性发作、类似癫痫发作。血糖、尿酮体化验以及糖耐量试验可以证实。低血糖可于饥饿时发生；也可由于糖原异生系统不完善，肝酶缺乏所致，如糖原累积症、果糖不耐症、半乳糖血症；还可见于生长激素或垂体功能减低，胰岛细胞瘤以及其他肝肠病变。迅速静脉注射 25% ~ 50% 葡萄糖 0.5 ~ 1.0g/kg，可立即缓解症状。有少数病人曾被诊断癫痫多年，最后确诊为由不同原因低血糖所致，属继

发性癫痫。

14. 什么是热性惊厥？

热性惊厥（febrile seizures, febrile convulsion），以往称为高热惊厥，属小儿急症，十分常见。患病率为 5%～10%。小儿热性惊厥占各类惊厥的 30%。热性惊厥顾名思义，就是惊厥伴高热，高热引起惊厥。凡由小儿中枢神经系统以外的感染所致 38℃以上发热时出现的惊厥称为热性惊厥。在上呼吸道感染或其他传染病初期，当体温骤然升高时出现惊厥，需排除了颅内感染和其他导致惊厥的器质性或代谢性异常后，方可诊断为热性惊厥。热性惊厥初发年龄在 6 个月至 6 岁之间，6 个月以下小儿很少发生热性惊厥。在脑极不成熟的新生儿期及脑发育接近完善的学龄期也罕见热性惊厥；在 6 个月至 3 岁间这个特殊年龄阶段，脑的解剖、生理、生化各方面都处于快速发展中，兴奋与抑制系统的平衡处于不稳定状态，容易发生热性惊厥。热性惊厥的临床表现是先有发热，后有惊厥，惊厥出现的时间多在发热开始后 12 小时内。在体温骤升之时，突然出现短暂的全身性惊厥发作，伴意识丧失，抽风的严重程度并不与热度成正比。发作后恢复较快。一次热病中发作次数以 1 次居多。神经系统和 EEG 均正常。1/3 患儿有复发性热性惊厥，多在初次惊厥后 2～3 年内发生。多有阳性家族史。可以说，遗传因素是惊厥的固有倾向，发热是惊厥的条件，感染是引起发热的原因，和年龄有关的发育阶段是热性惊厥的内在基础。热性惊厥复发率为 20% ～ 40%。

15. 热性惊厥还分型吗？

热性惊厥分为单纯型热性惊厥和复杂型热性惊厥。

单纯型热性惊厥特点是：在 6 个月至 5 岁起病，常由一种疾病引起。高热后很快出现惊厥，惊厥持续时间短（5 ～ 10 分钟以内），惊厥发作为全身性、双侧性的。发作前神经系统发育正常，热退后 2 周，EEG 正常，预后好。

复杂型热性惊厥特点是：在任何年龄都可起病，可在 6 个月以下或 6 岁以上。低热时即出现惊厥。惊厥持续时间超过 15 分钟或以上。一次热病过程中，频繁多次出现热性惊厥，常达 5 次以上。惊厥呈明显局限性或明显的左右不对称，有神经系统异常体征。有脑外伤或脑缺氧史。热退 2 周后，EEG 仍不正常，预后较差，有发生癫痫的危险。

但这两型之间并无绝对界限，必须全面分析。

近来研究发现，热性惊厥和发热有关的癫痫，实际是一个谱系疾病，单纯型热性惊厥在疾病谱系中轻的一端，占大多数，而谱系的另一端，是较重的病例，可以表现为 Dravet 综合征或颞叶癫痫，失神发作或肌阵挛发作，开始是单纯型热性惊厥，后来又不发热也出现上述发作。它们可能由于同一个基因突变所致，也可以存在于同一个家族中，表现为轻重不等的发作。其中钠离子通道 1A 编码基因

SCN1A 就是常见的突变离子通道基因。

临床上出现的热性惊厥附加症，febrile seizures plus，FS+ 说的就是热性惊厥超过 6 岁还发作，或 6 岁以前热性惊厥就变成了无热惊厥。一般都有家族史。通过家族史可以诊断，而没有家族史的，可以通过基因诊断来确认。上述热性惊厥，热性惊厥附加症，可能是同一个基因的问题，所以从基因病因方面讲，它们可能并没有绝对界限。

研究大的家族，发现了癫痫综合征 GEFS+，即伴热性惊厥附加症的全面性癫痫，generalized epilepsy with febrile seizures plus，或伴热性惊厥附加症的遗传性癫痫，genetic epilepsy with febrile seizures plus。这些都是分子遗传学进展的结果，从临床的角度来诊断疾病的名称如单纯型、复杂型、热性惊厥附加症等还是可以用的，如果明确了致病基因，也可以直接诊断如 Dravet 综合征等。

16. 热性惊厥与癫痫有什么关系?

目前，热性惊厥和癫痫还是两个独立的概念和病症。然而，热性惊厥与癫痫在遗传上有共同点，在惊厥性脑损伤上也有联系。尤其热性惊厥和颞叶癫痫的关系值得注意。由于热性惊厥导致脑缺氧，而颞叶内侧海马结构又最易遭受缺氧性脑损伤。因此，有人认为 1/4 热性惊厥有可能变为颞叶癫痫。热性惊厥的癫痫发生率比一般人群高 6 ~ 10倍。这种关系尚待明确。近来 Nelson 和 Ellenberg 对 1 621

例热性惊厥患儿首次发作前的神经精神发育做过评价。结果 22% 有异常或可能异常。无论单纯型还是复杂型热性惊厥，在热性惊厥前已存在神经系统异常者，发生癫痫的危险性增大。对智力的影响也加大。所以促成热性惊厥变为癫痫的因素有：先天性神经系统发育异常，发作程度严重（持续时间 > 15 分或 24 小时内反复发作热性惊厥 1 次以上），1 岁前发生热性惊厥及有癫痫家庭史。

17. 热性惊厥的治疗原则是什么？

热性惊厥的治疗原则是：①立即控制惊厥发作，选择抗惊药时要参考抗癫痫治疗；②如果癫痫持续 5 分钟以上，就应按癫痫持续状态处理；③如为复杂型热性惊厥，应全面检查，必要时开始长期抗癫痫治疗；④预防惊厥复发，包括及时降温及增强体质。有人主张长期服用苯巴比妥或丙戊酸以预防复发或转变为癫痫，但效果并不肯定；且又无端地增加药物副作用风险，故临床上不采用。有人主张短程间歇治疗，即发热时（体温 ≥ 38°C）给予安定灌肠剂，3 岁以下用 5mg；3 岁以上用 7.5mg，每 12 小时 1 次。直至体温正常。安定可选择性地作用于大脑边缘系统海马区和杏仁核，并能抑制脊髓中间神经元的活动，产生肌肉松弛作用。经直肠给安定溶液，吸收迅速；2 ~ 4 分钟内其血浆浓度即可达抗惊厥有效浓度。此法方便简单，效果不错，可以试用。

对于频繁发作的热性惊厥，如半年超过 3 次，1 年超过 5 次，影响患者及其家庭生活质量的，可以按癫痫治疗，但选择药物时注意，在明确基因诊断前，避免选用拉莫三嗪、奥卡西平、卡马西平，以免因为钠离子通道 1A 突变而加重病情。癫痫发作，不论原因，如果频繁或持续时间长，都增加脑损伤的风险。

18．什么是苯丙酮尿症？

苯丙酮尿症（phenylketonuria，PKU）是一种常见的先天性氨基酸代谢障碍病，是常染色体隐性遗传病，发病率为 1/10 000（中国，1∶16500）。苯丙氨酸为人体内一种必需氨基酸，需在苯丙氨酸羟化酶（phenylalanine hydroxylase，PAH）作用下转变为酪氨酸（tyrosine），才能被身体利用；但患儿体内缺乏此酶，苯丙氨酸不能转化为酪氨酸而变为苯丙酮酸。过多的苯丙氨酸、苯丙酮酸及其代谢产物在体内堆积，就会影响多种酶系统的活性，导致脑发育和功能受损，引起智力低下（5- 羟色氨酸脱羧酶被抑制，5- 羟色氨减少。多巴胺脱羧酶被抑制，肾上腺素、去甲肾上腺素及多巴胺等多种神经递质减少）、惊厥（谷氨酸脱羧酶受抑制，致伽马氨基丁酸减少）、色素下降（酪氨酸羟化酶活性被抑制，酪氨酸变为黑色素过程受阻）、尿有特殊鼠尿味（苯乙酸），以及锥体外系症状等临床表现：其中约 1/3 患儿可伴有惊厥，以婴儿痉挛症为最多。治疗方法主要是饮食疗法，及早给予低苯丙氨酸饮食。PKU 除智力低下外，其他症状和体征大多为可逆性的。故出生后立即治疗，可以避免智力低下。因此，在新生儿期即要进行普遍筛查试验（Guthrie 法），此后应定期监测血中苯丙氨酸含量（正常为 5 ～ 10μg/dl）。如早治，则预后良好。国外已能做 PKU 产前诊断。聚合酶链反应（PCR）方法可帮助开展突变基因携带者的筛查，对预防、优生大有裨益。

19．什么是"拥抱反射"？

"拥抱反射"即 Moro 反射，也称为"惊吓反射"，是小儿发育过程中的一种特定反射。生后立即出现，4 ～ 6 周消失。声、光、疼痛、体位改变等刺激都可引起拥抱反射，表现为先上肢伸直外展，下肢伸直，足趾扇形分开后，四肢屈曲内收呈拥抱状。有时易与惊厥混淆，尤其小儿的过度惊吓症即对某一刺激（声、触等）反应过度，但此时 EEG 正常。

20．什么是多动症（ADHD）？

多动症以往称为轻微脑功能障碍综合征，现在称为注意缺陷多动障碍（attention deficiency hyperactivity disorder，ADHD），有的以注意力缺陷，即不专心为主，有的以多动为主，还有的叛逆明显，学习跟不上，喜欢打架，但智力尚可，有的人几种表现混合。是儿童时期暂时性脑功能异常，大多数成年后好转，约 1/3 即使成年后仍然有 ADHD。表现为行为、性格、情绪异常如多动、兴奋、注意力不集中、学习困难、冲动任性等。但智力正常，半数可有 EEG 异常。此症病因不清，发病率 5%～10%，男多于女，预后好，多数青春期后可自行消失。经过正确教育、训练后可以校正。药物治疗主要是用神经系统兴奋剂哌甲酯，还可用托莫西汀。

21．ADHD 的临床表现有哪些？

ADHD 主要症状出现于 7 岁前，临床上有三大核心症状群：注意缺陷、过度活动和冲动。美国精神病学会 1994 年出版的《精神障碍诊断与统计手册》第 4 版（DSM-Ⅳ）将 ADHD 分为两个维度三个亚型：注意缺陷型，多动 / 冲动型和混合型。ADHD 常常伴随或引发其他方面的诸多精神、心理行为问题。虽然 DSM 有新的版本出现，但很多研究是基于 DSM-Ⅳ，所以本节仍采用 DSM-Ⅳ。采用 DSM-Ⅳ ADHD 诊断标准 - 父母版，由患儿父母填写并进行门诊访谈，对患儿进行诊断及分型。评定量表 18 条症状按无、有两级评分：在 9 条注意力缺陷症状中，若患儿存在 6 条或以上症状，即诊断为注意力缺陷型（ADHD predominantly inattentive type，ADHD-I 型）；在 9 条多动 / 冲动症状中，若具备 6 条或以上症状，即诊断为多动 / 冲动型（ADHD hyperactivity/impulsive type，ADHD-HI 型）；同时符合两型诊断者，为混合型（ADHD combined type，ADHD-C 型）。

22.癫痫儿童共患 ADHD 的状况?

　　各国学者采用不同的评估方法得出，癫痫患儿共患 ADHD 发生率为 12.0% ～ 37.7%。ADHD 成为学龄前及学龄期癫痫患儿最为常见的共患疾病之一，研究分析显示在癫痫人群中共患 ADHD 者无性别差异，不同于一般儿童人群中 ADHD 患儿男性占优势的特点。有观察显示 142 例各种类型癫痫患儿共患 ADHD 发生率为 17.6%，性别间无差异。另有观察 120 例局灶性癫痫患儿共患 ADHD 发生率为 17.6%，BECTs（伴有中央 - 颞区棘波的儿童良性癫痫（benign epilepsy of childhood with centro-temporal spikes）患儿共患 ADHD 发生率为 20%，均明显高于目前公认的 ADHD 在学龄儿童中 3% ～ 6% 的发生率。另一方面，研究证实，ADHD 是脑电图异常放电及癫痫发作的高危因素，多项研究报道依据不同方法诊断的 ADHD 患儿脑电图记录到 Rolandic 区痫样放电的发生率为 6% ～ 30%，而在一般儿童人群中仅为 1.5% ～ 2.4%。学者经追踪观察，有癫痫样放电的 ADHD 患儿，其中 14% 以后出现了癫痫发作。

　　在癫痫儿童共患 ADHD 的病例中，多数文献报道 ADHD-I 型占优，占 68.8% ～ 88%，而一般儿童人群中以 ADHD-C 亚型为多见，占 55% ～ 75%。

23. 抗癫痫药物是否导致癫痫儿童出现 ADHD 样表现？

以往临床医师常认为癫痫患者存在的注意力缺陷、多动/冲动是长期反复的癫痫发作及抗癫痫药物对认知功能损伤所致，并有研究显示，起病年龄早、病程长、发作频率高的难治性癫痫患儿易共患 ADHD，共患率超过 60%。

近年来，为了避免 AEDs、长期反复癫痫发作及社会心理等因素的影响，越来越多的学者选择新诊断尚未服用抗癫痫药物的病例作为观察对象，有研究发现 1/3 癫痫患儿在第 1 次惊厥前即已存在 ADHD。亦有报道，新诊断尚未治疗的癫痫患儿共患 ADHD 者占 31%，其中 60% 患儿 ADHD 诊断早于首次惊厥，而一般儿童 ADHD 发生率仅为 6%。另有观察新诊断各种类型癫痫患儿共患 ADHD 发生率为 16.2%，新诊断的局灶性患儿及 BECTs 患儿共患 ADHD 发生率分别为 14.6% 及 15.8%，与服药组及减药组患儿的 ADHD 共患率无明显差异，提示这些患儿的 ADHD 共患与抗癫痫药物治疗无关。共患 ADHD 的局灶性癫痫患儿生活质量及认知功能的分项值均明显低于无共患组。局灶性癫痫患儿 ADHD 的共患率颇高，其临床亚型呈现注意力缺陷型占优的特点，ADHD 导致癫痫患儿生活质量明显降低，对认知方面的负面影响尤为突出，故在治疗癫痫的过程中，应重视共患疾病的存在，并给予适当治疗。

24．ADHD 与脑电图痫样放电的关系？

按非快速眼动睡眠（NREM）Ⅰ期及Ⅱ期 Rolandic 区癫痫样放电指数程度分为 A 组和 B 组，其中 A 组的癫痫样放电指数高于 B 组，A 组中右侧 Rolandic 区放电的例数又稍多于左侧，A、B 两组 ADHD 的检出率分别为 43.6% 和 21.1%，而对照组为 2.5%。研究结果显示 A 组 ADHD 的检出率明显高于 B 组。A、B 两组均未服抗癫痫药，也无临床发作，因而应与临床下放电因素有关，并与放电指数程度相关。本研究提示，即使无发作且未用抗癫痫药的 BECT 患儿其 Rolandic 区临床下电发放也可导致 ADHD 的发生率增高，因此，在癫痫患儿临床诊疗过程中需要关注癫痫患儿有无共患 ADHD。癫痫的治疗目标除了控制临床发作，也应有效的抑制临床下放电；对由于 ADHD 导致学习、生活及社会功能问题的 BECT 癫痫患儿，建议要进行 ADHD 治疗，以提高生活质量。

25．癫痫共患 ADHD 的机制有哪些？

癫痫共患 ADHD 的机制尚不清楚，认知科学及影像学研究结果显示，以额叶、顶叶及丘脑等脑区所组成的注意力网络系统功能受损即导致注意力缺陷、多动/冲动或二者兼有。目前，对可能导致儿童癫痫与 ADHD 共患机制的假说包括潜在的脑发育障碍、惊厥性慢性脑损伤、脑电图的癫痫样放电及 AEDs 的副反应。较多文献报道，无论癫痫共患 ADHD，还是单纯 ADHD，可能有共同的发病机制，认为癫痫发作及 ADHD 可能为潜在共同的脑部疾患所产生的不同的临床症状。大量研究已经证实，前额叶受损可导致注意力缺陷、冲动、计划能力下降及多动行为。近年来，随着神经功能外科的发展，不少文献报道，局灶性癫痫患儿的致痫灶亦为局部皮层发育不良。另有研究者发现共患 ADHD-Ⅰ型的癫痫患儿与单纯 ADHD-Ⅰ型患儿尿液中儿茶酚胺浓度均明显低于健康儿童，提出中枢去甲肾上腺素系统缺陷可能为这两种病共存的致病机制。近年发现，部分 BECTs 患儿共存 ADHD，导致学习困难及社会功能受损，有的患儿预后并不良好。也有观察 60 例 BECTs 患儿 ADHD 共患率为 20%。

对于共患 ADHD 的癫痫患儿抗癫痫药物的选择仍应遵循根据癫痫发作类型，全面分析药物的疗效、副反应及其安全性。基于目前的研究结果，如癫痫发作控制满意，ADHD 症状非常明显的患儿，可予哌甲酯或托莫西汀治疗，但应密切观察病情变化，及时调整药物，并注意药物间的相互作用殊为重要。

26．什么是"药物性惊厥"？

有些药物如吩噻嗪类药物（氟奋乃近、氟哌啶醇等）及利舍平或氯丙嗪类药物，因影响中枢神经介质的代谢，服后使兴奋和抑制失去平衡，使人产生类惊厥样僵直或震颤等症状，这种惊厥发作时人的意识清楚，停药后惊厥即消失。有服药史者不难诊断，只是鉴别诊断时不要遗漏了。有时是表现为肌张力障碍或肌张力不全。儿科常见对止吐药如甲氧氯普胺过于敏感，出现椎体外系症状。

27．伴有惊厥的其他中枢神经病有哪些？

溶酶体病（lysosomal storage disease）是一组常染色体隐性遗传的先天代谢病。根据蓄积的基质的性质可分数种：脑灰质白质均受累的有神经鞘磷脂沉积病（sphingomyelin lipidoses），也称为尼曼匹克（Nimann Pick）氏病；葡萄糖脑苷脂沉积病（glucocerebroside lipidoses），也称为高雪（Gaucher）氏病。脑灰质受累的有黏多糖病（mucopolysaccharidoses，MPS）。脑白质受累的有脑白质营养不良（leukodystrophies），如最常见的有异染性脑白质营养不良（metachromatic leukodystrophy，MLD），球性细胞脑白质营养不良（spherocytic leukodystrophy，SLD），以及肾上腺脑白质营养不良（adrenoleukodystrophy，ALD），也称为 Schilder 病。还有 Cockayne 综合征等。上述疾病除有惊厥以外，大都伴有其他内脏严重病变，如肝脾大、眼、肾、肾上腺及骨骼、智力的改变。先天性氨基酸代谢病有 70 余种，除 PKU 外，与惊厥有关的还有胱硫醚尿症（cystathioninuria）、蛋氨酸吸收不良综合征

（methionine malabsorption syndrome）、枫糖尿症（maple syrup urine disease，MSUD）、组氨酸血症（histidinemia）、高赖氨酸血症（hyperlysinemia）、高脯氨酸血症（hyperprolinemia）、非酮病性高甘氨酸血症（nonketotic hyperglycemia）、高丙氨酸血症（hyperalaninemia）、肌肽血症（carnosinemia）、高氨血症（hyperammonemia）、瓜氨酸血症（citrullinemia）、精氨酸琥珀酸尿（血）症（argininosuccine aciduria）、精氨酸血症（argininemia）、鸟氨酸血症（ornithinemia）、先天赖氨酸不耐症（congenital lysine intolerance）等。先天性糖代谢异常所致低血糖也与惊厥有关，如半乳糖血症（galactosemia）、遗传性果糖不耐症（hereditary fructose intolerance），糖原病（glycogenoses）等。还有先天性铜代谢障碍所致大量铜沉积（肝、肾、角膜及脑基底节等部位）性疾病，肝豆状核变性（hapatolenticular degeneration），又称 Wilson 病等都伴有惊厥发作。另外，细菌性或病毒性脑炎、化脓性脑膜炎、结核性脑膜炎、脑肿瘤、脑包囊虫病、病毒感染后脑炎（如麻疹、水痘、风疹、腮腺炎及种痘后脑炎）及慢病毒感染性脑炎，如亚急性硬化性全脑炎（SSPE）及进行性多灶性白质脑炎（PML）等均与惊厥有关。

28．什么是婴儿痉挛症？什么是癫痫性痉挛？

婴儿痉挛症（infantile spasms）包括 West 综合征，有

学者认为婴儿痉挛症不等同 West 综合征。West 综合征特指多数婴儿期发病，成串点头发作，脑电图发作间期表现为高峰节律紊乱的婴儿痉挛症，含义比婴儿痉挛症更窄。本病征的同义名甚多，有称敬礼样惊厥（salaam convulsion）、敬礼样痉挛（spasm salutation）、敬礼样抽搐（tic salutation），点头痉挛（eclampsia nutation）、电击 - 点头 - 敬礼样惊厥（blitz-nick-salaam convulsion）、电击样惊厥（blitz like convulsion），全身性屈曲性癫痫、屈曲性痉挛症、前屈性小发作，婴幼儿前屈型小发作、闪光性大惊厥、伴有节律异常的婴儿肌阵挛性脑病等，是一种严重的、与年龄有关的隐源性或症状性、全身性癫痫综合征，具有发病年龄早，特殊惊厥形式，病后智力发育减退，脑电图表现为高峰节律紊乱为特点的一种癫痫。

癫痫性痉挛：任何以痉挛发作为主要表现的癫痫发作统称癫痫性痉挛。ILAE 癫痫分类中，认为 West 综合征能代替婴儿痉挛症。

29. 不典型痉挛发作如何诊断？

不典型发作的婴儿痉挛症，其发作不具有点头、仰头、四肢屈曲的典型症状，为多变性症状，均有不同程度的智力发育障碍及运动系统发育障碍体征。脑电图提示有高峰节律紊乱特征性改变，睡眠醒来容易看到发作呈节律性。高峰节律紊乱不一定是典型的或经典的，相反，典型的或经典的高峰节律紊乱脑电图，即使在婴儿痉挛症的患者，也是少数人。多数病例以各种变异型的形式出现，特别是周期性的，或者类似周期性的，爆发性异常较少，持续时间短，有时不到 1 秒，可能 10 秒以上才可以见到 1 次。这样，识别它是有挑战性的。以至于有的医生认为根本就不存在高峰节律紊乱了。

30. 婴儿痉挛症治疗效果怎样确定?

婴儿痉挛症早期的和强化性的治疗对完全治愈是非常重要的。痉挛发作控制疗效评估：要求患者痉挛发作表现停止（家长及医生观察），视频脑电图未见发作，脑电图发作间期高峰节律紊乱消失，持续 4 周以上。而所谓完全治愈指所有的发作停止、智力达到正常或接近正常，脑电图完全恢复正常。评估时不能只满足眼睛观察，因为即便是有经验的医生，有时也会漏诊不典型的发作，所以最好的方法是合格的视频脑电图，有经验的医生审阅，加上家长观察等手段综合评估。

第五章

药 物 治 疗

1. 什么是药物?

凡是能够治疗疾病、诊断疾病和预防疾病的化学物质都可称之为药物（drug）。常说的药物一般是指具有一定剂型、由政府药政管理部门认可的商品药物，又称药品。

2. 什么是新药?

新药（new drug）是指其化学结构、组成成分和作用与已知药物有某种不同点，而且有一定的临床使用价值或理论研究意义的药物。新药应包括新近筛选或合成的化学药品、新的复方制剂，也包括新发现的具有新作用和用途的老药。

3．什么是特药？

特药（specific drug）是指具有特定用途的药物，包括诊断用药、特异性解毒药，眼科、皮科、妇产科、口腔科用药及新药和常用药具特定用途者。

4．什么是抗惊厥药？什么是抗癫痫药？

凡能抑制惊厥发作的药物称为抗惊厥药（anticonvulsant）。能够控制癫痫发作的药物称为抗癫痫药（antiepileptic drug）。如苯巴比妥、丙戊酸钠等既能抗惊厥又能抗癫痫，所以它们既是抗惊厥药又是抗癫痫药。而有些药物是只抗惊厥不抗癫痫，如硫酸镁，因此只属抗惊厥药。

随着人们对药物本质认识的加深，有些现在被认为是抗癫痫的药物，也许只是抗惊厥药物。抗癫痫药物中大多数以对抗行为癫痫发作为主，而不能充分对抗和预防脑电痫性灶放电。如地西泮（安定）、苯巴比妥、水合氯醛、苯妥英钠及卡马西平等。

5．什么是理想的抗癫痫药物？

癫痫是一种慢性疾病，需长期乃至终生服药治疗，理想的抗癫痫药物应该是具备抗痫谱广、抗痫强度大、抗痫疗效高、毒副作用小、服用次数少而方便、和其他药物相互作用小、有优良的药物代谢特点、价格低廉、来源丰富等优点。然而目前尚无一种药能够达到这种标准。因此，在选择应用抗癫痫药时，要权衡利弊，综合考虑，为患者选择一种或两种适合于他们自己的抗癫痫药物。

6．什么是药物作用？

药物作用是指机体（或病原微生物）的生理、生化功能或组织结构在药物影响下所发生的相应改变，这种改变的外在表现称为药物作用（action）或效应（effect）。习惯上，人们将药物能防治疾病，对机体有利的一面称为药物治疗作用（therapeutic action），可分对因和对症。而把不利作用的一面称为不良反应。实质上二者都属药物作用范畴。

7．抗癫痫药物治疗的目的是什么？

癫痫的药物治疗是一种对症治疗，其目的首先是控制发作，这是保护脑功能的最有效措施；其次是清除病因，维持精神、神经功能的正常，使患儿能够正常地生活。所以用药的同时，要尽量避免药物的毒副作用，注意心理卫生保健，改善患者及其家庭的生活质量。

8. 什么是药理学?

药理学（pharmacology）是研究药物与机体相互作用的规律和原理的学科。医用药理学不仅研究药物对机体的作用及作用原理，即药物效应动力（pharmacodynamics），也研究药物在机体影响下所发生的变化及其规律，即药物代谢动力学（pharmacokinetics）。这些原理和规律是合理用药、指导治病的基础，即治疗学的药理基础。

9. 药物治病主要经历哪几个过程?

将药物用于治病防病主要有四个过程：①药剂学（pharmaceutical process），就是将药物制成适合于发挥其作用和应用的制剂。包括药物的剂型、赋形剂、崩解度、生物利用度等。主要看药物是否能适用于患者；②药物代谢动力学（phamacokinetic process），是研究药物在体内的吸收、分布、代谢、排泄随时间变化的规律性。主要看药物是否能到达应该发挥作用的部位，如抗癫痫药物能否到达特定脑区并维持有效浓度；③药物效应动力学（pharmacodynamic process），主要看药物是否能产生所需要的药理学效应；④治疗学（therapeutic process），就是以疾病为中心，如何选药、用药等医疗实践问题。主要看药理学效应是否能成为治疗效果或不良反应。这四个过程密切相关，存在于患者治疗的全过程。其中与临床药理学有关而且相当重要的过程是药动学和药效学，对临床上安全有效地应用药物治疗疾病具有重要的指导意义。

10．什么是药物在体内的处置过程？

药物在体内的旅行过程就是机体对药物的处置（disposition）过程。这些过程又可概括为药物的转运（吸收、分布、排泄）和药物的转化（代谢）。

吸收（absorption）是指药物经用药部位进入血液循环。

分布（distribution）是指药物随血液循环进入各器官、组织甚至细胞内。

代谢（metabolism）是指药物在体内发生化学结构改变即药物转化并自体内消除的过程。

排泄（excretion）是指药物通过各种途径离开机体。

这个过程对于药物在机体内形成并维持有效血浓度，对药物作用开始的快慢、作用的强弱和持续时间的久暂以及毒副作用等都有密切关系。临床药代动力学就是研究药物在人体内如何转运，而通过血药浓度和数学模型来阐述。

11．什么是药物的转运？

药物在体内的吸收、分布和排泄虽然过程不同，但共同的是都要通过体内各种生物膜，这种跨膜运动称做药物的转运（transport）。转运形式可分两种：①被动转运（passive transport），即药物依赖于膜两侧的浓度差，由浓度高的一侧转运到浓度低的一侧，既不消耗能量，也无饱和性。各药物间也无竞争性抑制现象。当膜两侧药物浓度达到平衡状态时，转运即停止。药物的理化性质，如分子量、脂溶性、极性、解离度等对被动转运有影响，其中"解离"因素影响最大。非解离型、极性小、脂溶性大的药物容易通过生物膜。大多数药物属被动转运方式；②主动转运（active transport）；即药物需要载体及能量的跨膜运动。药物可经浓度低的一侧向高浓度侧转运。载体对药物有选择性，转运能力有饱和性，故由相同载体转运的两种药物间可发生竞争性抑制。属主动转运方式的药物不多，多表现于药物自肾小管的分泌性排泄过程。

12．pKa 代表什么意义？为什么 pH 值影响药物的转运？

pKa 是解离系数，它代表着药物的解离特性。常用抗癫痫药物都是弱酸性化合物。它们在水溶液中仅部分解离，解离的大小取决于溶液的 pH 值。pKa 值即弱酸弱碱性药物在 50% 解离时溶液的 pH 值。每个药物都有自己固定的 pKa 值，当 pH 值与 pKa 值的差异以数学值增减时，解离型药物与未解离型药物的浓度差异都以指数值变化。因此，药物所在的体液的 pH 值的微小差异可显著地改变药物的解离度，大大影响药物的转运。弱酸性药物在 pH 值越低的体液中解离度越小，越易经膜转运；而弱碱性药物在 pH 值越高的体液中解离度越小；由于各体液 pH 值不同，如血浆 pH 为 7.4，细胞外液也为 7.4，而细胞内液则为 7.0，故药物在体内的分布是不会均匀的，常处于动态平衡状态。

13．药物是怎样吸收的?

吸收是指药物从给药局部进入血液循环的过程。除了静脉给药外，药物均要通过各种细胞膜才能从体外进入体内、进入血液、进入脑脊液、进入脑组织，发挥抗癫痫作用。药物透过膜的方式有两种：一是被动转运，抗癫痫药物就是通过这种方式，即药物分子从高浓度的一边渗透到低浓度的一边，不需要载体、酶及能量；另一方式是主动转运，即药物分子由低浓度的一边转运到高浓度的一边，需要载体、酶和能量的参与。

正常情况下，药物吸收快慢的程度是：静脉＞吸入＞肌肉＞皮下＞直肠＞黏膜＞口服＞皮肤。

药物的吸收受很多因素的影响、如药物的理化性质（颗粒大小、崩解能力、填充剂、赋形剂、工艺水平等）、给药途径、合并用药、机体功能状态等。

14．什么是生物利用度?

生物利用度（bioavailability）是指被吸收进入人体循

环药物的相对分量和速度。一般用吸收百分率或分数表示。生物利用度与药物疗效的强度和速度有关。其计算公式如下：

$$生物利用度 = \frac{吸收入血的量}{给药量} \times 100\%$$

$$= \frac{口服后药时曲线下的面积}{静脉注射后药时曲线下的面积} \times 100\%$$

肝的首过效应对生物利用度有较大影响。如当首过效应由 95% 下降至 90% 时，其生物利用度则会由 5% 增至 10%，即首过效应减少 5%，则生物利用度增加 1 倍。

一般静脉注射给药的生物利用度为 1（100%），而其他途径给药，其生物利用度均 < 1。常用口服抗癫痫药物的生物利用度几乎都在 90% ~ 95%。

同一药物，由于各厂家制造工艺水平不同，甚至同一药厂不同批号的某种药物其生物利用度也可有较大差异，故服药时最好看准某一厂家的产品。

15．什么是第一关卡效应？

口服药物首先要通过胃肠黏膜，虽然弱酸性药物可在胃中吸收，但大部分药物仍需要在肠中吸收，这主要是由于肠道吸收面积大、肠蠕动较胃快、血流量大以及在肠中溶解较好的缘故，药物在胃肠道吸收的途径主要是通过毛细血管先进入肝门静脉。就在药物通过肠黏膜及肝时，必须先经历灭活代谢，因而使进入体循环的药量减少，这种现象称为首过效应或第一关卡效应。

16．药物在体内是如何分布的？

药物进入血液循环以后，通过微血管壁进入组织细胞的过程称为分布。心脏每分钟可泵出血液 5L 左右，正常人体循环系统内的血流总量约为 6L。所以全部血液在体内循环 1 次，大约需要 1 分钟。只要一种药物被吸收入血，便可通过血液循环系统十分迅速地分布到全身。但由于各组织器官的特殊性质，药物在各组织内分布的量和速度是不均匀的。对于抗癫痫药来说，它必须分布到脑组织受体部位才有可能发生效应。有几种重要因素影响着这种分布。首先是血脑屏障，血脑屏障是指毛细血管壁与神经胶质细胞组成的分隔血浆与脑细胞外液间的屏障。血脑屏障没有一般毛细血管内皮细胞所具有的吞饮囊泡。在安静状态下大脑能接纳心脏泵出血量的 16%，是同样条件下肌肉组织血流量的 10 倍。但由于血脑屏障的存在，并非所有药物都能分布到脑组织中去的。只有那些脂溶性高的药物才能透过血脑屏障；而极性大、分子量大的药物则很难进入脑组织。

其次是血浆蛋白质结合，药物进入血浆后与血浆蛋白质结合，成为结合型药物，其分子量立刻增大，构型发生改变，透过细胞膜的能力降低，丧失了药理活性，暂时储存在血中。这就是蛋白结合率高的药物难以透过血脑屏障的缘故。在通常有效浓度下，如果一种药物的蛋白结合率在 80% 以上，它就很容易被其他结合蛋白能力强的药物所置换，使游离药物浓度增加。而真正具有药理活性的药物是游离部分的药物。因为游离药可以透过细胞膜到达靶细胞而发挥作用。另外，药物与组织器官的亲和力越大，它在器官组织中分布得就越多。一般说，脂溶性高的药物容易透过生物膜，向脂肪组织转运得快，如硫喷妥钠比苯巴比妥钠脂溶性高，进入脑快，显效迅速。还有体液的 pH 值也影响着弱酸性抗癫痫药物的解离度，而未解离、极性低的药物易透过细胞膜而扩散。故当膜两侧的 pH 不同时（正常膜内 7.0±，膜外 7.4±），能明显影响药物的分布。如苯巴比妥中毒时，服碳酸氢钠来碱化尿液，就是这个道理，这样可促使脑组织中的苯巴比妥向血中转运，使巴比妥酸解离增加，不易被肾小管重吸收而随尿液排出，以达解毒目的。

17．什么是药物的血浆蛋白结合率？

药物在血浆中可与蛋白质（主要是白蛋白）结合（binding）成为结合型药物。结合型药物不能进行被动转运而失去药理活性暂贮于血中；但这种结合是疏松的、可逆的，即血浆中结合型与游离型药物之间是处于动态平衡中。因此，结合型药物失去活性是暂时的。

血浆中白蛋白有一定含量，且其表面与药物的结合部位是有限的，故被结合的药物就有限量。若结合部位达到饱和后，增加药量会导致游离型药物浓度大增，进而可引起中毒。若两种蛋白结合率高的药物同时应用，可发生竞争性排挤现象。

药物在血浆中与蛋白质结合的程度大小不一，结合程度用结合率来表示。有的药物血浆蛋白结合率可高达99%，如地西泮。而有的药物则为零，如乙琥胺。

血浆蛋白过少，会影响药物的蛋白结合率而改变药物的游离程度和效应，这在肝、肾、营养性疾病时尤其要注意。

18．什么是血脑屏障？

机体内有各种各样的屏障影响着药物的透入和分布。其中最重要的是血脑屏障（blood-brain barrier）。血脑屏障是血液与脑细胞、血液与脑脊液、脑脊液与脑细胞之间的三种隔膜的总称。这些膜的细胞间隙结构比较紧密，要比一般的毛细血管壁多一层质细胞。因此使分子量大、极性较强的药物不易透过而形成了保护大脑的生理屏障。新生儿期血脑屏障发育不成熟，中枢神经就易受某些药物影响。

另外，胎盘屏障（placental barrier）也是一种屏障。一是由胎盘将母亲与胎儿血液隔开的屏障。它的穿透性与一般生物膜无明显区别，母亲服用的抗癫痫药物可通过胎盘屏障进入胎儿血循环而致中毒或致畸。

19．影响血脑屏障通透性的因素是什么？

新生儿、早产儿的血脑屏障通透性高，易患中枢神经系统感染；饥饿、疲劳、内分泌紊乱可使其通透性降低；放射性物质、微波可使血脑屏障受到伤害；疾病如脑膜炎、流感等也可使血脑屏障受伤害；药物如肾上腺皮质激素可使血脑屏障通透性降低。

20．影响药物进入血脑屏障的因素有哪些？

脂溶性高的药物（在生理 pH7.4 以下，脂 / 水分布系数大的药物），如强镇痛药、挥发性麻醉剂，不易与血浆蛋白质结合的药物等容易进入血脑屏障；容易解离的药物，药物进入脑脊液的速度＞脑脊液更新速度（1/10 每小时更新速度）时，药物不容易进入血脑屏障。用药剂量，用药间隔，用药途径，都影响药物进入血脑屏障的速度。

21．什么是微粒体混合功能酶系统？

体内催化药物转化的酶有两大类：①专一性的酶，如单胺氧化酶等，只转化单胺类药物；②非专一性酶，如肝微粒体混合功能酶系统，它们能转化 200 余种化合物，与药物应用关系极为密切，因故也称药代谢酶为肝微粒体混合功能酶系统。主要存在于肝细胞内质网中。当肝经匀浆后，内质网破裂后又重新形成泡状物，称为微粒体。微粒体保持了完整膜的大部分形态学和功能特性，内含丰富的药物代谢酶。该酶在其他组织也有分布。该系统中的主要酶为细胞色素 P-450（cytochrome P-450，因它与 CO 结合后，吸收光谱主峰在 450nm 而得名）。此酶系统活性有限，个体差异很大。先天因素、年龄、营养状况、机体状态、疾病等均可影响酶活性。此外，某些药物也可影响酶活性，如酶诱导剂可使其活性增强，酶抑制剂可使其活性减弱，故联合用药时要注意。有些能被肝药酶转化的药物本身就是一种酶诱导剂，如苯巴比妥、卡马西平等，这可能是药物久用后失效的原因之一。

22．药物在体内是如何代谢的？

药物代谢（drug metabolism）又称为生物转化（drug biotransformation）。指药物进入机体后，在体液的 pH、酶系统或肠道菌丛作用下发生结构转化的过程。药物代谢的主要场所是在肝，是以肝微粒体酶的酶促代谢方式进行代谢。代谢方式可分为氧化、还原、水解（脂解）、结合等几个步骤。一般来说，经肝代谢的药物，大多数都丧失了药理活性、降低了毒性、增加了水溶性，有利于从肾排泄；但也有部分药物经肝代谢后药理活性反而增强，如扑痫酮，代谢产物是苯巴比妥和苯乙基丙二酰胺（PEMA），两者均有抗痫活性。还有个别药物经肝代谢后毒性非但不降低反而增加了，如对乙酰氨基酚可致严重肝毒性。

肝是药物代谢的重要器官。肝功能尚未发育完善的新生儿，肝功能异常的患儿，其药物代谢能力大大下降。需注意减少给药剂量或给药次数，以免血中药物浓度持续增高而致中毒。

有些药物本身就是药酶诱导剂，如苯巴比妥和卡马西平，能加速自身或它药的代谢，促使血药浓度降低而产生抗痫耐受性；还有的药物本身是药酶抑制剂，如氯霉素、丙戊酸钠，能抑制许多药物的代谢，使之血浓度上升，加强药物的作用或毒性，合并使用时要予以注意。

23．药物在体内是如何排泄的？

排泄是指进入体内的原药物或经代谢后的原药产物从体内排到体外的过程。因为药物对人体来说是异物，最终必须被机体所清除。清除的方式主要有暂时储存、生物转化和排泄三种。其中排泄是最主要的、最终的清除方式。排泄的主要器官当然是肾、其他还有肠腔、胆汁、肺、乳汁、汗腺和唾液腺等等。

有些药物如庆大霉素等，本身就能引起肾损害。所以肾功能不全的病人，药物排泄量就会明显减少，就会容易蓄积中毒。经胆汁排泄的药物，如果是脂溶性的，又能经肠道吸收，那么这个过程称为肝 - 肠循环。

经乳汁排泄的药物多为弱碱性药物，如吗啡、阿托品等。这些药物易被乳儿从乳汁中吸收而中毒，哺乳时要予以注意。

24．什么是紫外法？

紫外法，即紫外吸收光谱法（ultraviolet absorption spectrophotometry，UV），是测定血药浓度的最常用的光学方法之一。是 20 世纪 50 ～ 60 年代，人们开始研究药物血浓度较早使用的方法。即使在目前高效液相色谱法使用率颇高的今天，紫外法作为一种灵敏的检测器仍占重要地位。UV 法是北京医科大学第一医院儿科研究室建立的最早的测定苯巴比妥和苯妥英钠血浓度的方法（1979），用于临床治疗药物监测多年。因其灵敏度不如色谱法，近年来已较少应用；但因 UV 法简便易行，又稳定、价廉，在我国目前条件下，仍有实用价值。国外也有某些国家，包括美国的有些实验室至今仍坚持用此方法监测苯巴比妥血浓度。有很多自动化程度高的监测仪器，测量的原理还是紫外法，不过是自动化程度提高了，但同时成本也提高了。在资源缺乏、成本不允许的情况下，最基本的紫外法仍然可以选用，或作为备选方案和质控方案选用。

25．什么是色谱法？

色谱法（chromatography）又称为层析法，其特点是有一个固定相和一个流动相，所测药物组分在这两相之间分配系数不同，经一定时间的不断分配过程，将各组分相互分离，然后逐个检测和定量。在血药浓度测定中，血样品只需简单处理后进样，即可对试样中各物质组分同时分离分析。常用色谱法有气相色谱法和高效液相法。

气相色谱法（GC），即流动相为气体。GC 法可分为气 - 固色谱和气 - 液色谱两类。GC 的固定相装在玻璃管或不锈钢管中组成色谱柱。柱又分填充柱（内径约 4mm）及毛细管柱（内径＜ 2mm）。GC 的流动相为氮、氢等气体。GC 需配有相应的检测器和记录仪。GC 要求被测药物必须具备气化性质。这使有些药物检测受到限制。

高效液相色谱法（HPLC）是在吸取经典的液相色谱法和气相色谱法的优点基础上发展起来的。HPLC 的流动相选择范围较广，并采用了能使此流动相高压进入色谱柱的泵技术，因而增加了分离效能，可同时将标本中多种理化性质接近的药物及其代谢产物分离并定量，而且缩短了层析时间，扩大了应用范围。一些高熔点、低挥发、极性大甚至对热不稳定的药物，都可用 HPLC 分析。目前常用的抗癫痫药物中，除了丙戊酸用 GC 检测较理想外，其余均可用 HPLC 来检测。

26．什么是免疫分析法？

免疫分析法的基础是抗原和抗体相结合的免疫反应，

形成抗原 - 抗体复合物。复合物结合是疏松的，反应是可逆的，符合质量作用定律，反应的完成程度决定于抗原（Ag）或抗体（Ab）的浓度。

利用标记抗原和非标记抗原同时竞争有限量的抗体的竞争反应，研究者们设计了各种免疫分析法。免疫法的灵敏度更高，操作快速，能一次完成大批量的试样测定。其中包括同位素免疫测定法和非同位素免疫测定法。前者以放射免疫法为主，后者包括酶免疫法、荧光免疫法。放射免疫法（RIA）灵敏度高，但试剂往往不稳定，又因为有放射性因素，故目前在抗癫痫药物浓度监测中，已基本不用。酶标放大免疫分析法（EMIT）可进行快速、微量及自动化分析，但是药物的酶标记技术困难，药盒价格偏贵，很难坚持长期应用。荧光偏振免疫法（fluoresence polarization immunoassay，FPIA）使测定程度更加简化，可提供更加快速、准确、方便的监测报告，具有临床实用价值。应用上述技术，目前临床上常用的八种抗癫痫药物的血浓度均能监测，这些药物是：苯巴比妥、苯妥英钠、扑痫酮、乙琥胺、丙戊酸钠、卡马西平、扰痫灵和氯硝西泮（氯硝基安定）。

27．为什么要监测血药浓度？

抗癫痫药物进入体内之后，要经历一个长足的历程才能发挥作用。首先，药物要经适当的途径被摄入体内（口服、注射、灌肠），在活性物质中溶解，以便吸收，这称为药剂学阶段。第二步，经肠黏膜吸收入血，在血中达到一定浓度并分布于全身各器官组织，在肝内经代谢或生物转化，生成代谢物或与其他物质结合，然后由肾排出体外，这是药代动力学阶段。第三步，药物作用于脑组织，与药物的特异性受体发生反应，即产生了抗癫痫效果，这是药效学阶段。

有关科研结果已证实，药物疗效与血浓度的相关性要大于剂量与血浓度的相关性。可以设想，服用相同剂量的抗癫痫药物后，由于药物在每个人体内的吸收、分布、代谢和排泄率都不一样，其在血中保留的浓度和达到脑中的药物浓度也一定不尽相同，那么，就会出现血中浓度高、低不平的现象。实践证明有的血浓度是恰到好处（达到有效血浓度）；有的则很低，即无效血浓度；而有的又很高，已达中毒浓度了。太低太高的血浓度都对机体不利，或不能控制发作，或使发作加重，这在临床上肉眼是很难判断的。只有通过血药浓度测定的技术，方能认识每个人服药后的药物的量是否合适，特别是在多种药物治疗，或治疗效果不理想，或怀疑中毒等情况下。

28．什么是药物代谢动力学？

药物代谢动力学（pharmacokinetics）是研究药物在机体的影响下所发生的一系列变化及其规律。也就是研究药物在体内转运和转化的速度，并以数学公式或图解表示之。

　　临床药物代谢动力学是研究药物在体内的吸收、分布、代谢和排泄过程随时间而变化的规律性。是临床治疗药物监测（TDM）工作的理论指导。其概念和参数很多，见表5-1。

表5-1　临床常用抗癫痫药的药代动力学参数

药物	有效血浓度 (μg/ml)	中毒血浓度 (μg/ml)	维持量 [mg/ (kg·d)]	分布容积 (l/kg)	蛋白结合率 (%)	清除率 [ml/ (h·kg)]	半衰期 (h)
PB	15 ~ 40	> 50	3 ~ 8	0.8	50	5	90
PHT	10 ~ 20	> 20	5 ~ 10	0.7	90		30
CBZ	4 ~ 12	> 12	15 ~ 30	1.1	75	20	20
VPA	50 ~ 100	> 200	30 ~ 60	0.2	95	8	10
DZP	0.16 ~ 0.70	0.5 ~ 2.0	0.15 ~ 2.0	1.1	98	22	7 ~ 10
CZP	0.013 ~ 0.009	> 0.2	0.1 ~ 0.2	3.2	85	90	30
PRI	5 ~ 12	> 15	15 ~ 30	0.6	25	30	7
ESM	40 ~ 100	> 150	30 ~ 60	0.6	0	13	40
AES			8 ~ 12				

PB，苯巴比妥；PHT，苯妥英钠；CBZ，卡马西平；VPA，丙戊酸；DZP，地西泮；CZP，氯硝西泮；PRI，扑痫酮；ESM，乙琥胺；AES，抗痫灵

　　由于遗传和环境等因素的千差万别，药动学过程存在着很大的个体差异。如不同患儿口服相同剂量的苯巴比妥[mg/（kg·d）]，其稳态血浓度可相差十几倍，故多掌握一

些药动学知识，对癫痫的药物治疗是大有裨益的。

29．什么是数学模型？

在研究某一具体的生物医学课题时，常常不清楚或不十分清楚人体某一部位内部的微细结构及功能。如对大脑的学习记忆过程，目前还不清楚它的生理生化基础及形态学内部变化的细节。要想深入地研究是很困难的。但我们可以从某些输入和输出关系及其动态过程中得到启发，来研究人体某部位的功能与特性。比如生理药理研究，通过给予某些药物、介质或刺激（即为输入过程）来观察其生化物质的变化、电生理效应的诱发（即为输出过程）等，再来分析和推断其内部的变化机制，最后用数学关系式（一般为微分方程）描述出来。数学模型（mathematics model）就是这种从具体问题中抽象出来的数学关系式。模型是指体内代谢状态的模拟，药物在体内的过程都是动态过程，根据生物样本中药物浓度的测定数值，用数学方法来描述、概括它的动态规律，就是药代动力学的数学模型。

30．什么是房室模型？

房室模型（compartment model）是在用数学模型研究人体药物代谢动力学时常用的概念。通常把人体看成一个完整的系统。系统内部又分为几个单元，即为房室。将药物在体内的转运和转化抽象地形容为房室，其划分取决于药物在体内的转运或转化速率。如静脉注射的药物，药物进入体内瞬时间即形成均一单元，其时量关系始终为一直线，这就是一室模型（one compartment model）；再如口服药物，因其特殊的时量关系为一条曲线，可分解为分布相和消除相，有各自的速率常数，这就是二室模型。有的药物还可视为三室模型甚至多室模型。进入系统的药物，最终总要通过不同的途径、不同的速度、不可逆地从机体消除。凡能从体内消除的模型称为开放型模型。如果药物只能在各房室内转运，而不从机体排出者，就称为封密模型。如果药物在体内变化的速率与被处置的药物浓度成正比，叫线性模型，否则即为非线型模型。在药代动力学研究中，最通用的模型是线性一室或二室开放型模型。药代动力学的房室模型概念显然不同于生理学上的体液房室概念，只是为了理解和研究而假设的。

31．什么是药时曲线？

药物从进入人体到从人体代谢、排泄掉的过程中，血药浓度经历由低到高，再由高到低的过程。以纵坐标为血药浓度，以横坐标为用药后的时间，用不同时间取血所测得的血药浓度值所绘出的曲线叫"药时曲线"。药时曲线都包括三个相，即吸收相（Ka）、分布相（α）和消除相（β）。因许多药物的 Ka 与 α 相近，吸收后的分布相觉察不出。所以药时曲线是双指数，而不是三指数，显示一房室特性。

32．什么是血药浓度？

药物经各种不同途径进入人体后，透过各种生物膜（口腔、胃肠、肝）进入血液，然后再经不同生物膜（血脑屏障、血脑脊液屏障、脑脊液‐脑屏障等）进入脑组织，在这里发挥作用，经研究得知，脑部位的药量与血中的药量总是呈一定的比例关系。血药浓度即可代表药物在脑中的浓度。

药物浓度测定包括测定各种体液如血液、尿、脑脊液、睡液等中的浓度，最常测定的一种是血液药物浓度。

血药浓度是指药物在血中的含量。是用一定体积中的血清或血浆中的药物量来表示，如 μg/ml，它包括与蛋白结合型的药物及未与蛋白结合型的（也称游离型）药物两部分。由于测血中游离型药物技术复杂，目前所用的测定技术大多都是测定血中总药物浓度（结合型和游离型之和）。

33．血中药物总量能反映药物疗效吗？

药物游离部分可进入脑组织，而且真正起药物效应的应是游离部分的药物；但一般情况下，药物与血浆蛋白质的结合是疏松可逆的，结合率比较稳定，游离型药物所占的百分比也较恒定。因此，测总药浓度可以较准确地反映有效的游离型药物浓度，故可以作为观察药物疗效的一个指标。

34．什么是负荷剂量？

凡是首剂一次就能使血药浓度达到稳态有效水平的剂量，称为负荷剂量（loading dose）。为了使药物能够迅速达到稳态，临床上常用负荷剂量。如果服药间隔与其 $T_{1/2}$ 相近，负荷量为维持量的一倍。

35．什么是有效血浓度？

有效血浓度（therapeutic blood level）是指癫痫发作被完全控制而又无临床中毒症状时的血药浓度，其范围是经统计学得出的群体指标。

36．什么是中毒血浓度？

中毒血浓度（toxic blood level）是指出现临床中毒症状时的血药浓度。

37．什么是药物蓄积率？

多次服药是想让药物在体内有所蓄积，达到并维持稳

态有效血浓度，以发挥治疗作用。蓄积率（accumulation ratio）或用 R 表示，其公式为

$$R=\frac{1.44 \cdot T_{1/2} \cdot F \cdot D}{F \cdot D \cdot t}=\frac{1.44 \cdot t_{1/2}}{t} \quad （t \text{为给药间隔}）$$

也就是说，蓄积率等于 1.44 乘半衰期，再除服药间隔。其中，F：生物利用度，D：给药剂量，$T_{1/2}$：半衰期。从中可见，若给药间隔 ≥ 1.44 个半衰期，则体内药量不会有任何蓄积，也就达不到治疗的目的。要想达到蓄积，给药间隔必须小于 1.44 个半衰期。苯巴比妥、氯硝西泮（安定）、乙琥胺、丙戊酸钠的蓄积率分别为 6.0、3.6、3.1 和 1.8。蓄积率可看出一剂维持量对体内总药量的影响。如在长期服药过程中，少服一剂苯巴比妥对血浓度影响较小，而少服一剂丙戊酸钠则影响较大。所以一般讲，给药方案是必须包括再次吃药剂量和两次给药之间的给药间隔。

38．什么是稳态血浓度？

稳态血浓度（steady state blood level）是指多次规律服药后，吸收量等于排泄量时的药物血浓度。药物达到稳态血浓度需经至少 5 个半衰期时间。治疗范围内的稳态血浓度即为有效血浓度。稳态血浓度期间也有峰谷波动。若稳态血浓度均值为 Css，此时体内药量 $=Css \times Vd$。如单位时间内用药总量不变，改变给药间隔对达稳态的时间及浓度

均无影响。但缩短给药间隔，可减少血药浓度的波动；延长给药间隔，血药浓度波动增大。如给药间隔不变而增加药物剂量，血浓度达稳态时间不变，但稳态血浓度增高。

39．什么是消除半衰期？

消除半衰期（elimination-half life，$T_{1/2}$）指体内药量消除一半所需要的时间。也是消除相中血浆药物浓度下降一半所需的时间。其实用价值在于，可根据这一参数计算达稳态所需要的时间及帮助设计最佳给药间隔。

40．什么是清除率？

清除率（clearance，Cl）是表达单位时间内有多少容积血浆所含的药物被清除。也就是单位时间内从体内清除的表观分布容积的分数。它反映排泄器官和代谢器官除去药物的能力。

41．什么是表观分布容积？

表观分布容积（apparent volume of distribution，Vd）是指假定药物在体内均匀分布时的药物分布程度。可用于估计用某剂量后某个时刻的血药浓度及欲达某个血药浓度所需的剂量。

42．什么是药物效应动力学?

药效学是研究药物生理生化效应的机制以及药物剂量与效应之间关系规律的学科。它既是药理学的理论基础，又是合理用药的指导。因此需要了解以下概念。

药物与机体大分子组分相互作用的结果，称为效应（effect）；导致效应的初始反应，称为作用（action）。

药物效应的基本类型可分两种：兴奋和抑制（excitation，inhibition）。药物效应可分直接作用（直接作用于它所接触的器官和细胞）和间接影响（机体整体神经性反射或生理体液调节）。药物对机体某些功能产生影响，称为选择性（selectivity）。

药物效应的强弱与其剂量的大小或血浓度的高低有一定关系，这就是量效关系（dose-effect relationship）。量效反应曲线呈长尾 S 型（将剂量或"浓度"以对数表示，则曲线呈对称 S 型）。曲线上的最大效应（maximal effect，Emax）又称效能（efficacy）。各不同药物的效能或等效剂量又称效价强度（potency）。

在质反应量效曲线中，可求出半数效应量，即半数有效量（50% effective dose，ED50），或半数致死量（50% lethal dose，LD50）等。

药理作用的特异性取决于化学反应的专一性，也就是取决于化学结构的特异性，这就是构效关系（structure activity relationship，SAR）。化学结构完全相同的光学异构体，作用不一定相同。多数药物的左旋体具药理作用，如左旋多巴等。

43．抗癫痫药的药理作用机制有哪些？

研究药物作用机制是药效学最重要的方面。不仅研究药物对机体产生的最终效应，而且研究药效的初始反应及其中间环节，研究药物在何处起作用及如何起作用，即作用原理或机制（mechanism of action）。它不但能阐明药物治疗作用和不良反应的本质，而且为开拓新药、了解生命奥秘提供了信息。目前药物机制的研究已经深入到从整体→器官→细胞→亚细胞→分子→基因等各个水平。一般来说，药物主要是通过干扰或参与机体内的生理生化过程而产生效应的（表 5-1，表 5-2）。改变细胞周围环境的理化因素，如静脉注射甘露醇可以引起高渗利尿；干扰或参与代谢过程，如药物对酶的影响可以干扰或阻断正常代谢过程；作用于生物膜上的受体，以通过改变膜通透性（离子通道）或通过信息的跨膜传递（第二信使），或通过蛋白质合成（DNA 转录）而引起细胞效应；药物也可通过影响中枢神经递质的合成、摄取、释放、灭活过程，改变递质在体内或作用部位的量，从而引起功能的改变。

表5-2　传统抗癫痫药物作用机制

	电压依赖性的钠通道阻滞剂	增加脑内或突触GABA量	选择性增强GABA介导作用	直接促进氯离子内流	钙通道阻滞剂	其他
卡马西平	++	?				+
苯二氮䓬类			++		+(L型)	
苯巴比妥		+	+	++	?	
苯妥英钠	++				?	+
扑痫酮		+	+	++	?	
丙戊酸钠	?	+			+(T型)	++

表5-3　新型抗癫痫药物作用机制

作用机制	电压依赖性的钠通道阻滞剂	增加脑内或突触的GABA水平	选择性增强GABA介导的作用	直接促进氯离子的内流	钙通道阻滞剂	其他
非氨脂	++	+	+		+（L型）	+
加巴喷丁	?	?			++（N型，P/Q型）	?
拉莫三嗪	++	+			++（N，P/Q，R，T型）	+
左乙拉西坦		?	+		+（N型）	++
奥卡西平	++	?			+(N，P型)	+
替加宾		++				

续表

作用机制	电压依赖性的钠通道阻滞剂	增加脑内或突触的GABA水平	选择性增强GABA介导的作用	直接促进氯离子的内流	钙通道阻滞剂	其他
托吡酯	++	+	+		+（L型）	+
氨己烯酸		++				
唑尼沙胺	++	?			++(N,P,T)	

44．受体的概念和具体解释是什么？

受体（receptor）是 1878 年 Langley 首先提出的概念。1909 年 Ehrlich 提出受体一词。由于科学技术不断发展，受体的分离、提纯和鉴定已成为现实。人们逐渐认识到受体是构成细胞的物质成分，位于细胞膜（多肽类）或细胞质（激素类）部位，是某种蛋白质性质的大分子物质，具有严格的主体专一性。具有能识别和结合特异配体的位点，即受点（receptor site）；为药物 - 受体复合物可引起生物效应。

已进行过研究的受体有神经递质类受体，如乙酰胆碱、去甲肾上腺素（有亚型 α 受体、β 受体）等受体；激素类受体如胰岛素、胰高血糖素、性激素、甲状腺素、肾上腺皮质激素等受体；自体调节物质受体，如前列腺素、组胺、5- 羟色胺等受体；中枢神经系统受体如吗啡、苯二氮䓬类、GABA 等受体。

药物与受体或特异受点结合成复合物而发生作用。这种结合取决于药物对受体的亲和力（affinity）。结合后形成的复合物还可以解离，药物不会被受体破坏。结合后经一系列的连锁反应，产生效应。关于药物作用的受体学说有3个：

（1）占领学说（occupation theory）：占领学说认为受体必须与药物结合才能被激活并产生效应。其效应的强弱与药物所占领的受体数目成正比，而且药物必须具有内在活性（intrinsic activity）。用药物 - 受体复合物的解离常数（KD）的倒数（1/KD）表示亲和力（而 KD 是引起最大效应一半时，即 50% 受体被占领时的药量）。

根据这个学说，可将药物分为：①激动剂（agonist）：为既有亲和力又有内在活性的药物。根据亲和力和内在活性的大小，激动剂又分为完全激动剂（有较强亲和力和较强内在活性）和部分激动剂（partial agonist，即有较强亲和力，而内在活性不强）；②拮抗剂（antagonist）：为只有较强亲和力而无内在活性的药物。拮抗剂也分完全或部分性两种。

（2）速率学说（rate theory）：速率学说认为药物效应的强弱并不取决于受体被占领的多少，而取决于药物 - 受体复合物的解离速率。如激动剂解离速率大，部分激动剂解离速率小。而拮抗剂解离速率很低。

（3）二态模型系统（two model theory）学说：该学说

认为受体有两种构象状态，即活化状态及失活状态。两者可以相互转化。受体在活化状态时可与激动剂结合，产生效应；在失活状态时可与拮抗剂结合，不产生效应。部分激动剂对两种状态的受体都有不同程度的亲和力。当激动剂和拮抗剂同时存在时，两者竞争受体，效应大小取决于活化受体 - 激动剂复合物与失活受体 - 拮抗剂复合物的比例。

药物与受体结合以后可以发生一系列的细胞反应，这些反应可归为三类：一是对细胞膜通透性的影响，即药物与受体结合后，受体被激动，影响了相互耦联的膜离子通道，改变了离子的跨膜转运，导致膜电位或细胞内离子浓度的变化而产生效应；二是通过细胞信息的跨膜传递，受体被激动后可使细胞内的第二信使 cAMP 增加或减少等。通过钙动员或蛋白磷酸化而产生各种效应。

45．什么是治疗药物监测（TDM）？

治疗药物监测（therapeutic drug monitoring，TDM）是近十几年来发展起来的一门新型边缘科学，是 20 世纪临床治疗医学上划时代的重大进展之一。其目的是通过测定血中药物浓度并利用药代动力学原理和公式，使给药方案个体化，以提高疗效，避免或减少中毒。同时也为药物过量中毒的诊断和处理提供了有价值的依据。

46．什么是抗癫痫药物的 TDM？

TDM（therapeutic drug monitoring）是治疗药物监测的简称，它有两项任务，一是要能提供准确的血药浓度测定值，这需要质量控制来保证；二是要能针对具体测定值与具体病人进行有机的联系与解释，否则再准确的测定值也只能是空洞无味的数字。只有准确的测定值加上合理的解释才是科学用药的有力依据。在解释血药浓度时，要注意时效关系、量效关系、剂量与血浓度关系及血浓度与疗效的关系；要注意用药途径、给药间隔、采血方法、采血部位及采血时间；还要注意年龄特点，合并用药情况；疾病所致的生理、病理及心理变化等。这些都需要医生懂得一点血药监测技术及临床药代动力学知识。总之，TDM 为拟定和调整个体化的长期治疗方案提供了科学理论依据。而只有把血药浓度监测和临床实践密切结合起来，才能获得癫痫治疗的最佳效果。

47．抗癫痫药 TDM 与疗效关系如何？

任何药物都具有两重性——既能治病，也能致病。如苯妥英钠，既能满意地控制癫痫大发作，又可能导致中毒性脑病。其最终疗效的优劣，很大程度上取决于医生用药的合理性与技巧。在采用 TDM 之前，抗癫痫药物的应用是经验性的（如苯妥英钠，每次 1 片，1 日 3 次等），缺乏严格的科学依据。自开展 TDM 以来，医生在血药浓度监测的实践中，逐步认识到药物的疗效与血中浓度的相关程度大大超过了与剂量的相关程度；认识到药代动力学对药物治疗的指导作用。因而能积极主动地从药代动力学的观点去制定和调整用药方案，使癫痫的治疗方案个体化、合理化，从而减少了选药、改量、换药及停药的盲目性，降低了药物毒副作用；明显地提高了疗效。我们对大量病人的回顾性研究证实，小儿癫痫完全控制率为 39.2%（TDM 之前）；而前瞻性研究结果（TDM 之后）显示：初治癫痫患儿完全控制率可达 83.3%，所谓难治癫痫患儿完全控制率可提高到 55.7%。此结果可说明一些原来经治无效的患儿并非对所用药物不敏感，而是其血药浓度过低或过高所致，经 TDM 调整剂量，使之获得有效血浓度后，仍能有效地控制临床发作。

48. 抗癫痫药物 TDM 的监测指征是什么？

抗痫药物 TDM 是绝对必要的，但并非意味着每个病儿均需频频检测。过分消极和过分热心都是不对的。根据临床情况，考虑技术条件与经济条件，恰如其分地掌握好监测指征是医生的职责。

（1）对安全范围较窄（有效量与中毒量极接近）：呈零级动力学消除的药物必须监测。如苯妥英钠（PHT），当机体对其消除能力达饱和时，任何小剂量的增加都可引起血浓度的骤增而致中毒。北京大学第一医院王丽教授曾遇一复杂部分性癫痫患儿，口服 PHT6.6mg/（kg·d）治疗，其血浓度稳定在 10μg/ml，临床上控制满意。然而仅自行加量（0.025g）1 次，即发生明显共济失调，血浓度骤升至28.6μg/ml。

（2）对发作严重的病例，开始用药或更改药量前，要测血浓度基线。规律服药后要测所用药量的达峰浓度时间、稳态血液浓度及有效血浓度，作为长期治疗的参考或指导。

（3）诊断或处理中毒：常规治疗下出现临床中毒症状，急需测血药浓度。根据血浓度水平及时减量或停药，并做随访。对有中毒症状者，不要忽视慢性中毒所导致的中枢神经系统的神经、精神或不自主症状，如反应迟钝、言语及认知障碍等。

（4）用常用剂量或大于常用剂量仍不能控制发作时，需测血药浓度以监测是否药量不足，药酶诱导，耐受还是中毒。因为有的抗癫痫药中毒时可使惊厥加重，极易与癫痫本身的发作因药量不足、未被控制相混淆。如 PHT 中毒时，发作频率增加者占 33%。

（5）多药合并应用可在药动学和药效学各个环节上发生药物相互作用。特别当疗效不满意或有间断发病时，要监测血药浓度以调整合适剂量。如苯巴比妥、利福平等都是药酶强诱导剂。可使合用的其他药物血浓度降低；而氯霉素和异烟肼等都有抑制药物代谢作用，使并用药物血浓度上升。

(6) 癫痫患者需要长期、有的甚至终生服药治疗。在漫长过程中，机体难免受疾病本身、内外环境因素的改变而使药物在体内的代谢发生变化。为了及时发现过量、剂量不足、未遵医嘱服药、药酶自身诱导（如卡马西平长期应用时，其半衰期可下降3倍）及细微的脑功能障碍，每半年至1年监测1次血药浓度对治疗是有益的。

49．什么是治疗指数?

治疗指数（therapeutic index）是衡量一种药物安全性的指标。在质反应的量效曲线上，能使群体中有半数个体出现死亡的量称为半数致死量（50% lethal dose，LD50）；能使群体中有半数个体出现疗效的量称为半数有效量（50% effective dose，ED50）。一般常用药物的LD50与ED50的比值，称为治疗指数（therapeutic index，TI），表示药物的安全性。

50．口服用药后多长时间可达稳态血浓度?

首先看看一次和多次用药后药物体内存量见表5-4。

表5-4 一次和多次用药后药物体存量

经过半衰期	一次用药消除后药物的体存量	多次用药后药物的体内蓄积量
1	100%×1/2=50%	50%
2	100%×（1/2）2=25%	75%
3	100%×（1/2）3=12.5%	87.5%
4	100%×（1/2）4=6.25%	93.8%
5	100%×（1/2）5=3.125%	96.9%
6	100%×（1/2）6=1.56%	98.5%
7	100%×（1/2）7=0.78%	99.2%

从上表可以清楚地看出，一级动力学消除的药物，一次用药后经 5 个 $T_{1/2}$ 后体内药量消除 97%。如隔 1 个 $T_{1/2}$ 间隔的多次给药，则经 5 个 $T_{1/2}$ 后药物体内蓄积量可达 97%，即认为已达稳态。如苯巴比妥达稳态血浓度时间为 2 ～ 3 周；丙戊酸钠达稳态血浓度时间为 1 ～ 2 周。

51．给药间隔是如何确定的？

给药间隔时间要根据药物的生物半衰期来确定，半衰期（$T_{1/2}$）是指血浆药物浓度下降一半所需要的时间。一般来说，按一个半衰期时间间隔给药，在经 5 个 $T_{1/2}$ 后药物可以达到稳态血浓度。停药也一样，经 5 个 $T_{1/2}$ 后，约 95% 药物在体内可被清除。药物的半衰期是根据药物本身的理化性质决定的。每个药都不一样，如苯巴比妥半衰期较长，大约40小时，而卡马西平半衰期较短，小于20小时。因此，对苯巴比妥来说，每日服1次足够了；而对卡马西平来说，最好每日量分2次口服。还有些药物半衰期是不固定的，如苯妥英钠，在低浓度时 $T_{1/2}$ 是12小时，而在高浓度时，$T_{1/2}$ 就延长至20小时以上，此时给药间隔就必须相应地延长，否则将会导致蓄积中毒。另外，每个病人的具体状况不同，如肝功能、肾功能状态，是否合并其他疾病，年龄等都对药物 $T_{1/2}$ 有影响，所以要根据病人的血药浓度，计算出他自己的半衰期，再根据 $T_{1/2}$ 确立给药间隔。

52．为什么确定药物疗效要经5个半衰期？

举个例子来说，如果按药物的半衰期（$T_{1/2}$）给药（剂量为D），那么从第一剂以后每次给药后与下次给药的体内药量分别是 D，1.5D，1.75D，1.88D，1.94D，1.97D，1.99D，2.00D，2.0D，2.0D。那么，初始体内药量为 D，第1个 $T_{1/2}$ 时为1.5D，第7个 $T_{1/2}$ 时为2.0 D，以后无论多少个 $T_{1/2}$，体内剂量都是2.0D。也就是说，到了第7个 $T_{1/2}$ 时，药物已达到完全稳态。此时的血浓度为稳态血浓度。而在第5个 $T_{1/2}$ 时，体内药量已达1.97D。临床上已接近稳态。故临床上一般认为5个 $T_{1/2}$ 已基本接近稳态了。但小于5个半衰期，还未达稳态，就不能判断该药物该剂量的疗效。因为药量仍在不断积累中，药物的最大疗效尚未显示出来。

过早宣判药物有效与否是不科学的，对患者也无益。

53．影响药效的非抗癫痫药物性因素有哪些？

除了抗癫痫药以外，还有许多因素影响着惊厥发作的控制，如月经期的激素变化，可以改变抗癫痫药物的代谢及身体对抗癫痫药物的需求；青春期药物代谢较快，尤其对有些快代谢型的儿童，用药量要偏大，才能保持住药物稳态；情绪的抑郁、惊恐、兴奋及疲劳、过食、疾病等应激状态均有增加惊厥的可能性。此外，同时应用抗生素、抗过敏药、抗精神病药及抗哮喘药物等都能改变惊厥阈值。

54．什么是安慰剂？

安慰剂（placebo）是指本身没有药理活性的物质，如用乳糖、淀粉等做成的外观上、味道上与所用药物完全一致的剂型，用来作为临床药物作用评价中的阴性对照。对于新药临床试验及疗效不确定的老药临床再评价，安慰剂是必不可缺少的。由于人心理作用的复杂性，尽管安慰剂并无药理活性，的确可以产生治疗作用。例如，我们对抗痫灵的双盲交叉对照研究证实，安慰剂效应可达40%；另外有关偏头痛研究中，安慰剂效应可达68%。但安慰剂也可引起不良反应。所以要掌握好应用的适应证。

55．性别对药物清除有影响吗？

　　女性成人与男性成人相比：由于体重、月经、妊娠和授乳等生理特点，药物在体内的清除也会受影响。然而在儿童期，两性相差无几。仅在少年期，女孩的月经来潮可能对药的敏感性和代谢性有影响。另外，对癫痫发作的应激性及心理稳定性也对药物代谢有所影响。但就总体说来，男女性别差异对药物半衰期影响不明显。当女性怀孕时，由胎盘将母亲血与胎儿血液隔开，这个屏障称为胎盘屏障，它与一般的细胞膜性质相似。因胎儿发育、营养的供给以及胎体废物的排出均要依赖母亲的血液，因而母体血液中的药物能直接影响胎儿。在妊娠早期，当胎儿肢体和各器官系统正在形成时，药物可引起组织结构的畸形，如反应停事件等。在妊娠晚期和分娩期，因胎儿不能代谢和排泄药物，母亲体内的药物可对胎儿造成毒害，如产前用止痛剂，可致新生儿呼吸窘迫。假若孕妇为癫痫患者，又一直在口服抗癫痫药物如苯妥英钠，那么胎儿会中毒，如患苯妥英钠脑病等。

56．儿童的年龄对药物半衰期有影响吗？

　　年龄对药物的吸收、分布、代谢和消除都具有明显的影响。如生后 8 周内婴儿，其肝微粒体酶活性尚不完善，因此对多种药物的氧化代谢能力很低，加上缺乏形成葡萄糖醛酸苷的能力，很容易引起药物的毒性反应。若给新生儿、早产儿使用氯霉素，由于其缺乏葡萄糖醛酸转移酶，致使氯霉素不能排出体外，从而引起"灰婴综合征"就是明显的例证。安定经 N- 去甲基及 N- 羟化作用后进行结合反应的能力决定着地西泮的消除半衰期，早产儿清除半衰期为 58 小时，足月新生儿为 31 小时，婴幼儿为 18 小时。婴幼儿期（生后 1 月～ 3 岁），小儿肾功能亦不够完善，对药物的排泄能力还较差，使许多药物 $T_{1/2}$ 延长，易致蓄积中毒。婴幼儿血脑屏障发育不够完善，脑组织易受药物影响，有些正常情况下不易透过成人血脑屏障的药物，却可透过婴幼儿血脑屏障。但婴幼儿对药物的处置能力正逐渐成熟，并达一生中最高水平，对药物的处置特点是代谢速率快，半衰期短。到儿童期，各脏器功能才日渐成熟，对药物的处理能力已接近成人，但其体重和营养状态仍对药物作用有影响。老年期由于体质和各脏器又趋向退化，对药物的代谢和排泄能力又渐降低，故半衰期相应又延长。

57. 使用半衰期长的药物容易中毒吗？

半衰期长的药物不一定都引起中毒。一般来说，半衰期长的药物反复应用容易蓄积中毒，但这只是问题的一方面。药物半衰期是有长短之分，可只凭半衰期还不能决定药物本身有否蓄积性。更重要的一方面是给药间隔，即消除半衰期与给药间隔的比值，是蓄积中毒的重要参数。如一个药物半衰期长，给药间隔也长，就不会蓄积中毒；若一个药物半衰期短，而其给药间隔比半衰期还短得多，则很容易中毒。

58. 体重对药物治疗有影响吗？

体重大小关系到血流量的多少，对于血药浓度的获得和维持当然起很重要的作用。成人临床常用量一般是指体重为 40 ～ 60kg 的人体而言。对体重过重或过轻者都要适当调整剂量。儿科用药多是根据成人体重折算或按体表面积计算。按体表面积较体重计算药量要更合理些。但因计算麻烦，目前儿科临床上仍习惯于按公斤体重计算药量。这虽然是将小儿当成了小型大人来看待，但总比古老的经验疗法要合理得多。值得强调的是，小儿生长发育迅速，体重增长很快。如不能及时根据体重调整剂量，往往会出现随着患儿的长大而出现剂量不足、疾病控制失效的倾向。所以随访时，必须记录体重、监测血药浓度及发作控制情况，综合分析，不断调整剂量，以获得和维持病儿所需要的最佳剂量、浓度和疗效。

59. 疾病对药物清除有影响吗？

疾病对药物清除有影响，尤其肝肾疾病。因为肝是绝大多数药物代谢和解毒的场所，肾是多数药物代谢物排泄的主要场所。肝功能不全时，药物清除减慢，如正常人苯巴比妥半衰期平均为 96 小时，而患肝炎、肝硬化时半衰期可延长至 130 ～ 140 小时。正常人地西泮半衰期为 20 ～ 90 小时，慢性肝病的患者半衰期可延长为 105 ～ 164 小时。肾功能不全时，扑痫酮消除半衰期延长。地高辛 70% 以原形药从肾排出，正常人半衰期为 30 ～ 40 小时，患肾病时半衰期可延长至 87 ～ 100 小时。所以患肝肾疾病时，常规药量也可致中毒。

60．癫痫和月经有关系吗？

有些癫痫常在经血来潮之前发作，在经期内和经期后较少发作，这是因为经前数日身体组织内的水量增加，足以触发潜在癫痫的发作。所以，如果有规律性经前期发作的患儿，或有癫痫倾向的女孩，应在预计月经将至的 1 周前一段时间内，少饮水、少吃盐，适当增加抗癫痫药的服用剂量，但不要服激素。

61．营养状况对药物治疗有影响吗？

营养不良的患儿，体重低，对药物作用通常敏感，对药物的毒副作用耐受性也较差。尤其患有慢性消耗性疾病及严重营养不良的患儿，其身体抵抗力及免疫系统功能都差，更需注意用药的剂量、各种毒副反应和合并症。

62．服抗癫痫药的母亲可以哺乳吗？

药物可以从母亲乳汁中排出，这是众所周知的现象。不同药物在乳汁中的含量和浓度是不一样的。如红霉素，其在乳汁中的浓度是血中浓度的 4～5 倍。抗癫痫药物苯妥英钠、苯巴比妥、安定类药、水合氯醛等在乳汁中也都占有一定比例。如苯妥英钠，其乳汁浓度约为血浓度的 2.5％。故母亲长期大量服药，乳汁中浓度就更高。根据婴儿的吸乳量和自身代谢能力，为保护儿童，还是规定服抗癫痫药的母亲不宜授乳。

63．抗癫痫药剂型对治疗有影响吗？

药物的剂型关系到药物的生物利用度，对疗效有很大影响。药物剂型通常可分为四种：①固体剂型：如片剂、胶囊、药丸、散剂和栓剂等。固体剂型便于携带、使用方便、比较安全。但它需要先经胃肠道崩解，释放出有效成分才能显效。有时还对胃肠道有一定刺激。栓剂可放入人体的不同腔道如肛门等，其熔点接近人体体温，能够迅速熔化或软化，可发挥局部和全身作用，而且不受肝首过效应的影响；②液体制剂：如口服液或注射液，不存在崩解过程，显效快，但不易贮存、携带。尤其注射剂，要求无菌使用，针剂本身在使用操作中会给患者增加痛苦；③气雾剂：它具高度挥发性，吸入给药，显效同静脉给药一样快。但剂量不易掌握；④软体制剂：如软膏、眼膏等，多为局部应用。同一药物，同一剂型，因制造工艺不同，因而不同药厂、不同时间的产品，其生物利用度相差很大，甚至同一药厂生产的不同批号的同一制剂，其生物利用度也有差异。所以长期服药，最好选择信誉好的同一药厂的产品。

64．给药途径对治疗有影响吗？

同一药物，因给药途径不同，可能其药效完全不同。如硫酸镁，口服有泻下和利胆作用，但注射却有抗惊厥和降压作用。药物常用给药途径有口服、口腔黏膜给药、直肠给药、皮下注射、肌内注射、静脉注射、静脉滴注、吸入及局部给药等。口服抗癫痫药是治疗癫痫最常用的给药方法。它安全、方便、经济，适于慢性病的治疗。但口服后，其吸收受胃肠道内胃酸、消化酶、胃内容物及胃肠蠕动等多种因素影响，另外也受肝首过效应的影响。直肠给药吸收快，药物大多不经肝，破坏较少。还可避免对胃肠的刺激。近年来发展的安定栓剂对治疗癫痫、高热惊厥等效果良好，已广泛应用于临床。

肌内注射：注射容量一般在 10ml 以下，肌肉血管丰富，吸收较皮下（＜1ml）迅速；肌肉内神经末梢分布较皮下为少，对疼痛敏感性较差。最常用的是苯巴比妥钠注射液，肌内注射预防惊厥复发较口服可靠，但对制止惊厥不能马上奏效。

　　静脉注射：注射容量为 100ml 以下，制剂需无菌、无热源及溶血性物质，静脉注射显效最快，适于急救，如静脉注射地西泮、苯妥英钠、氯硝西泮（安定）及苯巴比妥钠是治疗癫痫持续状态的首选途径。给药途径不同，药物进入体内的量和速度都不一样，疗效也差别很大，如苯妥英钠，口服能有效地预防惊厥复发，静脉注射可立即对抗惊厥，但肌内注射几乎没有作用。

65．给药剂量应如何掌握？

　　剂量是指用药的分量。在一定范围内（从治疗量至极量之间），药物的作用随剂量的增加而递增。超过极量就是中毒量。几乎所有药物都有从量变到质变的规律，如苯巴比妥小剂量（30 ～ 60mg）有镇静催眠作用；中剂量（100 ～ 200mg）有抗惊厥作用；大剂量（200 ～ 250mg）有麻醉作用；超大剂量（＞ 250mg）可抑制呼吸中枢，引起呼吸停止而死亡。药物的剂量可以决定药物在人体血、脑中浓度的高低。药物的剂量可分为最小有效量、常用量（亦即治疗量）、极量和中毒量。最小有效量通常不能充分发挥疗效，易延误治疗；而极量可导致不良反应。药典上规定的常用量是指对大多数人有效的剂量，是经统计学处理得出来的数字；但需要注意个体差异。少数高敏感病人对很小剂量的药物也可引起剧烈反应；相反，少数耐受性很强的病人虽已用至极量，却无任何反应；正因为儿童发育、营养状况、肝肾疾病等都可引起药物代谢动力学上的明显改变，导致血浓度和疗效的差异，因此，可先按治疗量给予，再根据血药浓度监测及临床疗效，因人而异地、具体细致地加以调整剂量。

66．什么是个体差异？个体差异对用药有什么影响？

个体差异又称体质差异，是指人们在年龄、体重、精神及病理状态基本相同的情况下，体质对药物所产生的不同反应的先天基础。如哮喘体质的人，很小剂量的普萘洛尔即可引起严重的支气管痉挛，甚至窒息、死亡。在应用抗癫痫药时常可遇到对抗癫痫药物发生耐受性的情况，如口服氯硝西泮半年后约有 50% 以上患儿会发生疗效降低、惊厥复发等。这就是长期反复应用药物、机体产生了对该种药物耐受性（drug tolerance）的结果。此时必须加大剂量，才能发挥临床疗效；然而不久又会产生对高剂量的耐受，直至停药方可恢复。据认为这种耐受与受体功能有关。再如苯妥英钠在肝的解毒，就需要经过羟化代谢。而这种羟化代谢的能力，人群中就有强弱之分，这是由遗传决定的。对那些羟化能力强的人，苯妥英钠代谢得快（快代谢型），而对那些羟化能力弱的人，苯妥英钠就代谢得慢（慢代谢型），就容易中毒。这就是为什么服相同剂量 [如

6mg/（kg·d）]苯妥英钠，其血浓度可以在治疗范围、可以低于治疗范围，也可以高于治疗范围甚至达到中毒浓度以上，临床上就可以表现为无效、有效和中毒。正由于这种个体差异的存在，所以用药不能千篇一律。药物的不同反应，其基础是体质不同。所谓体质这里主要指基因不同，将来随着精准医学推广越多，用药前就知道自己的基因是慢代谢型还是快代谢型，或是普通型，及早给予相应治疗方案，因而可以少走弯路。

67．小儿均按相同的每公斤体重剂量服药合适吗？

不完全合适。因为剂量和血药浓度的关系在不同体重儿童间差别很大。我们曾做过126例患儿不同体重组的研究，即10公斤以下，10～20公斤，20～30公斤以及大于40公斤。观察苯巴比妥血浓度，发现这4条剂量-浓度回归直线根本不能重合，也就是说，各组均有其独立的剂量-浓度关系。如小于10公斤的婴儿，其血浓度与剂量之比是3，即每服1mg苯巴比妥可提高血浓度3μg/ml，而且大于40公斤的学龄儿，其血浓度剂量之比则为8，即每口服1mg苯巴比妥可提高血浓度8μg/ml，因此欲达到相同的治疗有效血浓度（20μg/ml），体重越大的孩子服药按公斤体重计算的日剂量[mg/（kg·d）]相对要小。

68. 应用抗癫痫药为什么一定要实行个体化方案?

一般儿科学和治疗学书中推荐的药物剂量都是经统计学或凭经验得出的平均剂量。药物作用强度与剂量在一定范围内密切相关,这对那些既高效又低毒的安全药物来说,确能使多数患者疗效满意,但实际上多数药物并非如此。如我们曾做过 126 例单服苯巴比妥患儿的剂量与血浓度关系的观察。给予剂量 3mg/(kg·d),口服,所获得的血浓度可在 4.5 ~ 47.8μg/ml 之间变化,相差了 10.6 倍。癫痫能否很好地控制主要与药物血浓度有关,而欲达相同的苯巴比妥血浓度(20μg/ml),不同患儿所需剂量也可在 0.7 ~ 5.1mg/(kg·d)之间变化,相差 8.2 倍,这都说明临床上惯用的"有效剂量"只适合于部分病例,而另外一些病例则表现或不足或过量。这好比若想服装得体,必须量体裁衣一样,若要达到合适个体的有效血浓度,获得临床癫痫发作的控制,必须个体化的给药才能找到个体的最佳剂量。那些常规处方,如 20 世纪 70 年代很多抗癫痫药包括苯妥英钠,不管对谁都是 1 片、每日 3 次;许多人用了这个量后无效,也有不少人用了这个量后步态不稳、发作恶化、智力减退(毒性反应)等。每当这时,人们常常归因于该药无效而导致过早换药。宣判本应有效的药物无效,实在是失去了选择好药的机会。

69．儿科用药有什么特点？

儿科用药是根据小儿生理特点而设计的，有其独立的特点。如就胃肠道而言，小儿胃排空时间和胃液 pH 均与成人不同，如新生儿和小婴儿，胃排空时间为 6 ~ 8 小时，胃液 pH 较高，约 6 ~ 8。这是因为胃黏膜尚未发育，胃酸分泌较少所致。其次，胃肠蠕动也不规律，生物利用度不稳定。可使地西泮的吸收率较成人为高，使苯巴比妥、苯妥英钠吸收减少。很多药物的吸收情况难以估计，因此口服给药个体差异甚大。皮肤和肌肉：小儿肌群小、皮下脂肪少、一遇到刺激可使周围血管收缩、影响药物的吸收，严格说，新生儿和婴儿不宜采用肌内注射方式。肝：肝是药物代谢的重要器官，小儿肝功能还不够完善，尤其是代谢药物的酶，混合功能氧化酶（主要是 P450 和结合酶）缺乏，活性也比成人低得多。相应的药物半衰期就要延长，毒副作用就要增加（如地西泮的半衰期在早产儿为 58 小时，足月新生儿为 31 小时，婴幼儿为 18 小时）；血液系统：小儿血浆蛋白的量和质都与成人不同，如新生儿、小婴儿，其白蛋白要低得多，故药物与血浆蛋白结合减少，使游离型药物如地西泮、苯巴比妥、戊巴比妥、苯妥英钠增加而可致中毒；中枢神经系统：小儿神经系统发育尚不健全，易受药物影响，如新生儿中枢神经系统水代谢不稳定、血脑屏障不成熟、药物极易穿透过去，皮质激素、四环素、维生素 A、氨硫脲等药可引起脑脊液压力增加，形成脑水肿；泌尿系统：小儿肾小球滤过功能和肾小管分泌功能均尚发育不全，按体表面积计算，新生儿肾小球滤过率只是成人的 30% ~ 40%，肾小管分泌功能只及成人的 20% ~ 30%，生后 6 ~ 12 个月方达成人值。泌尿系统是药物清除的主要场所，因其功能发育不全，可致有些药物如地西泮、苯巴比妥、戊巴比妥钠、苯巴比妥钠在体内蓄积。因小儿有其特有的生理生化功能，所以不能将小儿看成小型大人，而只是简单模仿成人用药。

70．什么是抗癫痫药的治疗原则？

抗癫痫药物治疗应遵循如下原则：①尽量早治。一旦确诊后，应立即开始服药治疗，以免进一步发生惊厥后脑损伤；②根据发作类型选药（表5-2）。不同抗癫痫药对发作类型都有相对特定的选择性，如苯妥英钠对全身性强直 - 阵挛性发作效果非常好，但对失神发作非但无效，反而加重发作；③单药治疗。提倡首选单一药物治疗，那种"药物越多越好"的说法在治疗癫痫中违反科学，非但疗效并不比单药好，相反超过 3 种则慢性毒副作用的发生机会随之增加。除非两种以上发作不能被广谱抗癫痫药控制时方可增加第二种药；④对两种以上发作型，选用对两种类型均有效的药物。一种达到治疗浓度后效果不佳，可加用第二种药；⑤剂量个体化：对任何一种药物，都要注意年龄差异和个体差异。欲达相同的有效血浓度，所需剂量有较大的个体差异，个体有效量需要摸索、调整，在 TDM 协助下完成；⑥规律用药：这是保证抗痫疗效的基本保证。要维持控制发作的有效血药浓度，必须长期、不间断地服药，"三天打鱼，两天晒网"地吃药有害无益。要根据药物半衰期和临床情况确定合适的给药间隔；⑦疗程要长。一般主张发作停止后继续服药 3～4 年，方可考虑停药；若停药时正值青春发育期，最好再延迟至青春期后。停药前要复查脑电图、脑电图痫性波十分明显者不要急于停药；⑧选用药品不要频换厂家和剂型；⑨停药要慢。要逐渐减量至完全停药，突然停药可诱发撤药综合征（癫痫发作复发，睡眠不好，冲动等神经过于兴奋）。整个停药期可为 1～2 年。⑩定期随访。要做完整的治疗记录包括何日何时发作，历时多久，每日几次、服用何药、何日何时服药，药物疗效，药物毒副反应及调整剂量方案等；定期做血、心、肝、肾功能及病因检查，定期做血药浓度监测，以保证患儿尽快控制发作，减少毒副反应；适应正常学习和生活。对少数难治性癫痫，可考虑非药物治疗，如生酮饮食、神经调控或手术治疗，但仍需合理用药，只有极少数病人很快不用药物治疗。

71. 小儿各型癫痫的药物选择顺序是什么？

根据发作类型选药见表 5-5；根据癫痫综合征选药的原则见表 5-6。

表5-5　根据癫痫发作类型选药

（中国抗癫痫协会指南，2015年版）

发作类型	一线药物	添加药物	可以考虑药物	可能加重发作药物
全面强直-阵挛发作	丙戊酸 拉莫三嗪 卡马西平 奥卡西平 左乙拉西坦 苯巴比妥	左乙拉西坦 托吡酯 丙戊酸 拉莫三嗪 氯巴占		
强直或失张力发作	丙戊酸	拉莫三嗪	托吡酯 卢非酰胺	卡马西平 奥卡西平 加巴喷丁 普瑞巴林 替加滨 氨己烯酸
失神发作	丙戊酸 乙琥胺 拉莫三嗪	丙戊酸 乙琥胺 拉莫三嗪	氯硝西泮 氯巴占 左乙拉西坦 托吡酯 唑尼沙胺	卡马西平 奥卡西平 苯妥英钠 加巴喷丁 普瑞巴林 替加滨 氨己烯酸

续表

发作类型	一线药物	添加药物	可以考虑药物	可能加重发作药物
肌阵挛发作	丙戊酸 左乙拉西坦 托吡酯	左乙拉西坦 丙戊酸 托吡酯	氯硝西泮 氯巴占 唑尼沙胺	卡马西平 奥卡西平 苯妥英钠 加巴喷丁 普瑞巴林 替加滨 氨己烯酸
局灶性发作	卡马西平 拉莫三嗪 奥卡西平 左乙拉西坦 丙戊酸	卡马西平 左乙拉西坦 拉莫三嗪 奥卡西平 加巴喷丁 丙戊酸 托吡酯 唑尼沙胺 氯巴占	苯妥英钠 苯巴比妥	

表5-6 根据癫痫综合征选药的原则
（中国抗癫痫协会指南，2015年版）

癫痫综合征	一线药物	添加药物	可以考虑的药物	可能加重发作的药物
儿童失神癫痫，青少年失神癫痫或其他失神综合征	丙戊酸 乙琥胺 拉莫三嗪	丙戊酸 乙琥胺 拉莫三嗪	氯硝西泮 唑尼沙胺 左乙拉西坦 托吡酯 氯巴占	卡马西平 奥卡西平 苯妥英钠 加巴喷丁 普瑞巴林 替加滨 氨己烯酸
青少年肌阵挛癫痫	丙戊酸 拉莫三嗪	左乙拉西坦 托吡酯	氯硝西泮 唑尼沙胺 氯巴占 苯巴比妥	卡马西平 奥卡西平 苯妥英钠 加巴喷丁 普瑞巴林 替加滨 氨己烯酸
仅有全面强直-阵挛发作的癫痫	丙戊酸 拉莫三嗪 卡马西平 奥卡西平	左乙拉西坦 托吡酯 丙戊酸 拉莫三嗪 氯巴占	苯巴比妥	

续表

癫痫综合征	一线药物	添加药物	可以考虑的药物	可能加重发作的药物
特发性全面性癫痫	丙戊酸 拉莫三嗪	左乙拉西坦 丙戊酸 拉莫三嗪 托吡酯	氯硝西泮 唑尼沙胺 氯巴占 苯巴比妥	卡马西平 奥卡西平 苯妥英钠 加巴喷丁 普瑞巴林 替加滨 氨己烯酸
儿童良性癫痫伴中央颞区棘波，Panayiotopoulos综合征或晚发性儿童枕叶癫痫（Gastaut型）	卡马西平 奥卡西平 左乙拉西坦 丙戊酸 拉莫三嗪	卡马西平 奥卡西平 左乙拉西坦 丙戊酸 拉莫三嗪 托吡酯 加巴喷丁 氯巴占	苯妥英钠 苯巴比妥 唑尼沙胺 普瑞巴林 替加滨 氨己烯酸 艾司利卡西平 拉科酰胺	
Lennox-Gastaut综合征	丙戊酸	拉莫三嗪	托吡酯 左乙拉西坦 卢非酰胺 非尔氨酯	卡马西平 奥卡西平 加巴喷丁 普瑞巴林 替加滨 氨己烯酸

续表

癫痫综合征	一线药物	添加药物	可以考虑的药物	可能加重发作的药物
Dravet 综合征	丙戊酸 托吡酯	氯巴占 司替戊醇 左乙拉西坦 氯硝西泮		卡马西平 奥卡西平 加巴喷丁 拉莫三嗪 苯妥英钠 普瑞巴林 替加滨 氨己烯酸
癫痫性脑病半慢波睡眠期持续棘慢波	丙戊酸 氯硝西泮 类固醇	左乙拉西坦 拉莫三嗪 托吡酯		卡马西平 奥卡西平
Landau-Kleffner 综合征	丙戊酸 氯硝西泮 类固醇	左乙拉西坦 拉莫三嗪 托吡酯		卡马西平 奥卡西平
肌阵挛-失张力癫痫	丙戊酸 托吡酯 氯硝西泮 氯巴占	拉莫三嗪 左乙拉西坦		卡马西平 奥卡西平 苯妥英钠 加巴喷丁 普瑞巴林 替加滨 氨己烯酸

在大约二十年前，中国大陆癫痫病诊治发展尚处于初级阶段，资源缺乏，以传统抗癫痫药为主，表5-7的内容供资源仍然缺乏地区参考。

表5-7 小儿癫痫发作类型及其药物选择（供资源缺乏地区参考）

癫痫发作及癫痫类型	药物（可参看表5-8了解英文缩写所代表的药物）
强直-阵挛发作	PB，VPA，PHT，PRI，CBZ，AES
失神发作	VPA，CZP，ESM
肌阵挛发作，失张力发作	VPA，CZP，PRI，DZP，ESM
少年肌阵挛	VPA，ESM，PRI
婴儿痉挛症	ACTH，NZP，CZP
Lennox 综合征	VPA，NZP，CZP，ACTH
简单部分性发作	PB，PHT，CBZ，PRI
复杂部分性发作	CBZ，PHT，PB，PRI
反射性发作	BZP，VPA，PB，ESM
小儿良性癫痫	VPA，NZP，CZP，ACTH，PB，CBZ

72. 常用抗癫痫药的适应证、毒副作用及不良反应是什么？

见表 5-8、表 5-9。

表5-8　常用抗癫痫药物适应证及毒副作用

药物	适应证	毒副作用
苯巴比妥（PB）	强直 - 阵挛及各型癫痫	多动、嗜睡、眼震、共济失调
苯妥英钠（PHT）	除失神外各型癫痫	皮疹、眼震、共济失调、认知下降
扑痫酮（PRI）	各型癫痫	同苯巴比妥
丙戊酸（VPA）	全身性癫痫	胃肠反应、麻木、脱发、体重增加
卡马西平（CBZ）	复杂部分性癫痫及各型癫痫	恶心、复视、嗜睡、共济失调
安定（DZP）	癫痫持续状态	嗜睡、呼吸抑制
硝西泮（NZP）	婴儿痉挛症	嗜睡、流涎、共济失调
氯硝西泮（CZP）	癫痫持续状态及各型癫痫	嗜睡、流涎、不安、共济失调
抗痫灵（AES）	全身性癫痫	
乙琥胺（ESM）	失神性癫痫	胃肠反应、头晕、全血减少
乙酰唑胺（DM）	周期性发作性癫痫	乏力、头痛、多尿、厌食
劳拉西泮（LZP）	癫痫持续状态	
促肾上腺皮质激素（ACTH）	婴儿痉挛症	胃肠反应、精神障碍、皮疹、类狼疮反应、感染

表5-9 抗癫痫药物常见的不良反应（ADR）

（中国抗癫痫协会指南，2015年版）

药物	剂量相关的ADR	长期治疗的ADR	特异体质ADR	对妊娠的影响
卡马西平	复视，头晕，视物模糊，恶心，困倦，中性粒细胞减少，低钠血症	低钠血症	皮疹，再生障碍性贫血，Stevens-Johnson综合征，肝损害	FDA妊娠安全分级D级，能透过胎盘屏障，可能导致神经管畸形
氯硝西泮	常见：镇静（成人比儿童更常见），共济失调	易激惹，攻击行为，多动（儿童）	少见，偶见白细胞减少	FDA妊娠安全分级D级，能透过胎盘屏障，有致畸性及胎儿镇静，肌张力下降
苯巴比妥	疲劳，嗜睡，抑郁，注意力涣散，多动，易激惹（见于儿童），攻击行为，记忆力下降	少见皮肤粗糙，性欲下降，突然停药可出现戒断症状，焦虑、失眠等	皮疹，中毒性表皮溶解症，肝炎	D级，能透过胎盘屏障，可发生新生儿出血

续表

药物	剂量相关的 ADR	长期治疗的 ADR	特异体质 ADR	对妊娠的影响
苯妥英钠	眼球震颤,共济失调,厌食,恶心,呕吐,攻击行为,巨幼红细胞性贫血	痤疮,齿龈增生,面部粗糙,多毛,骨质疏松,小脑及脑干萎缩(长期大量使用),性欲缺乏,维生素K和叶酸缺乏	皮疹,周围神经病,Stevens-Johnson综合征,肝毒性	D级,透过胎盘屏障,可能导致胎儿头面部急性、心脏发育异常、精神发育异常及新生儿出血
扑痫酮	同苯巴比妥	同苯巴比妥	皮疹,血小板减少,狼疮样综合征	D级同苯巴比妥
丙戊酸钠	震颤,厌食,恶心,呕吐,困倦	体重增加,脱发,月经失调或闭经,多囊卵巢综合征	肝毒性(尤其2岁以下的儿童)、血小板减少,急性胰腺炎(罕见),丙戊酸钠脑病	D级,透过胎盘屏障,可能导致神经管畸形及新生儿出血

药物	剂量相关的ADR	长期治疗的ADR	特异体质ADR	对妊娠的影响
加巴喷丁	嗜睡，头晕，疲劳，复视，感觉异常，健忘	较少	罕见	C级
拉莫三嗪	复视，头晕，头痛，恶心、呕吐，困倦，共济失调，嗜睡	攻击行为，易激惹	皮疹，Stevens-Johnson综合征，中毒性表皮溶解症，肝衰竭，再生障碍性贫血	C级
奥卡西平	疲劳，困倦，复视，头晕，共济失调，恶心	低钠血症	皮疹	C级
左乙拉西坦	头痛，困倦，易激惹，感染，类流感综合征	较少	无报告	C级

续表

药物	剂量相关的ADR	长期治疗的ADR	特异体质ADR	对妊娠的影响
托吡酯	厌食，注意力障碍，言语障碍，记忆障碍，感觉异常，少汗	肾结石，体重下降	急性闭角性青光眼（罕见）	C级

FDA妊娠安全分级：美国食品和药品管理局（FDA）根据药物对动物或人类所具有的不同程度的致畸性，将药物对妊娠的影响分为5级：

A级：妊娠头3个月的孕妇的充分的良好对照研究没有发现对胎儿的危害（并且也没有在其后6个月具有危害性的证据），此类药物对胎儿的影响甚微。

B级：动物研究没有发现对胎仔的危害，但在孕妇没有充分良好的对照研究；或动物研究发现对胎仔有害，但对孕妇的充分的良好对照的研究没有发现对胎儿的危害，此类药品对胎儿影响较小。

C级：动物研究表明，药物对胎仔有致畸形或杀死胚胎的作用，但对孕妇没有充分的良好对照的研究；或对孕妇没有研究，也没有动物研究，此类药品必须经过医师评估，权衡利弊后才能使用。

D级：有危害人类胎儿的明确证据，但在某些情况下（如孕妇存在严重的、危及生命的疾病，没有更安全的药物可供使用，或药物虽安全但使用无效）使用对孕妇永久的益处大于危害。

X级：动物或人类研究表明，能导致胎儿异常；或根据人类和动物用药经验，有危害胎儿的明确证据；孕妇使用药物显然没有益处；禁用于怀孕或可能怀孕的妇女。

73. 什么是最佳治疗方案？

最佳治疗方案就是对患儿来说最好的治疗计划。在整个治疗过程中，控制发作无疑是首要步骤，其中绝大多数患儿需用药物治疗，只有 2% ~ 10% 的患儿有手术适应证。在药物治疗中，需按前述方法进行治疗药物监测（TDM），即个体化的选药、调量、必要时给予负荷剂量、分配服药间隔、选择给药途径，确定随访周期、停药时间及方法等。其次，要把教育、社会环境、心理咨询贯彻在整个治疗计划中。如果这个方案能使患儿尽快获得惊厥控制，同时又能使患儿身心健康，正常发育，使家庭和睦幸福，经济上又承受得起，那么，这个方案就是患儿癫痫治疗的最佳方案。

74. 治疗癫痫要根据发作类型选药吗？

根据临床经验和实验研究，公认发作类型是选用一线药物的根据。早年，大发作和局灶性发作首选苯巴比妥、苯妥英钠、扑痫酮；小发作首选乙琥胺、丙戊酸钠；精神运动型癫痫首选卡马西平、苯妥英钠；癫痫持续状态首选安定静脉注射等。所以在诊断癫痫的同时，要明确发作类型，以便合理选药。中国抗癫痫协会做了更新，根据发作类型和癫痫综合征选药，见表5-5，表5-6。

75．时辰对药物有影响吗?

近年来，时辰药理学的进展给用药时间带来了依据。如研究发现，肾上腺皮质激素类药以早上服用为宜。因为早上8点服比午夜服用对肾上腺分泌的抑制作用要小三倍，能明显减轻药物源性肾上腺功能减低症。再如已知磺胺类药物乙酰化产物对肾损害最大。但在20点、2点、4点服用时则基本无乙酰化过程，因而肾不会受损。而16点钟服用，其血浓度也最高，因而乙酰化率最高。洋地黄夜间给药的灵敏性比白天给药高40倍。糖尿病病人凌晨4时对胰岛素最敏感。丙戊酸和卡马西平在夜间清除率增高，血浓度降低；而丙戊酸肠衣片在夜间吸收率下降，因而血浓度可下降30%～40%。乙琥胺和氯硝西泮也有昼夜波动。具体服药时间没有硬性规定，一般应根据具体药物和病人的经验和习惯而定，如对胃肠道有刺激的药物最好在饭后服用。

76．什么是不遵嘱服药?

不遵嘱服药（noncompliance）就是不按医生处方服药的现象。不遵嘱服药分为根本不服药、过量服药、不按量或不按时服用等。不遵嘱服药的原因很多，如以下几种都较常见：①孩子和家长都不能承认他们患了癫痫这个事实。希望医生诊断错了或侥幸能好；②不懂得惊厥是癫痫的一部分。以为惊厥一会儿过去了就没事了；③怕有药物副作用，故意低量服用或漏服，以避免副作用；④以为剂量增加可治疗快些，故意加大剂量使血浓度升高（中毒），不明白药物既能治病又能致病的双重性；⑤极少数家长自行减药、停药、缩短疗程是为了省钱。因为有些癫痫患者长期用药，价格对他们来说实在太昂贵；⑥有时真的忘记服药，也未及时补上；⑦孩子尤其青少年的逆反心理所致，"你叫我吃，我偏不吃，你又能怎么样？"违拗行为也是屡见不鲜。有的孩子认为老吃药，使自己感到与其他正常人不一样，从而感到有压力，虽然知道这样做有危险，但为求心理平衡而不愿认真服药；⑧有人盲目认为他们的癫痫已被治愈，已有几个月不发作了，想试试不吃药到底会怎样；⑨还有人就是破罐破摔，认为反正吃药也是那样，也控制不住，还不如不吃等。凡此种种，不管形式如何，其结果都是不好的。所以一定要让孩子清楚并需要反复强调，遵嘱服药对治疗癫痫是何等重要。并要求他像一个成人一样坚持这样做，必要时，定期测血药浓度来进行监测，或求助于医生与之交谈，进行心理咨询。

77．什么是药物滥用？

药物滥用是指无选择地、无目的性的、无节制地使用一些药物。目前药物滥用现象仍很严重，主要表现在用药种数和用药方法上，如"大兵团作战"，大撒网式的多药疗法，有时竟多达十几种药同时应用。本院小儿神经门诊曾发现一患儿每次口服 12 种药，包括 5 种抗癫痫药、各种维生素、钙片、保肝及健脑药等，一日 3 次。吃得患儿恶心呕吐，没有食欲，营养不良，萎靡不振，发作仍不能控制。做血浓度监测，苯妥英钠血浓度为 33μg/ml。经精心调整疗法，将 12 种药逐渐变为 2 种后，发作控制，精神振奋；智力明显上升。其次，不管何药，全是千篇一律的 1 次 1 片，每日 3 次；换药停药，加量减量过于频繁，未达稳态治疗浓度就宣布某药无效；盲目追求新药、贵药、进口药等。另外，擅自用药，"久病成良医"，不经医生同意就自己乱投医投药也是药物滥用的一个方面。药物滥用势必引起药源性疾病，据报道药物性肝炎占肝病的 1/5；滥用药物致死的病例占药物中毒致死的 1/3。如苯妥英钠用药不当可引起心律失常，加重惊厥、引起中毒性脑病，药源性血液病如白细胞减少症，再生障碍性贫血、血小板减少性紫癜及凝血功能障碍等。目前，对药物相互作用的药理研究还很有限，许多西药之间、中西药间的相互作用等后果很难预测。

临床统计资料表明毒副作用的发生率与用药种数成正比。

78．怎样才能做到合理用药?

合理用药是个全方位的课题，结合临床经验，可归纳为如下几个方面，以便有所遵循。

（1）及早明确诊断，并确定癫痫发作类型，经系统尝试找出最适合的药物，由医生制订最佳方案，指导患儿和家长。

（2）尽量考虑和排除影响药物的各种因素。如年龄、性别、体重、营养状况、精神和环境因素、病理状态及个体差异等。再如药物理化性质、剂量、剂型、给药途径、配伍、用药时间、用药次数、耐药性等。

（3）明确用药指征，有的放矢，要全面计划，长期坚持药物疗法，不要单纯追求"稀""贵""补""新"等药品。

周密观察疗效与副作用，随时调整用药方案。药物治疗本身就是一个动态的过程，在治疗过程中，机体可随时出现新的细微变化，应根据患儿病情做适当的调整。如根据血药浓度、临床疗效、毒副反应以及间发病等来调整药物及其配伍等。合理用药是对医生医疗素质、医德的全盘衡量，虽无绝对规格，但都有共同评价标准，即有效、安全、方便、节约。因此在选择使用常用抗癫痫药时，要权衡利弊、综合考虑，以维护长远利益的眼光，为患者选择一种或两种适合于他（她）的抗癫痫药物。

79. 服抗癫痫药物有配伍禁忌吗?

配伍用药是指同时合并应用两种或两种以上的药物。配伍用药得当,往往可以提高疗效,并减少各自的不良作用;但如使用不当,非但降低疗效,而且还可产生严重的不良反应。一般配伍用药可产生如下作用:协同作用(疗效相加,即 1+1=2),增强作用(疗效增加,即 1+1 > 2),无关作用(各自发挥其作用,互不干扰),减低作用(疗效相减,即 1+1 < 1);毒副作用(各自毒副作用相加)等。配伍禁忌是指同时应用的药物间会出现沉淀、中和、分解等理化现象或发生药动学、药效学时相间的相互干扰,使疗效不能发挥或完全丧失,因而禁止采用的用法。在抗癫痫药物中,地西泮可增加苯巴比妥的中枢抑制作用,不可同时静脉注射,或已用苯巴比妥维持治疗中,不可再静脉注射地西泮;丙戊酸钠可升高苯巴比妥血浓度,不要长期同时应用。除此以外,尚无绝对的配伍禁忌。

新型抗癫痫药物,多数经过筛选和特别设计,本身药物代谢动力学特征比较优秀,如生物利用度高,蛋白质结合少,药物相互作用少,所以多数药物不一定要进行血药浓度监测。但是在多药联合用药或治疗效果不理想时,要进行 TDM 监测、依从性检查、药物相互作用判断、或进行药物代谢基因或酶监测,综合评估,找出原因。

80. 合并用药可以减少副作用吗?

从多药联合的主观愿望来看,希望联用多药其抗痫作用增强,副作用减少,但这个问题决不像 1+1=2 那么简单,从临床和药物浓度监测下就会发现,两种或两种以上药物联用时,其抗痫作用有的相加,有的相减,有的相互抵消,其血药浓度可以升高、减少或不变。从多项统计学结果看,多药并不比单药效果好,且毒副作用的增加有显著差异。实践证明,只要血药浓度在有效范围,用一种药物常可起到用多种药物不易起到的效果。在血药浓度监测下,对多药治疗不能控制的发作患儿,将药物谨慎减至一种药物时,常使发作获得满意控制,而且毒副作用明显减少。另外,多药联用不易评出每个药的疗效,发生毒副作用时也不能明确对象,造成治疗上的混乱。所以提倡单药治疗,在血浓度监测下坚持合理的单药疗法有利于病人。对那些单药已达有效血浓度或以上仍不能满意控制的难治癫痫,可酌情增加另一种药物。

81. 什么是单药治疗?

只用一种抗癫痫药物治疗,称为单药治疗。从前认为,多种抗癫痫药物合用,对控制癫痫会更有效而副作用减少。通过科学研究,人们认识到,多数癫痫患儿对一种抗癫痫药物的反应比对用两种药物更好。多药相互反应会使治疗复杂化。不单有惊厥加重的可能，还能增加中枢抑制，注意力不集中和干扰认知。因此，近年来提倡单药治疗。合理的单药治疗就能明显地控制惊厥。并能增加头脑的机敏性（警觉），因而使患儿能更好地适应生活。有时将多药逐渐减为单药治疗时，这种优点更明显。即使偶有不严重、不频繁的惊厥，但患儿更精神、更愉快，生活质量可得以更好保证。

82．为什么提倡单药治疗?

单药治疗可以避免多药在药动学，药效学等各方面的相互干扰。很多 TDM 实践证实，两药或多药同时治疗，其抗痫效果并不优于单药；相反不良反应却因药物种类的增加而增加，特别是剂量较大时，这种风险增加。而单药只要选择合理、用量得当、方法对头、医患合作、规则治疗，绝大部分患儿可获满意疗效。除非那些经上述严格系统规范治疗，药物血浓度达治疗范围，观察足够长时间后确实不能控制者，可考虑加用另一药物治疗。

83．为什么癫痫不发作了还要坚持服抗癫痫药?

癫痫分发作期和发作间期，发作期的异常表现我们可用肉眼观察到，而发作间期虽然没有肉眼观察到的发作，但仍有不停的脑电异常。在发作间期脑电图上仍然可以监测到痫样波，从单个神经细胞微电极研究中可记录到神经元爆发放电点燃（firing）。膜电位上可记录到超极化后反复去极化转移（paroxysmal depolarization shift，PDS）。若不长期控制，灶性点燃极易导致癫痫复发。

84．抗癫痫药物治疗要坚持多久？

规律服药，直至惊厥被完全控制，这是毫无疑问的，但惊厥控制后还要服药多长时间才能停药，尚无统一规定。大多数医生同意惊厥完全控制后 2 ～ 4 年，脑电图恢复正常时，才可以考虑逐渐停药；但一定要根据每个人的具体情况，因人而异。如一个失神发作或儿童良性癫痫，惊厥控制后 2 年，可在青春期撤药。因为这种癫痫类型在青春期后有自动停止倾向。但一个有脑病基础的癫痫综合征患儿，正值青春期，即使完全控制达 4 年，脑电图也正常了，撤药也还必须慎重。因为青春期正是患儿上学、运动、社交等应激事件较多的时候，身体和精神压力较大，加上脑部本身有缺欠，故需要认真考虑，权衡其效果与副作用间的关系，适当延长服药时间是有益的。要知道，癫痫只能控制，不能治愈，虽然癫痫的放电灶被药物控制了，但它的放电阈值仍比正常为低，一旦刺激达到阈值，又会异常放电。如果服药后的副作用很小或适应性很好，不必急着撤药，除了副作用明显，影响到患儿的生活质量，那就另当别论。也有极少患儿不能很好地耐受长期服药，却能很好地耐受每年 1 次不太厉害的发作；这时慢慢停药也不是不可以的，但要在医生指导下，慢慢减量至停药，完全停药一定要经 1 年左右时间。对于脑部有明显病变的患者，停药要更加慎重。停药的决定一定要和患者或监护人充分交流，在权衡利弊基础上由监护人或患者本人决定。医生有义务充分传达当前的最新、最合适的方案建议给患者或其监护人。

85．什么是药物的不良反应？

不良反应（adverce drug reaction，ADR）是与治疗目的无关的，给患者带来不适或痛苦的反应。不良反应包括：

（1）副作用（side effect）：是指药物在治疗剂量范围引起的与治疗作用无关的作用。可给患者带来不适和痛苦，一般较轻微，可自行恢复。产生副作用的原因是药物选择性低，作用范围较广。由于副作用是药物本身所固有的，可以预料，避免或减轻。

（2）毒性反应（toxic reaction）：是指药物引起机体的生理、生化功能紊乱或组织结构病理性改变等有害反应。常因用量过大、疗程过长或个体对药物敏感性过高所致。伴肝肾疾病的患者可导致药物代谢或排泄障碍，在常规剂量下也可出现毒性反应，根据中毒症状发生的快慢，可分为急性中毒，亚急性中毒（数小时或数日）或慢性中毒三种。控制药量或给药间隔以及个体化用药是防止毒性反应的主要办法。

（3）变态反应（allergy）：指药物抗原与抗体结合而形成的一种对机体有损害的免疫病理反应。它与药量无关，不能预知。与患者体质（过敏体质）有关。

（4）特异质反应：与变态反应不同。是由于机体先天存在一种遗传性生理生化缺陷，而对药物产生特异反应。如缺乏葡萄糖-6-磷酸脱氢酶的人服伯氨喹等药可致溶血。

（5）继发反应（secondary reaction）：指药物治疗作用之后的一种继发反应。是药物发挥治疗作用后的不良后果，如抗癫痫药物的耐受性和成瘾性。

耐受性和成瘾性（tolerance，addiction），耐受性指药物敏感性逐渐降低，以往有效量不足以产生治疗作用了。产生耐受性的原因有先天和后天两种，先天受遗传控制，后天为反复用药而获得的。

成瘾性现在称为依赖性（dependence），是指某些药物长期应用可产生心理上的依赖和渴求，停药后不但原有症状加重，还出现一些与之无关的新体征，称为戒断症状或撤药综合征。

（6）致畸作用（teratogenic effect）：是指药物对胚胎的正常发育造成不良影响，如妇女妊娠2～3个月时，胚胎细胞正处于有丝分裂活跃期，各器官系统都在进行分化，最易受药物影响。

（7）致癌作用（carcinogenic effect）：指药物造成癌变反应。一是直接接触获得的，如苯的煤焦油等化工原料。

二是间接作用，如免疫抑制剂的长期应用。

86．抗癫痫药物有何不良反应？

凡是药物，都具有正、副双重作用，一是治疗作用（therapeutic action），可影响病变的自然过程，利于防病、治病；二是不良反应（untoward reaction），可引起机体生理变化及病理改变，不利于机体，很多情况下这两种作用同时存在，也就是说，没有一种有效药物是没有副作用的。完全没有副作用的药物事实上也常是没有用的东西。近年来，有些药品广告中宣称：××药物治疗××疾病有特效，无任何副作用，这种广告宣传是不严肃，不科学的。药物是商品，但它是一种特殊的商品，起着防病、治病、救命的作用。生产者应本着实事求是的精神，将正反两方面的作用告诫消费者，使他们心中有数，切不可只为推销，坑害患者。

87．抗癫痫药物对肝有损害吗？

抗癫痫药都是经肝代谢解毒的，会增加肝负担。首先肝细胞摄取药物，然后药物在肝内代谢，其中肝微粒体内混合功能氧化酶（细胞色素 P450 的影响最大）可使药物解毒，药物亦可在由脂溶性化合物变为水溶性化合物时，产生对肝有毒的代谢产物。

从临床角度看，药物性肝损害有3种：①肝细胞型：表现为乏力、食欲缺乏、恶心，严重时可有急性重型肝炎征象；②淤胆型：表现为黄疸、瘙痒、腹痛等，类似肝外胆道阻塞症；③混合型：兼有上述两种类型的临床生化表现。

抗癫痫药中可引起肝损害的药物有苯妥英钠、安定、丙戊酸、卡马西平。由于抗癫痫药需长期服用，为了能及时发现肝受损情况，及时采取保护措施，定期检查肝功能是必要的，实际操作中3～6个月检查1次，如果每年体检的患者，可以减少检查次数。服药前应该例行检查，以筛查出已经有问题的患者。对于有肝疾病的患者，应该查找原因，并调整剂量；对于非尔氨酯、丙戊酸和卡马西平，合并有肝功能损害时，建议非常慎重地继续原来药物或换用其他药物。以往报道的抗癫痫药肝毒性的病例，多由于特异质反应或过敏反应在肝的表现，剂量依赖性肝毒性罕见。所以，也有人认为没有肝损害症状的患者不一定常规例行检查肝功能。

88．什么是耐受性？有什么办法解决？

耐受性（tolerance）是指药物反复应用后，其原有的治疗效果下降、渐渐消失的现象。抗癫痫药物的耐受性可分为两个方面，一是治疗作用的耐受性，即抗癫痫作用消失，如苯巴比妥，卡马西平及氯硝西泮（安定）等药，开始十分有效，用了数周至数月后，疗效就渐渐降低，使本来可以控制得很好的惊厥又复发作。这是需要认真克服的，因为它关系到患者癫痫治疗的成败。另外一种是副作用的耐受性，如苯巴比妥，开始用时就伴有嗜睡、困倦、乏力及饮食不振等症状，但继续服用 1 ~ 2 周后，这些作用就都消失了，这种耐受性对治疗有益，尤其对长期治疗无害，无须处理。

89．抗癫痫药物有相互作用吗？

有。同时应用两种（或两种以上的）药物，不可避免地会在药剂学、药代动力学和药效学的各个环节上发生相互反应。药物相互反应的结果或许是两药治疗作用相加，这往往是人们联合用药的出发点，但人们却容易忽视两药副作用相加的坏处。如果两药联合应用，结果是治疗作用相加，而副作用相减，那是最理想的了。但临床上往往不是这样，联合用药常常表现出治疗作用的干扰和副作用的相加。尤其多药同时应用时，这种作用就更为明显。

能够发生相互作用的环节简述如下：

（1）药物在消化道内的化学性干扰，影响药物的吸收。含钙、镁、铝的抗酸药可降低苯妥英钠的吸收。

（2）药物与血浆蛋白结合部位的竞争，能改变药物的作用（如苯妥英钠、丙戊酸可将其他药物从蛋白结合部位替换出来，使该药在血中游离浓度增加，游离药物浓度是起药理作用的那部分药物的浓度，故药理作用增加）。

（3）药物间的代谢抑制、代谢诱导以及排泄途径间的相互作用等。

90．什么是药物之间的代谢抑制？

当两种药物在肝内有着共同的代谢途径时，可互相竞争代谢酶，与酶的活性部位结合，形成稳定的中间产物以抑制酶的活性，使抗癫痫药物代谢速度减慢，半衰期延长，血浆浓度升高。药物长期蓄积在体内，可增加中毒的可能。如磺胺噻嗪，也是一种弱的抗癫痫药物，当其与苯妥英钠合用 2 ～ 3 周后，很多患者血中苯妥英钠达到中毒浓度。异菸肼、氯霉素等也能抑制苯妥英钠代谢。乙琥胺、氯丙嗪、普萘洛尔、呋塞米、保泰松、哌甲酯等也有这种作用。

91．什么是药物之间的代谢诱导？

能使许多药代谢加快，半衰期缩短，使一些药物作用时间缩短和作用高峰减小的药物称为肝酶诱导剂。如苯巴比妥、苯妥英钠、扑痫酮、痛可定（卡马西平）等都是强的肝微粒体酶诱导剂。抗癫痫药的代谢也可被其他抗癫痫药物所诱导，如卡马西平、地西泮，硝西泮可降低苯妥英钠浓度，丙戊酸可使苯巴比妥血浓度降低。抗癫痫药物能使某些抗生素（如多西环素）的代谢加速，半衰期缩短，使抗生素失效。抗癫痫药与抗凝血药合用，抗凝血药要加大全身用量方可有效。若突然减少抗癫痫药量，会导致出血。维生素 D 若与抗癫痫药合用，也应加大剂量。

92．什么是抗癫痫药物排泄途径的相互干扰？

尿的酸碱度改变可影响酸或碱性药物的排出，当尿呈碱性时，苯巴比妥排泄加快。所以当苯巴比妥中毒时，给予碱性药物可帮助其排出加快。

因此，如果孩子已经服着一种以上的药物，而惊厥未被控制，其血药浓度已在正常治疗范围，需要更换药物或加上一种药物时，医生与家长应当知道这些药物之间的相互作用。

93．新药生产需要多长时间？

1961 年，震惊世界的反应停（thalidomide）惨案（该药造成 8000 多名婴儿畸形）发生之后，为了杜绝这类悲剧的发生，各国都加强了新药的临床前毒性研究。

据统计，一种新药的生产首先要经过千辛万苦的筛选试验。才有可能进入市场，成为新药的概率为 1/8000 ~ 1/10000，而新药能成为有实用价值的药物的概率仅为 1/40000。在美国，开发一种新药需经 7 ~ 10 年时间，平均费用需 8700 万美元。由此可见，新药发掘是十分艰难的。从动物实验或体外实验，再经过人的试用，分 I、II、

III、IV 期临床试验，最终才能出现一种成熟的药物。即便上市后的 IV 期临床试验，也有可能因为副作用不能接受而下马。给儿童准备的药物，不能直接沿用成人的资料，必须给不同年龄段的孩子验证，才能大规模、放心使用。由此看来，这确实是一个漫长的过程。

有鉴于这个漫长的过程，大量患者等待使用新药，医药学界和国内外药政管理部门正在呼吁将临床试验的分期做些合并，将有关资料集中起来分析，打破分期的严格人为界限，有可能更快促进新药问世。

94. 应该怎样对待新药？

新药的评价是包括药学、药理学、毒理学和临床医学等各方面的完整评价过程，是一项复杂而又系统的工程。虽然按药政管理法的规定，进行周密、细致、认真的临床前毒理学评价，提高了新药在临床上的安全性，但仍不能排除不良反应的风险。纵观生产者、使用者、消费者的心态，由于地位不同，反应各异。生产者肯定渴望销路畅通，效益可观；医生也多是希望新药优于老药，解决临床难症。当然也有盲目求新用药失误者，但毕竟少数。患者更是渴望良药祛病，妙手回春。但不管怎样，都要抱着客观冷静的态度，既不要盲目求新，又不要怀疑观望，都应积极对待，科学使用又要考虑使用者的安全性。

95. 如何处理癫痫持续状态?

癫痫持续状态属急症,必须分秒必争地进行抢救,因为癫痫持续状态所致病死率为 12%。为防止持续惊厥造成的不可逆脑损伤,应在发作后 1 ~ 2 小时内控制发作。治疗原则:①控制发作,首选药安定每次 0.25 ~ 0.5mg/(kg),婴儿可按每次 0.3mg/kg 计算,最大量每次 10mg,静脉注射速度要慢,1mg/min。目前氯硝西泮 $T_{1/2}$ 较安定长(国内已有静脉注射针剂),效果较安定为好,剂量是 0.02 ~ 0.06mg/kg,静脉注射,速度为 0.1mg/s。另外,苯妥英钠静脉注射,首次剂量每次 10 ~ 20mg/kg(< 50mg/min),12 小时后改 5mg/(kg·d)注射或口服,效果均佳;还可选用丙戊酸静脉制剂治疗。咪哒唑仑滴鼻、口腔、灌肠、肌肉或静脉注射均可用来抢救,可根据现场条件灵活选用;②维持生命功能,预防和控制并发症。由于癫痫持续状态后,必然有脑缺氧和继发性脑水肿,故需吸氧、静脉注射 50% 葡萄糖和 20% 甘露醇;③积极寻找病因,对因治疗;④及时开始抗癫痫治疗。

对于抢救 2 小时癫痫发作仍然不能控制的病例,称为顽固性癫痫持续状态,应该采用咪哒唑仑、丙泊酚、氯胺酮等麻醉药物,呼吸机辅助呼吸治疗。超过 24 小时仍然不能控制的癫痫持续状态,称为超级顽固性癫痫持续状态,在调整抗惊厥治疗时,可以选用抗癫痫药,选用非药物治疗如生酮饮食治疗,神经调控治疗等。

96．癫痫持续状态急救时应如何选药？

在临床上，一般癫痫大发作（强直 - 阵挛发作）持续 5 分钟以上，就要考虑静脉给药，常用药物如下：

（1）首选安定，即地西泮（diazepam）。安定长期以来就是治疗癫痫持续状态的首选药物，剂量 0.25 ～ 0.5mg/kg，< 1mg/min，静脉推注，用药后 85% 患儿都能迅速止惊。安定栓剂也很有效，几分钟可达峰浓度；

（2）氯硝西泮，抗痫效果较安定强 5 ～ 10 倍，且维持时间较长（数小时），现国内已有静脉针剂（2mg/ml），剂量是 0.02 ～ 0.06mg/kg，静脉推注，速度为 0.1mg/s，对绝大多数患者有效；

（3）劳拉西泮（lorazepam，atiren），国外常作为首选药。具高脂溶性，作用快。0.05 ～ 0.1mg/kg，总量 < 4mg，1 ～ 2 分推完；10 ～ 15 分可重复 1 次，维持 1 ～ 2 天；

（4）苯妥因钠（PHT），每次 15 ～ 20mg/kg，1 次小于 1g，静脉推注，12 小时后给维持量。5mg/（kg·d），维持数日；

（5）苯巴比妥（PB-Na），10 ～ 20mg/kg，缓慢注射 < 30 ～ 50mg/min，1 次 < 0.3g，静脉推注或肌内注射，血浓度可很快达到 15 ～ 30μg/ml。对 PHT 及安定无效者有用；

（6）副醛，每次 0.3mg/kg，灌肠；0.15mg/kg，静脉注射（不用塑料管），用于 PB，PHT，BDZ 无效的病例；

（7）利多卡因，1.5 ～ 3mg/kg，静脉推注，对上述药无效者可试用；

（8）ACC-9653 是苯妥英钠的前体，具水溶性，吸收完全，半衰期短，$T_{1/2}$ 7.5 分钟，静脉推注，6 分钟达峰浓度，肌肉注射，需 37 分钟，是目前最为理想的急救新药物。有人预测最好的抗癫痫持续状态用药是 ACC-9653+lorazepam；

（9）异戊巴比妥 0.5g+NS 10ml 静脉推注，0.05g/min 或 0.2 ～ 0.3g 缓慢静脉推注，抽止立即停注，应备有人工呼吸机，除用止惊药外，还需应用脱水药；

（10）硫喷妥钠（thiopentone，sodium thiopental），有 4mg/kg，静脉注射，2 ～ 8mg/min。限量为 8mg/kg，切勿外泄或误入动脉。

97．婴儿痉挛症应如何治疗？

婴儿痉挛症（infantile spasm，IS；）是难治性癫痫之一。1841 年由 West 首次报告，治疗至今已有一个多世纪了，国际抗癫痫联盟癫痫分类为 West 综合征，目前常用治疗方法如下：

（1）促肾上腺皮质激素（ACTH），自 1958 年 Sorel 首先提出后，应用较广泛。临床应用 20 ～ 40μg/d，肌内注射或静脉注射，持续 2 ～ 4 周。临床认为该药疗效确切，ACTH 对未成熟脑发育有促进作用。近期缓解率可达 57%，远期疗效达 24%。主要并发症为感染，副作用是血压上升，血钠、血钾降低。所以1周后用隔日疗法。是否能引起脑萎缩等问题尚无定论，强调早期应用。结节性硬化症合并婴儿痉挛症者，可首选氨己烯酸，但应注意药物不良反应，如视野缺损等；

（2）泼尼松，1～2mg/（kg·d），持续4周后渐停，或伍同硝西泮（NZP）0.3～0.5mg/（kg·d），氯硝西泮（CZP）0.01～0.03mg/（kg·d），疗效较好。但NZP副作用明显，如黏液，唾液分泌增多，肌张力下降，呛奶等，年龄越小越明显；

（3）丙戊酸钠（VPA），15～30mg/（kg·d），加NZP0.3～0.5mg/（kg·d）；亦可获得与上述相同的效果；

（4）相继试用于治疗本病的药物有：抗生素类、激素类、三甲双酮、生酮饮食、维生素B6、二丙基乙酸类、γ球蛋白，单胺化合物等，经各国先后应用，取得一定效果；

（5）近年来，孙丹枫等用肌内注射完整性免疫球蛋白治疗IS，1支300mg/ml，每日肌内注射，连续50支为一疗程（总量1500mg/kg），总有效率可达46.6%，无其他副作用，复发率小于16.6%。据认为免疫球蛋白有直接抗惊作用，同时可纠正或补充患儿低丙球血症，消除免疫缺陷因素，还可激活T抑制细胞，抑制B细胞产生抗体，阻断免疫复合物对靶细胞（神经细胞）反应，起到间接抗惊作用。另外对于IS，合理选用抗癫痫药，可以最大限度地控制其发作，但仍不能满意地改善和阻止智力低下的发生。寻求新的治疗手段无疑是迫切的。近年来，应用维生素B6（日量 900mg)、外科手术的病灶切除术，以及预防围产期脑损伤等方法都在努力探索中。

（6）近年来，国、内外在生酮饮食疗法和氨己烯酸治疗 West 综合征方面取得很多经验。有的医院把生酮饮食治疗作为 West 综合征的首选治疗，因为生酮饮食疗法不同于其他治疗，除了能够控制癫痫发作外，还可以促进认知和脑发育改善。氨己烯酸主要适应证为癫痫性痉挛发作和复杂部分性发作，作为结节性硬化症合并 West 综合征的首选治疗。以往认为氨己烯酸合并不可逆视野缺损的发生率较高，经过多宗大样本观察，并未见以往报道的高发生率。

98. 失神发作如何治疗？

典型失神若不治疗，50% 可转变为其他类型发作，多数为全身强直 - 阵挛性发作，有的病例本身合并大发作。当然，有部分也可自愈。

首选丙戊酸钠，片剂，0.02g/（kg · d），渐加至 30mg/（kg· d）。也可用丙戊酸钠口服液，40mg/ml（进口），每次 2 ～ 5ml，每日 2 ～ 3 次。最近国内又有丙戊酸镁新剂型：0.1，0.2。2 周后测丙戊酸血药浓度，有效血浓度为 50 ～ 100μg/ml。直至 EEG 典型 3CPS 棘慢波转阴。如果效果不佳，可在丙戊酸钠基础上，加入少量苯二氮䓬类药（地西泮，硝西泮或氯硝西泮）。也可合并用苯巴比妥，治疗期间的前 6 个月最好每 1 ～ 2 个月检查一次肝功能。

丙戊酸钠口服液是法国赛诺菲集团生产（德巴金口服液），每毫升含丙戊酸、丙戊酸钠40mg，使用剂量15～40mg/（kg·d）。每次2～5ml，2～3次/日。有效率84.7%，对失神、强直-阵挛发作作用为佳，剂量准确，吸收快而完全，易被患儿接受，不受潮解。

此外，可以选用拉莫三嗪、左乙拉西坦或托吡酯治疗。对于肥胖女性患者，丙戊酸钠量不宜大，或换用其他药物。

99．复杂部分性发作应如何治疗？

复杂部分性发作在最新的国际抗癫痫联盟癫痫发作分类中已归类为局灶性发作。首先选用药物治疗。卡马西平10～30mg/（kg·d），从小量渐加，有效血浓度为6～12μg/ml（也可选用苯巴比妥，扑痫酮或苯妥英钠）观察临床及脑电图转归。一般药物用量得当，完全控制率可达60%。如成人连续治疗2年以上，或3种药物规范系统治疗仍无法控制发作，颞叶病灶区仍有棘（尖）波或棘（尖）慢综合波者，可能有毛细血管基底膜增厚性神经变性，或海马硬化，对患者记忆、言语等重要功能和生活质量影响不大的情况下，可考虑手术治疗，及时除去痫灶，使发作消失。

脑立体定向杏仁核毁损治疗。如确诊为颞叶癫痫，尤其伴有行为和精神障碍者，如具狂暴型或具攻击行为的精神运动性癫痫，手术效果好。总有效率可达80%。多靶点定侧定位的准确性和毁损灶精确性是手术成功的关键。当然术后仍要坚持用药一段时间，结合行为矫正综合疗法。

100. 新生儿惊厥的处理原则是什么？

应做急症处理，首先应保暖、及时吸氧，必要时气管插管或进行人工呼吸。同时止惊治疗。在止惊同时，了解发病史，做体检、化验等检查。

病因不清时，及时取血床边监测血糖、血钙，保持呼吸道通畅，可先用20%葡萄糖10～15ml，静脉推注，若惊止，则为低血糖所致；若无效，可再用10%葡萄糖酸钙或镁2ml/kg，点滴，或2%～3%硫酸镁2～6ml，缓注；若仍无效给予静脉注射维生素B6 50mg，静脉推注。若上述处理皆无效，则必须用止惊药。

止惊药选择，原则上用一种，量要偏大些，安定0.1～0.4mg/kg，静脉推注，肌内注射。大孩可用0.72mg/kg，一般用0.3mg/kg，每4小时1次，5～7天。Na-PB和PHT，易达脑，负荷量为15～20mg/kg，缓慢静脉注射，速度＜50mg/min，12～24小时后给维持量5mg/（kg·d），治疗7天停止。有效血浓度为10～20mg/ml。注意：静脉注射要慢，过快会引起低血压，心搏骤停，呼吸抑制，同时给予呼吸心电监测。另外PHT易与胆红素竞争蛋白，使间接胆红素升高，用药时要谨慎。

惊厥可致脑水肿，若惊厥时间较长，可用20%甘露醇

0.5 ～ 1g，静脉推注，或呋塞米每次 1mg/kg，静脉推注或肌内注射是必要的。

新生儿惊厥，应采用对症、抗惊、维持、病因治疗等综合疗法，不可偏废。新生儿惊厥应积极寻找病因，并进行脑功能发育监测，发现问题及早干预。表现为癫痫持续状态的新生儿惊厥处理同上癫痫持续状态。新生儿惊厥观察和诊断比较困难，需要视频脑电图监测。

101. 苯巴比妥性状和剂型有哪几种？

苯巴比妥（鲁米那），英文名为：phenobarbital、PB、phenobarbitone、luminal、gardenal，PB 是长效巴比妥类药物，分子量 232.23，化学名称：5- 乙基 -5- 苯基 -2，4，6（1H，3H，5H）- 嘧啶三酮，白色有光泽的结晶性粉末，无臭，味微苦，溶于乙醇（1∶10）、乙醚和氯仿（1∶40），微溶于水（1∶1000）。其饱和水溶液呈微酸性，在氢氧化碱或碳酸碱水溶液中溶解。片剂：15mg、30mg；粉针剂：100mg。临床有水溶性钠盐。是应用最早（1912 年）、至今仍常用的抗癫痫药物。

该药价格便宜，在抢救癫痫持续状态、癫痫和难治性癫痫治疗中仍有重要地位。新近在世界卫生组织援助中国农村地区癫痫项目中发现，规律、规范治疗，控制癫痫发作，总的效果还是积极正面的，发作得到控制、认知和行为改善、生活质量有所提升。

102. 苯巴比妥药效学特点是什么?

苯巴比妥能明显提高惊厥发作阈值,能限制病灶区异常放电(消除先兆症状)和阻止其扩散。增强中枢抑制性介质 GABA 的功能及减弱谷氨酸的兴奋作用。苯巴比妥的中枢抑制作用是呈剂量依赖性的,随剂量的由小到大,作用也由浅入深,相继会出现镇静、催眠、抗惊、麻醉、呼吸麻痹以至死亡。对全身性强直-阵挛发作疗效最好,对简单部分性发作及精神运动型发作效果良好,对控制癫痫持续状态效果亦佳。

由于其广谱、效高、低毒、价廉,多年来一直是小儿癫痫的首选药物之一,近来众多新型抗癫痫药问世,已退位于二线药物,但对某些病例,它的作用仍然是不可替代的。其有效血浓度为 15 ~ 40μg/ml。据临床统计,80% 以上的癫痫患儿在服用苯巴比妥(单药或合并用药)。有人服用长达数年、十几年乃至终生。人们对它是否影响学习记忆、影响认知问题产生了较大争议。

103. 苯巴比妥药动学特点有哪些?

苯巴比妥维持量为 3 ~ 6mg/(kg·d),全日量分 1 ~ 2 次口服。需 2 ~ 3 周达稳态。口服和肌内注射易吸收,吸收率为 80% ~ 90%。胃肠道吸收量受 pH 的影响。口服达峰时间 3 ~ 4 小时,肌内注射达峰浓度时间为 1 ~ 2 小时，分布于全身各体液组织。可透过胎盘屏障、血乳屏障，因其脂水分布系数小，故透过血脑屏障较慢。不能指望它很快生效。长期应用，其脑浓度与血浓度近似，脑脊髓浓度为血浓度的50%。PB与血浆蛋白（白蛋白）结合率为45%～55%，表观分布容积为0.8±0.3L/kg（0.5～1.1）。肝是PB代谢的唯一器官。50%～75%PB在肝酶氧化下形成无药理活性的对-羟PB，再与葡萄糖醛酸结合，而后由肾排出。20%～35%以原形从肾排泄。PB是一强有力的细胞色素P450系统的酶诱导剂，能加速其他合并药物代谢而不影响自身代谢。清除率为0.09±0.04ml/（kg·min）。半衰期为96±12小时（成人）、55±15小时（小儿）。新生儿半衰期长，可达115小时。

104. 新生儿的苯巴比妥药代动力学有何特点？

新生儿对苯巴比妥的生物利用度平均为80%，分布容积较成人为大，平均0.9L/kg（0.6～1.2L/kg）。新生儿血液pH受疾病影响较大，影响苯巴比妥分布和排泄。新生儿苯巴比妥药动学研究资料尚少。其清除$T_{1/2}$各家报道也不一样，范围在43～404小时不等。清除率平均为6.4ml/（h·kg）。正是新生儿发育以及药代动力学有其特点，根据患儿在母亲孕期的发育基础及生后条件不同，其药物代谢成熟程度的不同而表现出较大个体差异。因此应用时需要监测药物血浓度。

105.苯巴比妥的不良反应和注意事项是什么?

苯巴比妥的不良反应一般较轻。除了最多见的一过性困倦嗜睡外,小儿可出现反常症状,如兴奋不安,活动过多比嗜睡还多见。这种现象与血浓度无关,可能与本药也减弱抑制中枢作用有关。在30μg/ml浓度以下,很少有毒性反应;大于50μg/ml,可有眩晕、头痛、乏力、精神不振、运动功能降低、中毒性肝炎、黄疸等;久用可产生耐受性和依赖性,突然停药可致戒断症状,如焦虑、震颤、兴奋、惊厥、甚至惊厥持续状态;大于60μg/ml可有昏迷;80～110μg/ml可有心动过速、血压下降、休克、呼吸麻痹而致死。是否能引起学习成绩下降、思维活动减慢、行为异常、智力迟钝等现象,尚无统一看法。

注意事项:PB半衰期长,需3～4周后才能达到稳态。在这之前判断疗效尚为时过早。临床上常常遇到用PB或改量后1～2周无效就随便加量或换药的例子,这样做是不科学的。在惊厥时,即刻肌内注射的苯巴比妥钠对止惊是没有帮助的。

PB可透过胎盘屏障和乳汁而排出,故服药母亲要注意对胎儿和婴儿的不良作用。目前尚无有致畸作用证据。长期服用后不可突然停药,以免诱发癫痫持续状态。

106. 苯巴比妥有哪些副作用？它影响智力吗？

最常见的副作用是嗜睡，常在治疗开始时明显，不用停药，继续规律服用，大多数病人在 1 ～ 2 周内可很好的耐受，其嗜睡作用或减弱或消失。有些儿童服用后，表现出相反的副作用，即兴奋不安，活动过多，这与剂量和血药浓度无关，可能为本药减弱抑制中枢所致。可适当加服安定药，多数又可耐受。近年来，随着人们对生活质量、智力水平的日益重视，对苯巴比妥（PB）是否影响智力的问题提出更多的质疑，目前尚无定论。根据我们的多年经验，小儿门诊约有 85% 的癫痫患儿服用 PB 单药或合并用药，凡是剂量适合、血药浓度始终在正常治疗范围内的儿童，癫痫惊厥发作被控制满意的智力正常的患儿，不管服药多长时间（1 ～ 15 年不等），其总的智力水平均在不断上升，评分均在正常范围，自身相比的增长速度与正常对照组比没有显著差异。说明长期服用 PB 对智力没有影响。Livingston 也报道苯巴比妥毒性反应很少，他曾对 15000 多名患者长期随访 25 年以上，未见到 1 例发生不可逆毒性反应。当然智力是个综合能力的概念，学习记忆是复杂而精细的，PB 对每个具体项目有无影响，影响多大，尚需进一步探讨。需要注意两点：一是文献报道影响智力往往都是指没有满意控制发作、服用多药治疗、原有基础的智力评分较低儿童，其结果不能说明只是药物的影响；二是癫痫治疗是个长期乃至终生的过程，需要将抗癫痫强度、毒副作用、药物来源、经济负担等综合进行考虑。所以，如果用 PB 控制满意的儿童，不必因这个争论而停药或换药。

107．苯巴比妥对学习记忆有影响吗?

对这个问题存在两种意见：①认为有影响，因 PB 是中枢抑制剂，在未出现明显镇静作用之前，有人已发生注意力不能集中、认知能力下降、适应能力减退、记忆力差、学习困难等症，尤其对学龄儿更为明显。动物实验证实 PB 能延缓新生啮齿动物大脑的生长和神经发育。故主张减量或更换其他抗癫痫药物；②认为影响不大。这部分人认为 PB 是一种高效、低毒、安全、价廉的久经考验的抗癫痫老药。经过 80 多年来的应用，并未发现任何明显副作用。服 PB 的患儿不但控制住了惊厥，而且有的孩子还成功地考入重点大学，当上了研究生。即便有些人有过一过性中枢抑制现象，这也是可逆的。随着耐受性产生，副作用会自动消失。而动物实验资料未必适用于人类。权衡抗癫痫药物的利弊关系，PB 是目前最可取的一种，故应首选。这两种意见争议很大，当然还不可能有结论。我们曾用韦氏量表观察长期单服 PB 的患儿，发现只要惊厥控制得好，血浓度在正常范围；只要用药前智力正常，用药后数年不但未见智力下降，而总智商水平反而随着年龄增长而有增长趋势。至少目前我们认为，长期应用 PB，对患儿一般的学习记忆功能没有明显影响。当然个体差异较大，还需要做长期和细致的观察。WHO 全球抗癫痫运动援助中国贫困地区的项目，治疗癫痫用的就是苯巴比妥，发现经过治疗，总体认知功能是改善的，生活质量是提高的。

学习和记忆是大脑的功能，尤其记忆，是以识记、保持、再认和回忆的方式对经验的反映。没有记忆，就无法思维，更无智力可言。

若依所记忆的内容分类，可分为运动性记忆、形象性记忆、情绪性记忆和意义性记忆。若依不同感官分类，可分为视觉性记忆、听觉性记忆、运动性记忆和混合性记忆。若依信息保持的时间分类，记忆可分为感觉性记忆，即感觉器官将信息传到大脑后冲动的痕迹，约 1/4 秒消失；短时记忆，即感觉性记忆经过加工就可形成短时记忆，持续约30 秒钟；长久记忆，即大脑在感知多种信息时，选择地注意最有关的少数项目，进行必要的释码，并反复排练。短时记忆的信息经过排练（复诵）及组织编组，并与已记忆的信息相匹配，有联系者即转入长久记忆中去。长久记忆又可分认识性和回忆性两种。至今记忆本质还在探索中，有人认为记忆痕迹的建立有赖于新突触的形成，也有人认为与突触处的神经介质有关，还有人认为学习改变了神经细胞中核糖核酸（RNA）的量和类别。在神经解剖学上，记忆与海马有关。额叶皮质对短时记忆也有重要意义。总之，学习记忆是个相当复杂的大脑高级功能，这种功能在整个儿童时期都在不断地发育和成熟。据研究，正常人脑的记忆储存量达 1012 ～ 1015 比特（信息单位）。人脑的智慧能量是相当宏大的。即使惊厥损伤了一些神经细胞，那也是微不足道的，只要重视先天因素，加强后天训练，癫痫及抗癫痫药物的影响就会减到最小。

108．服用苯巴比妥会老是犯困吗？

苯巴比妥刚开始服用时，不少人有困倦、嗜睡、乏力、注意力不集中等副作用。但随着用药时间的延长，1～2周后这些副作用会自动消失，这就是应用苯巴比妥时最常见的不良反应——一过性嗜睡。机体对这种副反应能发生耐受性。这对癫痫的治疗是一种好现象。因为长期应用此药时，患者就不会再有类似副作用了，而只保持其抗癫痫作用。当然，这种副作用个体差异较大，少数人在高浓度下也不会出现困倦，个别难治癫痫病人血浓度达 80～90μg/ml 时也没有倦意。

109．苯巴比妥药代动力学与 pH 值有关吗？

苯巴比妥属弱酸性药物。在酸性条件下 pH 越小，解离度越小；而在碱性条件下，pH 越大，其解离度越大。由于只有未解离的药物形式才容易透过细胞膜，故在胃内 pH 越小，越利于吸收；而在小肠内 pH 偏小时（pH6.5～7.5 最佳），也利于吸收；在分布方面，PB 对血液的 pH 同样十分敏感，当血液 pH 降低时，PB 未解离部分增多。药物很容易由血液进入组织，使血浓度下降。当血 pH 增高时，药物解离部分增加，PB 就不易进入组织，致血浓度上升。所以无论是呼吸性酸中毒、碱中毒，还是代谢性酸中毒、碱中毒，都会影响 PB 的分布。在排泄方面，原形药物清除率受尿液的 pH 影响。若使尿液碱化，PB 未解离形式增加，可加速 PB 的排泄。因此注射碳酸氢钠可有效地将 PB 从组织移入血浆并迅速排出体外。若再与利尿剂合并，便是治疗 PB 中毒的有效措施之一。

110. 苯巴比妥中毒时应如何处理?

①碱化尿液：注射碳酸钠，使尿液 pH 达 7.5，同时，合用强利尿剂，以加速苯巴比妥排泄；②透析疗法：血液透析时，清除率可由 7.4ml/min 增至 62ml/min。经透析 4 小时后，可消除体内 30% 的苯巴比妥。腹膜透析法清除苯巴比妥能力约为血透的 1/2 ～ 1/4；③口服药用炭：可抑制苯巴比妥吸收，促进其排泄。可以使其 $T_{1/2}$ 由 100 小时降至 20 ～ 40 小时，是抢救苯巴比妥中毒的既简单又有效的办法。另外，洗胃、给氧、输液、人工呼吸等支持措施都是不可缺少的。

111. 肌内注射苯巴比妥治疗癫痫持续状态有效吗?

　　治疗癫痫持续状态,属小儿急症处理。一般需要所用药物能够迅速到达脑组织受体部位。目前我国药典虽已注明苯巴比妥钠可有静脉注射剂型,但有的厂家的 PB-Na 注射液制品中都还只注明用以肌内注射而均未注明可用作静脉注射,有的则注明既可肌内注射又可静脉注射,使用时请参考说明书。故绝大多数医师尤其正规大医院仍严格遵循规则,该药如只能用于肌内注射,则不要静脉注射。而肌内注射 PB 达血浆峰浓度时间需 2 小时,且 PB 又不易穿过血脑屏障,即使用静脉注射给药,达脑中峰浓度时间还要再过数十分钟以至更久,因此也根本达不到迅速止惊的效果。有人说,我们历来是这样处理急症抽风的,而且确实有效。有时患儿就诊时恰巧抽风发作,当即一针苯巴比妥钠,抽风马上制止了。这种情况确实有,但那多半是巧合,不是药物马上生效之故,而是惊厥自动停止的缘故。

112. 苯巴比妥预防惊厥的维持量应如何掌握?

　　苯巴比妥(PB)虽然起作用慢,但它维持作用时间长。为了预防再发惊厥,PB 是理想的药物。用药之途径和剂量主要根据临床用药目的而定。PB 属于一级动力学代谢消除的药物,其剂量 - 浓度关系可用剂量反应率(dose-response rate）来表示。它与患儿体重有关。年龄越小，按公斤体重计算的维持量越大，但平均为 1mg/（kg·d），可产生 5μg/ml 的血药浓度。如果病情不急，可给予口服维持量 3 ~ 6mg/kg，可望达到 15 ~ 30μg/ml 的最适治疗浓度。这样不仅方便，又可避免一次大剂量所产生的副作用。

如果为了使 PB 能迅速达到有效血浓度，可采用静脉注射负荷量给药方法。当然剂型是静脉注射剂型。首次 15 ~ 20mg/kg，缓慢推入，给药速度不超过 50mg/min，以防低血压反应。也可肌内注射 10 ~ 15mg/kg，隔 12 小时后再给 1 ~ 2 次。总剂量在新生儿不超过 45mg/（kg·d）；儿童不超过 30mg/（kg·d）；维持量可在静脉注射后 12 ~ 24 小时给予，剂量为 3 ~ 5mg/（kg·d），口服。口服负荷量可给予 10mg/（kg·d），2 ~ 3 天后给予维持量亦可。达稳态需 2 ~ 3 周时间。负荷量所达的血浓度与分布容积有关（$C=D/Vd$），与剂量 - 浓度反应率是无关的。届时需测血药浓度，根据临床疗效和血浓度要求，再按下式调整维持剂量。

$$\text{调整维持量}[mg/（kg·d）] = \frac{\text{原用维持量}[mg/（kg·d）] \times \text{欲达血浓度}（μg·ml）}{\text{实测血浓度}（μg·ml）}$$

为了全面了解 PB 和查阅方便，见表 5-10。

表5-10 苯巴比妥简表

分子量	232.23
pKa	7.3
熔点（℃）	176.0
水溶解度	盐类极易溶于水
生物利用度（%）	80～90
达峰浓度时间（h）	1～3
血浆蛋白结合率（%）	45～50
表观分布容积（L/kg）	0.9（0.7～1.2）
消除半衰期（h）	儿童：62（37～94） 新生儿：103（43～404）
达稳态时间（d）	10～18
消除率［ml（h·kg）］	儿童：8.2（5.1～14.1） 新生儿：6.4（2.7～17.0）
消除途径	肝转化（%）：80 肾消除（%）：儿童：20～40 新生儿：60～80
有效血浓度（μg/ml）	15～40
中毒浓度（μg/ml）	＞50
维持剂量［mg(kg·d)］	3～6
采血时间	稳态后，一日内任何时间
测定方法	HPLC、FPIA、EMIT、UV

113. 异戊巴比妥的临床药理特性有哪些?

异戊巴比妥也称为阿米妥, 英文名为 amobarbital, amylobarbitone, amytal。

性状和剂型: 性状为白色结晶性粉末、无臭、味苦, 难溶于水, 易溶于乙醇 (1:5)、乙醚 (1:6); 溶于氢氧化碱和碳酸碱溶液。片剂: 100mg; 粉针剂 (钠盐): 100mg, 500mg。

药效学: 药效学作用类似苯巴比妥, 具镇静、催眠、抗惊厥作用。脂溶性高, 易透过血脑屏障, 作用产生较快。口服后 15 ~ 30 分钟起作用; 主要用于催眠, 可维持 8 小时。注射给药主要用于癫痫持续状态。每次 5 ~ 7mg/kg, 肌内注射或静脉注射。同时以注射用水配成 5% ~ 10% 溶液。静脉注射速度 < 1ml/min。

药动学: 口服易吸收, 分布于全身组织和体液, 主要在肝代谢, 通过肾排泄、清除半衰期为 14 ~ 42 小时。

不良反应: 不良反应同苯巴比妥。

114. 戊巴比妥临床药理特性有哪些?

戊巴比妥, 英文名为 pentobarbital、pentobarbitone, nembutal。

性状和剂型: 戊巴比妥为无色结晶或白色结晶性粉末, 极微溶于水; 易溶于乙醇 (1:45)、乙醚 (1:10)。

药效学：戊巴比妥作用用途似异戊巴比妥。抗惊剂量：100～500mg，缓慢静脉注射。100mg（栓剂），直肠给药。

药动学：本品口服易吸收，分布容积 1.0L/mg，99% 在肝代谢后经肾排泄，消除半衰期为 18～48 小时。

不良反应：戊巴比妥不良反应与苯巴比妥相同。

115. 扑痫酮的临床药理特性是什么？

扑痫酮也称扑米酮、去氧苯巴比妥、麦苏林，英文名为 primidone，PRI，primaclone，mysoline。

性状剂型：扑痫酮为白色或淡黄色结晶粉末，无臭，味微苦，难溶于水（1：2000）及大部分有机溶剂，微溶于乙醇（1：170）。片剂有 50mg、100mg、250mg 3 种。1949 年人工合成，1954 年用于临床。

药效学：扑痫酮化学结构及作用类似苯巴比妥，但比苯巴比妥更具选择性。它在体内氧化代谢转变为苯巴比妥（PB）和苯乙基丙二酰胺（PEMA）。三者均具抗痫作用。用于治疗全身性强直 - 阵挛发作、简单部分性发作、复杂部分性发作及肌阵挛性发作。对失神发作效果较差。

药动学、维持剂量为 5～25mg/（kg·d），极量 2g/d，采取小量渐加方式。

该药口服吸收很快，吸收率为 80%～90%。血浓度达峰时间为 3～4 小时，达稳态时间为 4～7 天。全身分布，脑血浓度之比为 0.87，脑脊液与血浆浓度之比为 0.53 ～ 1.13；个体差异较大。血浆蛋白结合率低（25% ～ 50%），表观分布容积为 0.6 ～ 0.8L/kg。30% ～ 90% 在肝内代谢，两种代谢产物均具抗痫活性。PB 高于 15μg/ml 时，可诱导 PRI 代谢加速。PRI 半衰期为 6 ～ 10 小时，PEMA 为 24 ～ 36 小时。PB 半衰期为 90 ～ 140 小时。10% ～ 70% 原药及代谢物均经肾排出。

不良反应：服药初期，有时快至服后 30 分钟，出现胃肠道不适、恶心呕吐、困倦、眩晕、头痛、皮疹，甚至幻觉或酒醉状态。偶见血浓度下降、血小板下降和贫血。这些症状可自行消失，无须处理。治疗期间突然停药可致癫痫持续状态。为避免初服不良反应，可从小量开始，逐渐增加，并告诉病人有短暂不适。

注意不要与 PB 合用。

为查阅方便，见表 5-11。

表5-11　扑痫酮简表

分子量	218.25
pKa	N/a
熔点（℃）	281 ～ 282
水溶解度	600
生物利用度（%）	80 ～ 100
达峰浓度时间（h）	2 ～ 4
血浆蛋白结合率（%）	20 ～ 30
表观分布容积（L/kg）	0.6（0.43 ～ 1.14）
消除半衰期（h）	6 ～ 8

续表

达稳态时间（d）	2 ~ 3
消除率 [ml/（h·kg）]	30.9 73.9（32.7 ~ 102）
消除途径	肝转化 肾消除（%）：40%
有效血浓度（μg/ml）	6 ~ 15
中毒浓度（μg/ml）	> 18
维持剂量 [mg/（kg·d）]	5 ~ 25
测定方法	HPLC、FPIA、EMIT

116．苯妥英钠性状和剂型有几种？

苯妥英钠也称为大仑丁，英文名为 phenytoin sodium，PHT，diphenyldantoin sodium，dilantin，diphentoin，epanutin。

苯妥英钠为二苯乙内酰脲的钠盐，它是白色结晶粉末，无臭、味苦，微有吸湿性，在空气中吸收 CO_2，析出苯妥英。易溶于水、乙醇。水溶液呈碱性反应。常因部分水解而混浊。不溶于乙醚和氯仿。片剂：50mg，100mg；粉针剂：100mg，250mg；注射剂：5ml（250mg）。

117．苯妥英钠药动学有何特点？

苯妥英钠是 1938 年开始应用于癫痫治疗的，能特异抑制单突触传递的强直后增强（post tetanic potentiation，PTP），神经反应的功能扩大，阻止癫痫病灶区异常放电向周围扩散；可降低细胞膜对 Na^+、Ca^{2+} 的通透性，减少动作电位期间 Na^+、Ca^{2+} 内流，延迟 K^+ 外流，从而降低兴奋性，使膜稳定；可使脑内 5HT、Ach 增高；可以加强 GABA 介导的突触前和突触后抑制过程。

抗癫痫作用强，无中枢抑制作用。对全身强直 - 阵挛发作和简单部分性发作疗效最好，对精神运动型发作亦有效，静脉注射可治疗癫痫持续状态。对肌阵挛和小发作不但无效，反而增加发作频率，故禁用。还可治疗三叉神经痛和抗心律失常。因治疗与中毒浓度相近，小儿中毒症状又不易发现，故不适用于新生儿和婴儿。

118．苯妥英钠药效学有哪些特点？

苯妥英钠口服后在胃内快速游离出二苯乙醛内酰脲（苯妥英），主要经十二指肠、小肠吸收，吸收速度慢，个体差异大，单剂口服后达峰浓度时间为 3 ～ 12 小时，生物利用度为 90%。药物进入静脉后迅速分布于全身。15 ～ 30 分钟达脑峰浓度，与平衡时血浓度近似。脑脊液中浓度与血浆游离浓度相同。90% 与血浆蛋白（白蛋白）结合，分布容积为 0.65L/kg（成人 0.5 ~ 0.7）。95% 在肝羟基化，代谢成对羟苯基乙内酰脲（P-HPPH），无活性产物，与葡萄糖醛酸结合后，经尿中和胆道排泄。肝对 PHT 羟化能力有限，在低浓度时，PHT 呈线性速率（一级动力学）消除，达治疗浓度过程中，PHT 清除渐转变为零级。肝不能提高羟化能力，大量 PHT 停留于血中。$T_{1/2}$ 为 12 ~ 22 小时，但不恒定，血浓度增高时 $T_{1/2}$ 随之延长，与药物羟化反应达饱和状态有关。重复给药 7 ~ 10 天达稳态，有效血浓度为 10 ~ 20μg/ml，大于 20μg/ml 为中毒血浓度。儿童维持剂量为：新生儿 3 ~ 5mg/（kg·d），儿童为 5 ~ 10mg/（kg·d），分 2 次口服。肌内注射对局部刺激大，吸收率低，一般不用这种途径。治疗癫痫持续状态，负荷量为 15 ~ 20mg/kg，极量为每次 0.3g，每天 0.6g。静脉注射，速度 < 50mg/min 或溶于 0.9% 盐水中静滴，注入速度 1mg/min，或 0.125 ~ 0.25g 加入 5% 葡萄糖 20 ~ 40ml，在 6 ~ 10 分钟内输入（可形成沉淀）。太快可致血压下降、心动过缓和中枢抑制，这是针剂中的丙二醇的毒性反应。12 小时后给维持量。

119. 苯妥英钠不良反应和注意事项有哪些?

苯妥英钠不良反应较多：①与剂量有关的毒性反应：如胃肠道不适：恶心、呕吐、胃痛、便秘；神经系统反应如头痛、眩晕、眼球震颤、失眠、复视、精神错乱、运动失调、视物模糊以至发作增多。慢性中毒可致记忆力减退、注意力不集中、小脑萎缩、言语障碍、人格改变等；②过敏反应：如皮肤瘙痒、皮疹、肝毒性、粒细胞减少、血小板减少、再生障碍性贫血、巨幼细胞贫血（补充叶酸可治愈），甚至红斑狼疮样反应；③慢性毒性反应：如长期服用后牙龈增生（20%～50%）、皮肤粗糙、多毛症、软骨病、血清叶酸缺乏、甲状腺机能减退、末梢神经炎、免疫功能障碍（IgA降低，IgG亚群降低）。静脉注射太快可导致低血压和心脏抑制。久用骤停可导致发作加剧甚至诱发癫痫持续状态。孕妇应用可致畸胎。由于PHT属零级代谢消除过程的药物，治疗指数低，血浓度与剂量关系很难凭经验掌握，长期应用引起中毒的比率较其他药都高，而PHT中毒的发生率和程度都与血浓度有关，因此用药时一定要进行药物浓度监测。

120. 苯妥英钠神经系统的不良反应与药物血浓度有关吗？

是的，苯妥英钠（PHT）的神经系统不良反应与血药浓度高低有关，这叫做"剂量相关的不良反应"，包括眼球震颤，共济失调，反应迟钝和精神行为改变等。科学研究证实，出现眼震时血浓度为20～30mg/ml；出现共济失调时血浓度为30～40mg/ml；出现嗜睡、谵妄等神经精神症状时血药浓度为40～50mg/ml；而眼球震颤是出现最早和最常见的中毒体征，不良反应在药物减量或停药后可以消失，是短期可逆的。若长期处于高血药浓度下，可致永久性神经细胞损害。由于 PHT 的治疗谱窄及其饱和动力学特点，应用 PHT 时，一定要监测血浓度。

121. 苯妥英钠药代动力学有年龄特点吗？

新生儿尤其早产儿，其苯妥英钠（PHT）药代动力学与一般儿童不同。①其生物利用率低而且不稳定，故不用口服途径给药，多采用肌内注射和静脉注射给药途径；②血浆蛋白结合率低，如 12 周以内新生儿为 65%。其分布容积比成人大。除早产儿为 5.2L/kg，12 周以内新生儿为 0.8L/kg，成人为 0.6L/kg。因此他们的负荷量要比成人高，一般为 15～20mg/kg；③生后 4 周内肝发育尚不成熟，对 PHT 代谢能力低，因而消除半衰期较成人长。如在有效浓度范围内，新生儿为 21±11.6h，早产儿为 75±64.5h。所以其维持量要比成人低，一般为 3～5mg/（kg·d）。然而从儿童到青春发育期，机体对 PHT 生物转化能力大大加强，消除 $T_{1/2}$ 比成人又短得多，如在有效浓度范围内，消除 $T_{1/2}$ 又变为 7.5±3.5h，故维持量要较成人为大，一般 5～10mg/（kg·d），个别学龄儿童需要 15mg/（kg·d）。在青春期因 $T_{1/2}$ 缩短，为防止一日内血浓度波动过大，要根据患儿个体药动学参数，将全日量分 2～3 次口服为宜。为查阅方便，见表 5-12。

表5-12 苯妥因简表

分子量	252.26
pKa	8.3
熔点（℃）	295 ～ 298
水溶解度	14
生物利用度（%）	90
达峰浓度时间（h）	3 ～ 12
血浆蛋白结合率（%）	88 ～ 92
表观分布容积（L/kg）	0.5 ～ 0.7
消除半衰期（h）	在有效范围内12 ～ 22（成人：18 ～ 30）
达稳态时间（d）	2 ～ 5（成人：5 ～ 14）
消除率 [ml/（h·kg）]	随剂量而变化，不固定
有效血浓度（μg/ml）	10 ～ 20
中毒浓度（μg/ml）	＞ 25
维持剂量 [mg/（kg·d）]	5 ～ 8（成人：5.0）
采血时间	达稳态后
测定方法	HPLC，FPIA，EMIT，RIA

122. 肾疾病对苯妥英钠代谢有影响吗？

PHT 不是主要靠肾排泄、消除的药物，故肾疾病不直接影响 PHT 的消除速率。肾疾病对 PHT 的主要影响是降低 PHT 血浆蛋白结合率。使游离浓度不变而总血浓度下降，因为肾衰竭时，血浆白蛋白浓度下降，故血浆白蛋白与 PHT 结合力下降；尿素增多，取代了 PHT 与蛋白的结合点，PHT 代谢产物、PHPPH 在体内堆积，抑制了 PHT 与血浆蛋白结合，肾衰时，最好测定游离浓度，也可根据蛋白下降程度，推算出应调整的总血浓度。公式为：

若肾功能正常，只有白蛋白降低时：

$$\frac{\text{欲调浓度}}{(\mu g \cdot ml)} = \text{蛋白结合率正常时浓度}（\mu g/ml）\times [0.9 \times \frac{\text{血浆白蛋白浓度}（g/dl）}{4.4（g/dl）} + 0.1]$$

肾衰竭而且白蛋白降低时：

$$\frac{\text{欲调浓度}}{(\mu g \cdot ml)} = \text{蛋白结合率正常时浓度}（\mu g/ml）\times [0.1 \times \text{血浆蛋白浓度}（g/dl）+ 0.1]$$

肾衰竭经透析后，血 PHT 浓度不变，无需附加给量。

123. 硫喷妥钠的临床药理特性有哪些？

硫喷妥钠（thiopentone）为快速作用的巴比妥类药物，可在其他药物无效时试用，肌内注射或缓慢静脉注射。将硫喷妥钠用 10% 葡萄糖溶液稀释成 1% 溶液，按每分钟 1ml 速度缓慢推注，最大量不超过 5 ～ 10mg/kg。因其有中枢性呼吸麻痹的副作用，所以要慎用，事先备好气管插管和人工呼吸器。

124．卡马西平性状和剂型有几种？

卡马西平也称氨甲酰苯卓、酰胺眯嗪、卡巴咪嗪、痛惊宁、叉癫宁，英文为carbamazepine，CBZ，tegretol，timonil，为白色和淡黄色结晶性粉末；无臭、无味或微苦，属亚氨基芪类化合物，不溶于水和乙醚，微溶于乙醇、氯仿和丙酮，片剂：l00mg、200mg。

125．卡马西平药效学有何特点？

CBZ是亚氨基芪（iminostilbene）的衍生物，化学结构似三环类抗抑郁药。为20世纪50年代用人工合成的，首先用于治躁狂 - 抑郁症。作为抗癫痫药，欧洲是在20世纪60年代用于临床，美国在1974年，我国是1978年应用于临床。主要用于治疗精神运动型癫痫，局灶性癫痫。该药抗痫作用的可能机制与PHT相似，对PTP抑制较弱，降低细胞膜对Na^+、Ca^{2+}的通透性，从而使兴奋性下降，也能增强GABA的抑制功能。对边缘系统脑部位癫痫放电有选择性作用。通过丘脑的神经冲动的抑制，阻止异常放电的传递，并能提高惊厥阈，也有人认为对去甲肾上腺素和5- 羟色胺更新率有影响。临床上对复杂部分性癫痫（精神运动型癫痫）疗效最好，为目前首选药物。对全身强直 - 阵挛性发作、部分运动性发作及混合型的疗效同苯妥英钠，对肌阵挛和失神效果不佳。CBZ 亦用于治疗三叉神经痛和舌咽神经痛，可能与抑制三叉神经脊髓束核突触传递有关。还可用以治疗心律不齐、尿崩症或水中毒，与刺激抗利尿激素的合成释放有关。

126．卡马西平药动学有何特点？

卡马西平维持量 10 ~ 30mg/d（成人 0.2 ~ 0.4g，3 次/天），CBZ 在胃肠道吸收缓慢，单次片剂口服血浓度峰值时间为 6 ~ 24 小时（不溶于水的缘故），口服吸收率约为摄入量的 70% ~ 80%，3 ~ 4 天后可达稳态血浓度。CBZ 为中性高度亲脂化合物，很快分布到全身。分布容积为 0.8 ~ 1.4L/kg，在脑、肝、肾浓度最高。血浆蛋白结合率为 75%（65% ~ 85%），脑浓度约为血浓度的 60%，唾液 CBZ 浓度与血浆游离浓度密切相关（r=0.94），99% 在肝中代谢，最主要的代谢产物是 CBZ 10，11 环氧化物（carbamazepine10，11 expoxide，CBZ-EP），具有与 CBZ 相同强度的抗痫活性，但血浓度为原药浓度的 1/3。进一步变成无活性的代谢形式，由尿中排出。1% 以原药由尿中排出。CBZ 能诱导药酶活性并加速自身代谢。长期应用后其 $T_{1/2}$ 缩短，称为自身诱导（antoinduction）。如儿童单次给药 $T_{1/2}$ 为 10 ~ 19（成人 30 ~ 36）小时，用药 4 周后，$T_{1/2}$ 变为 7 ~ 10（成人：15 ~ 20）小时，如果剂量不变，长期用药所达稳态血浓度只及开始用药稳态血浓度的一半或更少。只有 0.5% ～ 1%CBZ 经肾排泄、其抗痫有效血浓度为 4 ～ 12μg/ml。

127．卡马西平不良反应和注意事项是什么？

CBZ 不良反应有消化系统反应如恶心、呕吐、胃肠不适、腹痛；皮疹、粒细胞下降、血小板下降；中枢神经系统反应：眩晕、嗜睡、运动失调、复视、眼震、头痛、抽搐等。中毒表现为：震颤、发绀、颜面潮红、神经反射亢进或减弱，甚至抽搐昏迷。有人在血浓度 9 ～ 12μg/ml 即可发生中毒，＞ 20μg/ml 则可发生抽搐，不易与惊厥区别。多发生于用药开始几天，CBZ 有效浓度与中毒浓度接近甚至重叠，多数人在 12μg/ml 以上为中毒血浓度，值得注意的是 CBZ 浓度高的病人往往伴有低血钠，长期服 CBZ 还可发生血钙下降，碱性磷酸酶上升，但不出现佝偻病症状。不采用负荷剂量（因相同剂量开始时血浓度高），维持量 10 ～ 30mg/（kg·d），从小量开始，先给予计算量的 1/3，每 1 ～ 2 周渐增加 1/3，3 ～ 4 周内加至足量。给药间隔取决于 $T_{1/2}$，一般每日量分 3 次口服，应在用药后 4 ～ 6 天测 1 次稳态血浓度，了解清除能力。给药后 4 周，自身酶诱导已达最大程度，应测稳态血浓度的变化，进行剂量调整。

基因检测：美国食品药品监督管理局（FDA）发布关于卡马西平的安全性信息，认为卡马西平（carbamazepine）

会引起危险的甚至致命的皮肤反应：史蒂文斯 - 约翰逊综合征（Stevens Johnson syndrome，SJS）和中毒性表皮坏死溶解症（toxic epidermal necrolysis，TEN），尤其在含人白细胞抗原等位基因 HLA-B*1502 的患者中更容易发生。在美国，卡马西平用于治疗癫痫、躁狂 / 抑郁症和神经病理性疼痛。SJS 和 TEN 是严重的皮肤和黏膜反应，可导致永久性残疾甚至致命。

　　卡马西平导致 SJS/TEN 的概率很低，在白种人国家进行的针对卡马西平导致 SJS/TEN 的整体评估显示，SJS/TEN 发生率只有万分之一至万分之六。但根据世界卫生组织（WHO）和卡马西平制药商收到的上市药品不良事件报告显示，一些亚洲国家出现 SJS/TEN 的概率大约要高出 10 倍。中国台湾、中国香港和欧洲的研究显示，SJS/TEN 风险的增加与 HLA-B*1502 有关。几乎仅亚洲血统患者携带 HLA-B*1502 等位基因，包括南亚的印度人。

　　HLA-B*1502 可以通过遗传测试检测。携带 HLA-B*1502 基因的患者在开始使用卡马西平治疗之前，应进行 HLA-B*1502 等位基因检测，如经检测结果呈阳性，则不宜使用卡马西平，除非药品的预期收益明显大于严重皮肤反应风险的增加。服用卡马西平长达数月而未出现皮肤反应的患者因卡马西平引起 SJS/TEN 的风险较低，包括 HLA-B*1502 阳性携带患者。

　　关于 SJS/TEN 的信息以及指导高危人群接受 HLA-B*1502 等位基因测试的信息已经添加入现有的黑框警告以

及药品说明书的"警告""实验检验"和"不良反应"部分。

FDA 建议医生开具卡马西平（包括卡马西平同类药品）处方时应充分了解药品说明书和更新后的黑框警告中的信息。以下为说明书中一些最新的重要药品安全性信息：

HLA-B*1502 阳性患者服用卡马西平出现 SJS 和 TEN 的风险显著增加。几乎仅亚洲血统人种会携带 HLA-B*1502，包括南亚的印度人。即使是同一种族，携带 HLA-B*1502 的概率差别也很大，并且确定是否为同一种族血系或混血较为困难，所以大部分亚洲血统患者都应接受 HLA-B*1502 基因检测。

亚洲很多地区对 HLA-B*1502 流行性尚无研究，以下指标可以辅助筛选哪些患者需要进行基因检测：①在中国、泰国、马来西亚、印度尼西亚、菲律宾和中国台湾部分地区，10% ~ 15% 或更多的患者可能携带 HLA-B*1502；② HLA-B*1502 在南亚人（包括印度人）为中度流行，平均概率为 2% ~ 4%，但在某些人群中更高；③日本和韩国携带 HLA-B*1502 的概率较低，小于 1%。

高危血统患者在开始服用卡马西平之前，应接受 HLA-B*1502 等位基因检测。HLA-B*1502 阳性携带患者不宜使用卡马西平，除非预期收益要明显大于 SJS/TEN 风险的增加。HLA-B*1502 呈阴性的患者因卡马西平引起 SJS/TEN 的风险较低，但仍然存在风险，因此医护专业人员应观察这些患者的症状。HLA-B*1502 呈阳性的患者使用其他诱发

SJS/TEN 药品（如抗癫痫药）导致 SJS/TEN 的风险可能会
有所增加。因此，医生应考虑避免让这些患者使用其他可
引起 SJS/TEN 的药品。

　　服用卡马西平会导致 SJS/TEN 的患者，其中 90% 以上
会在治疗的前几个月发生反应。对于任何种族或血统的患
者（包括 HLA-B*1502 阳性携带者），已经服用数月且无反
应的患者发生 SJS/TEN 的风险较低。另外，开具卡马西平
处方的医师应确保患者或医护人员了解以下信息：

　　不同的人对药品的反应可能会有差异。部分亚洲人在
首次服用卡马西平时出现皮肤反应的风险较大。服用卡马
西平之前检测风险因素（HLA-B*1502）可以降低皮肤反应
的风险。HLA-B*1502 测试已被用于组织移植前的相容性检
测。携带 HLA-B*1502 并非异常，目前尚未发现有其他风
险。经检测为 HLA-B*1502 阳性的患者应将此信息告知医
生。检测为 HLA-B*1502 阴性的患者服用卡马西平发生皮
肤不良反应的风险较低，但风险仍然存在并仍需警惕。

　　FDA 建议，接受卡马西平治疗的患者，如果医生认为
采用卡马西平治疗的收益要大于潜在的风险，那么患者应
该注意任何皮疹的迹象，如果出现皮疹迹象，请立即联系
医生进行处理。

　　除上述 HLA-B*1502 外，HLA-A*3101 等位基因与过
敏性不良反应也有相关性，应同样注意。

　　为查阅方便，见表 5-13。

表5-13　卡马西平简表

分子量	236.26
pKa	N/a
熔点（℃）	204 ～ 206
水溶解度	几乎不溶于水
生物利用度（%）	70 ～ 80
达峰浓度时间（h）	初次用药 6 ～ 24 长期用药 3
血浆蛋白结合率（%）	65 ～ 85
表观分布容积（L/kg）	0.8 ～ 1.4
消除半衰期（h）	初次用药 8 ～ 19 长期用药 不定
达稳态时间（d）	初次用药 7 ～ 14 变量之后 4 ～ 5
消除率 [ml/（h·kg）]	初次用药 28 长期用药 50 ～ 100
消除途径	肝转化 99% 肾排泄 1%
有效血浓度（μg/ml）	单一用药 4 ～ 12 合并用药 4 ～ 10
中毒浓度（μg/ml）	＞ 12
维持剂量 [（mg/（kg·d）]	15 ～ 30
采血时间	稳态后峰、谷浓度
测定方法	HPLC，FAIA，EMIT

128．丙戊酸的性状和剂型有何特点？

丙戊酸也称二丙基乙酸（英文名为 valproic acid，VPA，dipropylacetic acid），是短链脂肪酸，在化学结构上，它是唯一既不含芳香环又不含氮元素的抗癫痫药。1881 年合成以来，主要是当做有机溶剂来使用多年，在实验中偶然发现有抗癫痫作用。丙戊酸的剂型有片剂、缓释剂和针剂。有的以丙戊酸镁普通片剂型和缓释剂出现。

129．丙戊酸药效学有哪些特点？

1963 年，在筛选抗痫药实验中发现 VPA 本身对化学性或电惊厥有抗痫性，对多种模型（动物）有效。1966 年，该药作为抗癫痫药正式用于临床。属广谱药物。现在，原发性全身性发作、失神、肌阵挛、少年肌阵挛与光敏癫痫均可首选丙戊酸。作用机制有三种假说：促进脑内 GABA 合成，抑制 GABA 转氨酶及琥珀酸半醛脱氢酶，使 GABA 浓度增加；并加强突触后膜对 GABA 的反应性；还可通过抑制相应的酶，提高脑内另一重要抑制性氨基酸 - 甘氨酸的浓度。临床上开始用于治疗全身性失神发作。近来认为它是广谱抗癫痫药，也用于治疗全身性强直 - 阵挛发作，单纯部分性和肌阵挛发作及其他耐药的病例，VPA 有效血浓度为 50～100μg/ml，VPA 起效慢，达最适浓度后 6 个月才能有效控制癫痫。

130. 丙戊酸药动学有哪些特点?

丙戊酸在胃肠道吸收迅速而完全,口服与肛门给药吸收率为85% ～ 100%,达峰时间为1 ～ 4小时,峰浓度维持2 ～ 8小时,很快在全身分布,达脑峰浓度时间为30分钟,可透过胎盘屏障及血乳屏障(乳浓度＜10% 血浓度)。VPA与血浆蛋白(白蛋白)结合,结合率为90%,与血浓度和蛋白含量有关,VPA血浓度＜ 100μg/ml,血浆蛋白结合率为90% ～ 95%;高于150μg/m1时,结合率降为70%;低蛋白血症、尿毒症时,血浆蛋白结合率降低。表观分布容积为0.12 ～ 0.25L/kg。VPA(90%)主要在肝代谢,经葡萄糖醛酸化及氧化等一系列复杂过程,代谢成10种以上产物,主要代谢产物2-n-丙基-3-酮戊酸(2-n-propyl-3-keto pentamic acid),具有抗癫活性。VPA属一级代谢消除的药物;消除半衰期为8 ～ 15小时(成人10 ～ 12小时),大部分以原型,小部分经beta氧化后与葡萄糖醛酸结合,经尿排出。

131. 丙戊酸不良反应和注意事项是什么?

丙戊酸不良反应有恶心(20%)、呕吐、食欲减退,肝受损(15% ～ 30% 患者服后数月出现肝功异常、也有肝功衰竭致死的报告,2岁以下小儿慎用)。在1985年以前应用本药的40万患者中,约有40例发生致死性肝功能衰竭，在用药 3 天至 6 个月中出现，可能为过敏反应，与剂量及合并用药无关。肝的毒性作用为 1.0/1 万～ 1.5 万。震颤、共济失调、眩晕、高血氨等，据认为均与血药浓度相关（＞ 120μg/ml）。偶有血小板减少与低纤维蛋白血液病、暂时脱发、肥胖等。目前尚未定出准确的 VPA 中毒浓度。临床常用剂量为 15 ～ 60mg/（kg·d），有的甚至达 60 ～ 100mg/（kg·d）（成人 15 ～ 45mg/（kg·d），分 2 ～ 3 次口服，这里需注意，国内用量不如外国人大，常常不够 60mg/（kg·d）。VPA 剂量 - 浓度关系个体差异较大，需要临床药物浓度监测，由于一天里血浓度波动大，一般取服药前的血测谷浓度，必要时同时测峰浓度（服药后 1 ～ 3 小时取血）。注意 VPA（肠溶片）药动学有昼夜的波动，口服达峰浓度时间白天为 3h，晚上为 12 小时，晚上发作的病人应监测晚上的血浓度，因为白天血浓度高，晚上血浓度低。

132．丙戊酸钠药理特性是什么？

丙戊酸钠也称二丙基乙酸钠、alpha- 丙基戊酸钠、敌白痉、抗癫灵。英文名为 sodium valproate、sodium dipropylacetate、depakene、depakine、epilim。性状剂型：丙戊酸钠为白色结晶性粉末，无臭、味咸、有吸湿性，易溶于水（1：5）和乙醇。片剂：200mg，糖浆剂，50mg/ ml，胶囊剂：250mg/ 粒。丙戊酸钠为丙戊酸的衍生物，作用同丙戊酸。对各型癫痫发作均有效，尤其对失神、强直 -

阵挛型发作和肌阵挛发作特别有效。口服吸收迅速而完全，达峰浓度时间为 1 ～ 4 小时，达稳态约 3 ～ 4 天，90% 与血浆蛋白质结合，主要经肝代谢，代谢物和少量原药经肾排泄。能透过胎盘屏障、血乳屏障，消除半衰期为 10 ～ 67 小时（成人 28 ～ 20 小时）。维持量为 20 ～ 40mg/（kg·d）分 3 次口服。丙戊酸钠不良反应为厌食、恶心、呕吐、腹泻、嗜睡、震颤、运动失调、复视、脱发、白细胞减少、血小板减少、中毒性肝炎、血清碱性磷酸酶升高，谷草转氨酶升高。

133．丙戊酸镁的临床药理特性是什么？

丙戊酸类药物包括丙戊酸、丙戊酸钠、丙戊酰胺（癫健安）、丙戊酸钙、丙戊酸赖氨酸盐、丙戊酸镁等，其中丙戊酸镁是仿制国外的新产品。具有不易吸潮、产品质量稳定、生物利用度高、释放度佳等优点。另外，镁离子可激活人体细胞 325 个酶系统，充当辅助因子。且镁本身具有抗惊厥作用，故对同时患有高血压等心血管病的癫痫患者效果更佳。丙戊酸镁片剂有 0.1、0.2 两种规格。儿童用量为 20 ～ 30mg/d，1 日 3 次。日剂量与血浓度之间个体差异较大，有条件的医院应做血浓度监测。其有效血浓度仍为丙戊酸的有效血浓度（40 ～ 100μg/ml）。副作用可有体重增加。

134. 丙戊酰胺的临床药理特性有哪些？

丙戊酰胺也称为丙缬草酰胺、二丙基乙酰胺、癫健安，英文名为 valpromide（dipropylacetamide，depamide）。其性状剂型为白色结晶、无臭、味苦，几乎不溶于水，溶于乙醇。制剂为 200mg、100mg 片剂。药效学：该药为丙戊酸的衍生物，服后在肠内转变为丙戊酸而入血液。口服吸收比丙戊酸慢，血浓度达峰值需 5 ~ 14 小时。故被认为是丙戊酸的缓释剂。药动学：成人 0.6 ~ 1.2g/d，分 3 次口服；儿童 10 ~ 30mg/（kg·d），分次服用。以丙戊酰胺和丙戊酸钠各 100mg 为"复方癫痫片"的片剂（口服 1 ~ 2 片，1 日 3 次），具广泛的抗惊厥作用，却无兴奋和镇静作用。对戊四氮诱发惊厥和电惊厥均有对抗作用，且比丙戊酸钠强。抗戊四氮惊厥作用为丙戊酸钠的两倍。临床试用表明，它对多种类型癫痫疗效较好，是一种作用强、毒性较低的广谱抗癫痫药物。适用于预防和治疗各型癫痫。不良反应：少数患者服药后，有食欲缺乏、恶心、头晕、头痛、乏力、皮疹等，大都在 1 周后自行消失。患者服药后的血、尿常规、肝功及心电图检查均无异常。为查阅方便，见表 5-14。

表5-14　丙戊酸简表

分子量	144.21
pKa	4.95
熔点（℃）	128 ~ 130

续表

水溶解度（g/L）	1.3
生物利用度（%）	85 ～ 100
达峰浓度时间（h）	空腹 0.5 ～ 1.5
	饭后 2.0 ～ 8.0
血浆蛋白结合率（%）	90 ～ 95
表观分布容积（L/kg）	0.15 ～ 0.4
组织分布	脑脊液 / 血浆 =0.1
	脑 / 血 0.3
消除半衰期（h）	8 ～ 15（成人：10 ～ 12）
达稳态时间（d）	2 ～ 2.5
消除率 [ml/（h·kg）]	15 ～ 30（成人：7 ～ 15）
消除途径	肝转化
	肾排泄率小于 5%
有效血浓度（μg/ml）	50 ～ 100
中毒浓度（μg/ml）	> 200
剂量 - 浓度关系 [mg/（kg·d）- μg/ml]	1 ～ 1.5
维持剂量 [mg/（kg·d）]	15 ～ 60（成人：15 ～ 45）
采血时间	达稳态后服药后
测定方法	GC，FPIA，EMIT

135. 氨己烯酸的临床药理特性是什么？

氨己烯酸，喜宝宁，英文名为 vigabatrin、Sabril、r-vinylGABA，为 GABA 氨基转移酶高度专一性抑制剂，促进 GABA 从突触小体的释放，能增高脑内 GABA 浓度，发挥抗癫痫作用。对耐药性部分发作特别有效。主要用于顽固性部分性发作的治疗，疗效确切，不良反应少。也作为结节性硬化症合并癫痫性痉挛发作首选。疗效评价：临床上该药主要用于治疗部分性发作，也可作为继发性全身发作的加用药及婴儿痉挛症。但对于失神发作，肌阵挛性发作无效。

片剂 500mg。本品为 S 型异构体 R 异构体的混合物（1：1）。本品通过不可逆性抑制 γ- 氨基丁酸（GABA）转移酶而增加抑制性神经介质 GABA 在脑中的浓度。研究表明，给予本品后，啮齿类动物脑中及人的脑脊液中 GABA 的浓度升高，且升高的程度与剂量相关。

药动学：本品口服后 1 ～ 2 小时可达血浆峰浓度，生物利用度为 60% ～ 80%，食物不影响本品吸收。分布容积为 0.8L/kg，本品不与血浆蛋白质结合，不诱导肝药酶，在体内不代谢。消除半衰期为 5 ～ 7 小时。主要通过肾排泄，24 小时内口服剂量的大约 79% 以原形药的形式随尿排出。适应证：通常用于部分性癫痫发作，也可与其他抗癫痫药合用治疗难治性癫痫发作。还可用于儿童 Lennox-Gastaut 和 West 综合征。

用法用量：口服，成人初始剂量为 1g/d，1 日 1 ～ 2 次，可逐渐增加剂量，每周可增加 0.5 ～ 1g。通常有效量为 1 ～ 3g/d。日剂量一般不超过 4g。West 综合征：每日 100mg/kg。儿童：初始剂量：每日 40mg/kg。必要时可增至每日 80 ～ 150mg/kg。多数病人在 80 ～ 100mg/kg 起效。美国婴儿痉挛症治疗组的方案：第 1 ~ 3 天，50mg/（kg·d），分 2 次；第 4 ~ 6 天，100mg/（kg·d），分 2 次；7 天以后 150mg/（kg·d），分 2 次，2 周无效考虑换用其他方案。出现镇静，肌张力减低等副作用，必须减缓加量速度。老年人、肾功能损害者：初始剂量为 0.5g/d。

不良反应：不良反应可见嗜睡、头晕、头痛、疲倦。体重增加、易激惹。神经质、偶见失眠、恶心、呕吐、共济失调、抑郁、行为异常、精神紊乱、攻击性、焦虑等。新近的研究表明，服用 2 年以上的患者，有 40% 发生视野缺损，因此服用本品每 6 个月应做 1 次视野检查。相互作用：本品与苯妥英合用，可使后者血药浓度下降 20%，对其他抗癫痫药无影响。注意事项：禁用于全身性癫痫和有精神病史者、孕妇及哺乳期妇女。慎用于老年人、肾功能损害者。停药时应逐渐减量，一般需 2 ~ 4 周。以往认为氨己烯酸合并不可逆视野缺损的发生率较高，经过多宗大样本观察，并未见以往报道的高发生率。

136. 苯二氮类的化学结构是什么？

苯二氮䓬（benzodiazepines）是一安定类药物家族，以 1.4 苯二氮䓬为母核，5 位苯环和 1 位吸电子集团可以被取代，如 Cl、NO_2 取代则增强抗痫作用。其化学结构见表 5-15。

表5-15 苯二氮䓬类药物化学结构

药名	R1	R2	R3	R4	R5
地西泮（安定）	Cl	CH3	O	H2	H
硝西泮	NO_2	H	O	H2	H
氟硝西泮	Cl	（CH2）2N（C2H5）2	O	H2	F
奥沙西泮	Cl	H	O	OH	H
替巴西泮	Cl	CH3	O	OH	H
氯硝西泮	NO_2	H	O	H2	Cl
劳拉西泮	Cl	H	O	OH	Cl
去甲基安定	Cl	H	O	H2	H
氯氮䓬	Cl	/	NHCH3	H2	H
舒宁	Cl	H	O	HOH	H

137．安定的性状和剂型有几种？

安定也称苯甲二氮，地西泮。英文名为diazepam，DZP，valium。有片剂（2.5mg）、静脉注射液。为白色或类白色结晶粉末，无臭、味微苦。溶于乙醇，几乎不溶于水。片剂：2.5mg、5mg；膜剂2.5mg、5mg，缓释胶囊：10mg，注射剂：2ml（l0mg）。

138．安定的药效学有哪些特点？

安定具有镇静、催眠、抗焦虑、抗惊厥、肌肉松弛及抗癫痫作用。能抑制癫痫病灶异常电活动的扩散，提高惊厥阈，降低去甲肾上腺素和 DNA 的更新。临床上是治疗癫痫持续状态的首选药物，静脉注射可使 70% ～ 80% 惊厥得到控制。对失神、精神运动性发作及肌阵挛发作也有疗效，但较氯硝西泮为差。作为催眠药、安定可缩短入睡时间、延长睡眠持续时间，延长非快动眼睡眠（NREM）时相的第二阶段，缩短慢波睡眠，对快动眼睡眠时相（REM）影响较小。易产生耐受性，长期应用受限。

139．安定的药动学有哪些特点？

安定静脉注射立即达峰浓度，口服吸收快，1 小时血浓度可达峰值，3 ～ 4 小时消失，由于肝肠循环，口服后 6 ～ 12 小时后血浓度再度出现高峰，分布容积 0.7 ～ 2.64L/kg，生物利用度 100±14%，有效血浓度为 0.6 ～ 1μg/ml，中毒血浓度为 2.0μg/ml，$T_{1/2}$ 为 9 ～ 24 小时，代谢可长达 50 ～ 95 小时，数周达稳态。连续服用 4 ～ 8 天血浓度可达稳定状态。肌内注射吸收较慢，且不规则，局部也有刺激，作用也不稳定，因此不提倡肌内注射。因其为脂溶性的，静脉注射后迅速入脑，随后再大量分布于脂肪组织，血浆蛋白结合率为 99%，可全身分布，能透过血胎盘屏障，由乳汁分泌，主要在肝代谢，转变为多种有活性代谢物，主要有 N- 去甲西泮。代谢物与葡萄糖醛酸结合，由尿排出。静脉注射的半衰期为 30 分钟，清除率 0.38±0.06ml/（kg·min），有效血浓度可维持 1 ～ 2 小时。其代谢物去甲

基安定具极强的生物活性，$T_{1/2}$ 为 60 小时，口服安定后 1
周达峰值。口服辅助治疗癫痫时，常用剂量为 15 ～ 30μg/
（kg·d）。静脉注射时，0.3 ～ 0.5mg/kg，一次不超过 5mg（5
岁以下）、10mg（5 岁以上），速度不超过 1mg/min，必要时
2 ～ 4 小时后可重复应用。原注射液可不经稀释。若溶于少
量注射用水，可产生白色沉淀或混浊状态，但不影响效应。
安定治疗指数高，很安全，静脉注射速度太快可致呼吸抑
制和低血压。

140．安定不良反应有哪些？

不良反应如下：嗜睡、眩晕、疲乏、运动失调、恶心、
头痛、忧郁、兴奋、幻觉等。中毒时可有昏迷和呼吸抑制，
但很少危及生命。偶有血压下降、呼吸抑制，被认为与其
溶剂丙二醇（propylene glycol）有关，停药即消失。

141．硝基安定药理特性有哪些？

硝基安定也称硝西泮，英文名是 nitrazepem（nitrazepamum，
benzalin，mogadon nelbon，nitrados，surem）。硝基安定为
淡黄色结晶性粉末，无臭、无味、不溶于水，微溶于乙醇
（1∶120）和氯仿（1∶45）。片剂：5mg，0.5mg。本品具
镇静、催眠、抗焦虑、肌肉松弛和抗惊厥作用。催眠作用
快且无后遗反应。是第一个主要用作催眠的苯二氮䓬类药。

抗癫痫作用强，与激素合用治疗婴儿痉挛症和肌阵挛性癫痫效果好。静脉注射治疗癫痫持续状态效果同安定。年长儿每次 5～10mg，但国内尚无注射剂型。

维持量为 0.6～1mg/（kg·d），婴儿 2.5～7.5mg/d，幼儿 5～15mg/d，学龄儿 5～30mg/d。口服易吸收，30 分钟可入睡，维持 6～8 小时。12 小时血浓度达峰值。80%与蛋白结合。肝代谢主要以代谢物形式由尿中排泄。约口服量的 20% 原药经粪便排出。可透过胎盘屏障。极微量由乳汁排出。清除半衰期为 20～31 小时。不良反应：较少头痛、精神紊乱、白细胞减少。大剂量可致患儿流涎（黏液、唾液和支气管分泌增加）。长期应用可产生依赖性。

142. 氯硝基安定药理特性有哪些？

氯硝基安定也称氯硝西泮，英文名为：clonazepam（clonopin，rivotril），美国 1975 年批准上市，我国 1984 年投放市场。性状剂型：淡黄色粉末，无臭，几乎不溶于水；微溶于乙醇、乙醚。药效学：CZP 为苯二氮䓬类抗癫痫药。作用于边缘系统和皮质下结构，使去甲肾上腺素、多巴胺、5HT 增高，具有显著的抗痫性。抗痫谱较广。能提高惊厥阈值、能特异性地与苯二氮䓬受体结合、增强脑内 GABA 抑制功能，因此增加细胞膜对 Cl^- 的通透性，使膜电位超极化，阻断癫痫病灶区放电的扩散。对各型癫痫均有效，其抗癫痫效果比安定至少强 5～10 倍，尤其对失神发作和肌阵挛发作效果显著。对 Lennox 综合征也有效。静脉注射用以治疗癫痫持续状态；可使 EEG 的癫痫样放电立即停止。疗效较安定和苯妥英钠为佳。药动学：口服吸收良好，30 ~ 60 分钟即可出现作用。1 ~ 4 小时血浓度可达峰值，维持峰浓度 6 ~ 8 小时。血浆蛋白结合率为 85%。主要在肝代谢，通过硝基还原而失活，主要代谢物有 7A-CZP 和 7AACZP，代谢物的抗痫强度约为原药的 1/20，代谢物主要在肾排泄，其半衰期为 20 ~ 40 小时，2 周达稳态。为高脂溶性，易透过胎盘屏障，20 ~ 30 分钟出现作用。有效血浓度为 0.02 ~ 0.09ng/ml。50% ~ 70% 原药从尿中排出。最大耐受量是抗癫痫的 10 倍，维持量为 0.1 ~ 0.2mg/（kg·d）。（成人每次 1 ~ 4mg，tid），开始小量，逐日增加剂量，静脉注射治疗癫痫持续状态时用 500μg（每次 1 ~ 4mg，不超过 10mg，成人 1mg），缓慢静脉注射（> 30 秒，0.1mg/s），必要时可重复，也可肌内注射，也可加入生理盐水或 5% ~ 10% 葡萄糖液缓慢滴注，剂量与浓度成直线关系。不良反应：较轻。嗜睡、乏力、镇静、语言不清和运动失调、肌无力，偶见焦虑、不安、行为异常、肝功异常、健忘、白细胞减少、血小板减少、呼吸抑制等。静脉注射过快对心血管和呼吸系统有抑制作用。长期应用 1 ~ 6 个月可产生耐受性（疗效降低）和依赖性，突然停药可加剧癫痫发作，甚至诱发癫痫持续状态。注意呼吸和循环改变，联合用药可出现中枢抑制、行为紊乱。

143．阿普唑仑药理特性有哪些？

阿普唑仑也称三唑安定、佳静安定、甲基三唑安定、佳乐定、英文名 alprazolam，xanax。是美国（upjohn）公司研制的药物。其药理作用与安定相似，镇静作用为地西泮的 25 ～ 30 倍。催眠作用是地西泮的 3.5 ～ 11 倍，并兼有三环类抗抑郁剂的作用；抗焦虑、调整心理作用比安定大 25 ～ 30 倍；而嗜睡作用较小；还有一定的抗惊厥、抗忧郁和肌肉松弛作用。动物实验提示有较强抗痫作用。长期服用会导致药物依赖。

此药在中国通常为每片 0.4mg 的片剂，临床一般用于抗焦虑和催眠。该药的药效与氯硝西泮的镇静作用不同，又有一定改善情绪的作用，因而阿普唑仑多用于抑郁伴有失眠或焦虑的患者，而氯硝西泮多用于兴奋躁动的患者。

阿普唑仑为苯二氮䓬类催眠镇静药和抗焦虑药。该药作用于中枢神经系统的苯二氮䓬受体（BZR），加强中枢抑制性神经递质 γ- 氨基丁酸（GABA）与 GABAA 受体的结合，促进氯通道开放，使细胞超极化，增强 GABA 能神经元所介导的突触抑制，使神经元的兴奋性降低。

BZR 分为 I 型和 II 型，据认为 I 型受体兴奋可以解释 BZ 类药物的抗焦虑作用，而 II 型受体与该类药物的镇静和骨骼肌松弛等作用有关。可引起中枢神经系统不同部位的抑制，随着用量的加大，临床表现可自轻度的镇静到催眠甚至昏迷。可通过胎盘，可分泌入乳汁。有成瘾性，少数患者可引起过敏。

副作用

可能的副作用包括：失控（disinhibition）；性欲变化；黄疸（非常罕见）；幻觉（罕见）；口干（不频繁）；共济失调、勾引障碍；自杀意念（suicidal ideation）（罕见）；尿潴留（不频繁）；皮疹呼吸抑制、便秘；顺行性遗忘症及注意集中等问题；嗜睡、晕眩（dizziness）、头晕（light headedness）、疲倦、运动协调障碍、眩晕（vertigo）；异常反应；虽然是不寻常，下面的异常反应已被证实会发生：攻击；愤怒（rage emotion）、敌意；震颤（fasciculations）及手震；疯狂（mania）、躁动（psychomotor agitation）、多动（hyperactivity）及"慌张不安"（restlessness）。食品和药物相互作用：阿普唑仑的代谢主要是通过CYP3A4进行。结合CYP3A4抑制剂诸如西咪替丁，红霉素，氟西汀，氟伏沙明，伊曲康唑，酮康唑，奈法唑酮（nefazodone），丙氧芬（propoxyphene），利托那韦（ritonavir）等延缓阿普唑仑的肝清除率，这可能导致阿普唑仑的过度积累。这可能会导致其不良反应更加的恶化。

临床试用有效率达77%。口服在胃肠道吸收完全。经1～2小时其血浓度即达峰值。平均半衰期为10～12小时。经肝氧化代谢。主要代谢物为 α- 羟基阿普唑仑、4- 羟基阿普唑仑及去甲基阿普唑仑。代谢物清除较快，无明显活性。80% 代谢物经肾排出。该药对癫痫伴有焦虑不安、恐怖、顽固性失眠等症较好。副作用也与安定一样，服药后有嗜睡、头痛、头晕、无力、心悸、口干及腹泻、恶心、便秘等胃肠道不良反应，症状较轻，可自行消失。片剂分：0.25mg、0.5mg、1mg 规格，维持量为 0.8 ~ 1.6mg/d。日剂量分 1 ~ 2 次口服。

144．艾司他唑仑临床药理特性有哪些？

艾司他唑仑（舒乐安定、三唑氯安定、三唑氮草）英文为 estazolam，surazepam、enrodin。性状剂型：白色至微黄色结晶性粉末，无臭、味微苦。不溶于水，溶于甲醇，易溶于氯仿。片剂：1mg、2mg；胶囊剂：1m、2mg。药效学：作用类似硝西泮，但较之强 2.5 ~ 4 倍。维持量为每次 2 ~ 4mg，1 天 3 次。具有较强的镇静、催眠、抗惊厥、抗焦虑作用。其肌肉松弛作用较弱。适用于各型癫痫、尤其癫痫伴焦虑、失眠、紧张、恐惧症等。药动学：口服吸收迅速，全身分布。1 ~ 2 小时可达峰浓度。主要在肝代谢。半衰期为 2 小时左右。不良反应少，个别患者偶有轻微乏力、思睡，1 ~ 2 小时后可自行消失。

药理作用：①与易成瘾的和其他可能成瘾药合用时，成瘾的危险性增加；②饮酒及与全麻药、可乐定、镇痛药、单胺氧化酶 A 型抑制药和三环抗抑郁药合用时，可彼此相互增效。阿片类镇痛药的用量至少应先减至三分之一，而后按需逐渐增加；③与抗酸药合用时可延迟氯氮草和地西泮的吸收；④与抗高血压药或与利尿降压药合用于全麻时，可使本类药的降压增效；⑤与钙离子通道拮抗药合用时，可能使低血压加重；⑥与西咪替丁合用时可以抑制由肝转化本类药的中间代谢产物如氯氮䓬和地西泮，从而使清除减慢，血药浓度升高，但对劳拉西泮可无影响；⑦普萘洛尔与苯二氮䓬类抗惊厥药合用时可导致癫痫发作的类型和（或）频率改变，应及时调整剂量，包括普萘洛尔在内的血药浓度可能明显降低；⑧卡马西平与经肝酶系统代谢的苯二氮䓬类药，特别是氯硝西泮合用时，由于肝微粒体酶的诱导使卡马西平和（或）本类药的血药浓度下降，清除半衰期缩短；⑨与扑米酮合用，由于药物代谢的改变，可能引起癫痫发作类型改变，需调整扑米酮的用量；⑩与左旋多巴合用时，可降低后者的疗效。

145. 苯二氮类的抗痫机制有哪些？

近年来比较公认的理论是苯二氮䓬类药物都是通过受体复合物起作用的。安定受体（DZP-R）、GABG 受体（GABA-R）和氯离子（CI$^-$）载体（包括氯离子通道）组成了一个超分子功能单位。DZP-R 与 GABA-R 都位于GABA 能神经末梢的突触后膜上，它们分别分布在两条多肽链上，彼此毗连。GABA-R 有两种亚型，其中与抗痫作用有关的是 $GABA_A$-R。GBABA$_A$-R 与 Cl$^-$ 通道偶联。当$GABA_A$-R 兴奋时，Cl$^-$ 通道开放，突触后膜电导加大，产生超极化，出现突触后膜的抑制效应。而 GABA-R 又与 DZP-R 存在功能联系。即：GABA$_A$-R 上存在两种亲和力不同的部位，一种对 GABA 亲和力高，另一种则亲和力低。一般情况下，高亲和力部位被一种内源性抑制性蛋白质（称之为 GABA 调控蛋白，GABA modulin）所掩盖，妨碍了高亲和力部位的暴露与激活，抑制了它与 GABA 结合的能力。而苯二氮䓬类药物与 DZP-R 结合后，就会改变调控蛋白的构象，解除它对 GABA$_A$-R 高亲和力部位的抑制，加强受体与 GABA 的亲和力。此时，只要突触前释放少量 GABA，即可激活 GABA$_A$-R，使 Cl$^-$ 通道开放，从而增强 GABA 的突触后膜抑制效应，达到对抗癫痫放电的作用。

146．乙琥胺的临床药理特性有哪些？

乙琥胺（ethosuximide，ESM，zarontin），属琥珀酰亚胺类，结构同巴比妥。可对抗戊四唑（PTZ）惊厥，而对最大电休克（MES）无效。该药为有机溶剂，易溶于水。药效学：本品 1958 年开始用于临床，主要治疗全身性失神发作，亦可治疗肌阵挛。对其他型癫痫皆无效。很快成为小发作（失神发作）首选药。有效浓度为 40～100μg/ml。不良反应：有恶心、呕吐、厌食、腹部不适、头晕、头痛、困倦，偶有血细胞减少；但可自行消失，没有严重的毒性作用。口服经胃肠道吸收迅速，3 小时即达高峰血浓度。无静脉剂型，只有口服液。目前国内已不生产，国外仍在出

售及应用。维持量为 20 ~ 50mg/（kg·d）。药动学：口服
吸收快，完全，2 ~ 4 小时达峰浓度。为碱性药物，pKa 为
9.3，比体液 pH（7.4）高得多。ESM 不与血浆蛋白结合。
均匀分布于体内水中，分布容积 0.69L/kg（成人 0.62L/kg），
易分布到泪液（0.86±0.61）、唾液（0.78±0.74）和脑脊液
（0.95±0.32）中。血脑浓度相似，也可透过胎盘屏障。其
乳汁中浓度也与血浓度近似，两者之比为 0.94。ESM 主要
在肝代谢，生成多种无活性的代谢产物。以结合形式或非
结合的原形经尿液排出，原药肾排占 10% ~ 20%。$T_{1/2}$ 为
30 ~ 50 小时（成人 50 ~ 60 小时），达稳态所需时间为
6 ~ 10 天（成人 8 ~ 12 天）。中毒血浓度为 > 150μg/ml。
ESM 属一级动力学代谢的药物，但个体差异较大。有监测
血浓度的必要。服药后 10 天采血测稳态血浓度，可于全
天任何时间采血监测，因其 $T_{1/2}$ 较长。为查阅方便，见表
5-16。

表5-16 乙琥胺简表

分子量	141.17
pKa	9.3
熔点（℃）	64 ~ 65
水溶解度（g/L）	190
生物利用度（%）	完全
达峰浓度时间（h）	2 ~ 4
分子量	141.17

血浆蛋白结合率（%）	0
表观分布容积（L/kg）	0.69（成人 0.62）
消除半衰期（h）	30 ~ 50（成人 50 ~ 60）
达稳态时间（d）	6 ~ 10（成人 8 ~ 12）
消除率 [ml/（h·kg）]	16（成人 10 ~ 13）
消除途径	肝转化 60% ~ 80% 肾排泄率 20% ~ 40%
有效血浓度（μg/ml）	40 ~ 100
中毒浓度（μg/ml）	> 150
维持剂量 [mg/（kg·d）]	20 ~ 40
采血时间	达稳态后
测定方法	HPLC，FPIA，EMIT

147. 水合氯醛的临床药理特性有哪些？

水合氯醛（水化氯醛、含水氯醛，chloral hydrate，chloraldurat，chloradorm，noctec）性状剂型：白色或无色结晶，有刺激性，特臭，味苦而灼。易溶于水、乙醇及乙醚。10% 水溶液，pH 为 3.5 ~ 4.4。水溶液久贮渐分解，见光分解加速。10% 水合氯醛糖浆：其中加有 20% 单糖浆矫味剂及 20% 淀粉（糊化或淀粉浆），以减少水合氯醛对胃肠道的刺激性。水合氯醛合剂：内含 5% 水合氯醛、5% 溴化钠。

溶液剂：10% 溶液，催眠每次 5 ~ 10ml/ 次，以多量水稀释并加胶浆剂后睡前服。抗惊厥：10 ～ 20ml/ 次，也可稀释 1 ～ 2 倍后一次灌肠。

药效学：本品为最早用于临床而至今仍在应用的催眠药，它具有镇静、催眠及抗惊厥作用。服后 15 ～ 30 分钟产生作用，1 小时达高峰，可持续 6 ～ 8 小时。在体内消除快，不易蓄积，较少产生后遗作用。临床上用于小儿 EEG 诱导睡眠及各种需要合作的检查项目如 CT、MRI、颅骨片等的催眠。其特点是不缩短快眼动睡眠时相。药动学：小儿多次 40mg/kg，总量 < 1g（成人 < 2g），口服胃肠道吸收迅速。在红细胞、肝、肾以及其他组织中迅速还原成活性代谢产物三氯乙醇，小部分氧化成无活性的三氯醋酸。代谢物及其葡萄糖醛酸结合物从尿和胆汁中排泄。水合氯醛半衰期极短（仅数分钟），其药理作用主要由三氯乙醇产生。三氯乙醇半衰期为 8 小时。不良反应：水溶液对胃黏膜有刺激性，口服可致恶心、呕吐。长期应用可致肾炎、头痛、运动失调、精神紊乱、心律失调、皮疹、白细胞减少。大量应用对心肌、肝有损害，可致昏迷、呼吸抑制、发绀、血压下降等急性中毒症状。致死量为 10g。久用可产生耐药性和依赖性。突然停药可产生戒断症状。

148．副醛的临床药理特性有哪些？

副醛（三聚乙醛）paraldehyde（pazal）

性状剂型：无色或淡黄色液体，具有令人不快的特臭气味。溶于水（1：9），也可与乙醇、乙醚及挥发油混溶。在贮存中可分解，生成乙醛及乙酸。分解后的副醛不可应用。液体制剂：10%水溶液。注射剂：2ml、5ml。

药效学：作用类似水合氯醛，但较之弱。具有镇静、催眠及抗惊厥作用。临床上主要适合灌肠或肌内注射，常用于癫痫持续状态。灌肠用温盐水稀释成10%溶液，灌入每次0.3ml/kg（成人5～10ml）；肌内注射0.1～0.2ml/kg（成人每次2～5ml）。或每岁1ml，每次不超过5ml。

药动学：口服后10～15分钟入睡。持续4～8小时。本品主要经肝代谢，部分以原形自肺呼出。故对呼吸道、消化道有刺激。婴儿和有肺炎者慎用。

149. 舒噻美的临床药理特性有哪些？

舒噻美（硫噻嗪、磺斯安、苯磺酰胺二氧四氢噻嗪，sultiame，salthiame，sulthiamine，ospolot）本品为白色结晶粉末，无臭，味微苦。极溶于水（1：2000），微溶于乙醇（1：350）、乙醚（1：500），易溶于碱溶液。该药为碳酸酐酶抑制剂，可使细胞内酸中毒、减少钠流、提高膜电位。对失神发作以外的各型癫痫均有效，但作用较温和。常与其他抗痫药物合用。对癫痫伴精神行为异常者有较好的疗效。片剂50mg，维持量10～15mg/（kg·d），从小量开始，分次口服。口服吸收迅速，1～5小时血浓度可达峰值。24小时内约60%以原形自尿中排出。因它又是PB、

PHT、PRI 强代谢抑制剂，可使上述药物血浓度升高。不良反应：可有厌食、恶心、运动失调，面部、肢端感觉异常。因酸中毒而致呼吸过度和困难亦较常见，尤其儿童。也可见头晕、头痛、体重减轻、精神改变。偶见腹痛、皮疹、忧郁、失眠、白细胞减少及癫痫持续状态。

150. 抗痫灵的临床药理特性有哪些?

抗痫灵（antiepilepsirine、AES），现更名伊来西胺片性状为白色或微黄色粉末。无味而有灼热感。几乎不溶于水，溶于乙醇。是我国由民间药方创制的抗痫新药，最早由北京（医科）大学药厂生产。为 50mg 的片剂。其有效成分主要是胡椒碱（piperine）。对癫痫大发作疗效较佳。作用与苯巴比妥、苯妥英钠相似。对外伤性癫痫大发作疗效也较显著。对局灶性、精神运动型癫痫疗效较差。AES 起效慢，常需 1 ~ 3 个月方出现疗效。特点是发挥疗效时不产生精神抑制作用。对个别患儿有益智作用。长期应用有产生抗痫作用耐受性的倾向。一般毒副作用很低。无胡椒碱样强烈的局部刺激，对肝肾造血系统无不良影响。成人用量超过 200mg/d，偶有轻度头痛、恶心、食欲减退、嗜睡等。但这些副作用在儿童少见。偶有一过性轻度皮疹。其他抗痫药物失效时仍可换用此药。儿童维持量为 10mg/（kg·d）（成人量 150 ~ 200mg/d），分次口服，2 小时达峰浓度。与其他抗痫药物同用，没有明显的相互作用。

151．香草醛的临床药理特性有哪些?

香草醛（抗痫香草、香荚兰醇）(vanillin、vanillina、vanillic、aldehyde)，白色或微黄色针状结晶或粉末，具有香草兰的奶香味。微溶于水（1∶100），易溶于甘油。为南京中国药科大学制药厂研制的抗痫新药：可提高家兔电惊厥的阈值，有效抑制痫样发作，能有效对抗戊四氮诱发的癫痫性脑电波，提高戊四氮的半数致惊量（CD50）。对实验性癫痫较苯妥英钠起效慢，但停药后有效持续时间较长。有明显的中枢镇静作用，能抑制自发活动，延长环乙烯巴比妥钠所致的睡眠时间，无抗电休克及镇痛作用。适用于治疗癫痫小发作及其他各型癫痫，也可用于多动症及眩晕等症。制剂为 0.1g、0.2g 片剂，成人每次 0.4 ~ 0.6g，1 日3 次，儿童剂量酌减。口服吸收率98% 以上，血浆生物半衰期为 30 小时，主要经肾排出。个别有眩晕等轻度不良反应、未见有严重毒副作用，严重肝肾功能不良者慎用。

152．青阳参的临床药理特性有哪些?

本品对各型癫痫均有效，对大发作疗效尤佳。有效时间长，采用间断给药（1 次/1 ~ 2 日）可获满意疗效。且无镇静作用。近期观察（6 ~ 20 个月）无明显不良反应。有滋补强壮、治疗肝炎等作用。对癫痫患者兼有肝功不良时，治疗作用良好。适用于各型癫痫，难治癫痫可加服本药，辅助治疗效果好。少数患者用药后有头晕、困倦、呕吐等轻微不良反应，可自行消失。本品对人有明显蓄积作用，故临床采用间断给药，剂量每次 < 20mg/kg，片剂100mg，口服每次 4 ~ 8 片，每日 1 次，可每日、隔日或每周 2 次服用。

153．乙酰唑胺能治癫痫吗?

乙酰唑胺（diamox）是一种碳酸酐酶抑制剂。脑组织经碳酸酐酶抑制后 CO_2 堆积，动物实验证实脑组织 CO_2 堆积能消除最大电休克发作的伸肌强直，并保护和对抗各种兴奋药引起的抽搐。乙酰唑胺通过在血细胞中积聚，抑制碳酸酐酶，使膜稳定，而起抗痫作用。可减少癫痫发作次数，副作用轻。对周期性（如月经）发作的癫痫效果佳，也可作为难治癫痫的辅助用药。

154．维生素 B_6 能治癫痫吗?

是的。维生素 B_6 是身体内很多酶（包括氨基酸代谢的脱羧酶和转氨酶）的辅酶。GABA 是身体最重要的一种抑制性神经介质，它可以对抗惊厥。而 GABA 的合成是由一种必需氨基酸—谷氨酸脱羧而成。其中谷氨酸脱羧酶必须要有磷酸吡哆醛（pyridoxal），即维生素 B_6 作为辅酶才能起作用。GABA 降解的酶，其中之一为 GABA 转氨酶，也需磷酸吡哆醛做辅酶。所以婴儿维生素 B_6 缺乏可致惊厥，尤其维生素 B_6 依赖症的患儿更应及时补充维生素 B_6。但对正常患儿补充维生素 B_6 没什么作用。

155. 托吡酯药理特性有哪些？

抗癫痫新药托吡酯 [topiramate，TPM，商品名妥泰（topamax）] 自 1980 年首次合成 15 年后，即 1995 年首先在英国上市，1998 年在美国上市，1999 年在我国上市。托吡酯化学名为 2，3，4，5- 双 -O（1- 甲基亚乙乙基）-β-右旋 - 氨基磺酸吡喃果糖，相对分子量 339.36，分子式 $C_{12}H_{12}NO_8S$。TPM 在临床上可作为抗癫痫的辅助药物或过渡为一线药物，治疗伴有或不伴有全身发作的部分发作患者，疗效高，持续时间长，在治疗量时毒性小，口服吸收好，血浆蛋白结合率低，不经肝代谢。本品口服后主要以原形从尿中排出，托吡酯的 6 种代谢物均无药理作用。

本药为一种由氨基磺酸酯取代单糖的新型抗癫痫药物，其抗惊厥作用表现为多重机制：①选择性阻断电压依赖的钠通道，以限制持续的反复放电；②增强 γ- 氨基丁酸的神经抑制作用；③阻断谷氨酸介导的神经兴奋作用。 用于成人及 2 岁以上儿童癫痫发作的辅助治疗，包括癫痫单纯局灶性发作，复杂局灶性发作，全身强 - 直阵挛发作，Lennox-Gastaut 综合征及 West 综合征等。对于婴儿痉挛症，剂量可高达每日每公斤体重 10mg 以上。

食物对药物的影响 托吡酯口服吸收好，生物利用度达80%，达峰浓度时间1~4小时。在进食时，100mg和400mg两个剂量组的平均C_{max}分别下降11%和13%，t_{max}滞后1.8和2.1小时，但AUC基本相同，说明食物对其影响很小，可忽略不计。

年龄对药物的影响 老年人服用托吡酯后，其清除$T_{1/2}$与成年人基本相同，但儿童的清除率比成年人高50%，相同剂量下儿童稳态血浓度比成年人低33%。托吡酯原形及代谢产物主要由肾清除，肾清除与肾功能有关，中度或重度肾功能受损的患者达到稳态血药浓度需10~15天，而肾功能正常者仅用4~8天。对晚期肾病患者，一次单剂量给药100mg后，在血液透析32~35小时期间，托吡酯血浆浓度下降50%。因而在血液透析期间，托吡酯从血中的清除大约比正常人快9倍，要维持这些病人的治疗药物浓度，就需要增加托吡酯的剂量。肾功能的好坏，对该药的清除起重要作用，为了控制发作，避免不良反应，应对所有患者剂量增加时间表作出安排，谨慎计算给药剂量，以维持合适血药浓度。

托吡酯单剂量药代动力学研究 在健康受试者中，一次单剂量口服100~1200mg托吡酯后，托吡酯口服吸收迅速完全，大多数受试者口服2小时内达峰浓度的90%，t_{max}1.8~4.3小时，C_{max}5~85μmol/L，清除$T_{1/2}$19~23小时，CL·F22~36ml/min，V 0.6~0.8L/kg。分布容积与剂量成反比关系，随着剂量增大，分布容积变小。托吡酯蛋白结合率约 13% ~ 17%。一次单剂量口服 100mg 托吡酯，生物利用度约为 80 %。比较口服 100 ~ 1200mg 范围内的 C_{max} 和 AUC，认为托吡酯具有线性药物动力学特征，血药浓度在低剂量时呈正比增加，但在高剂量时则不完全成比例增加，临床使用应注意。

托吡酯多剂量药代动力学研究 这方面的研究采用的是双盲，多剂量给药法，对健康受试者口服托吡酯后观察其药代动力学的变化。试验分 3 组，分别口服托吡酯 50mg，100mg，200mg，前 2 组每日 1 次，连用 14 天，然后增为每日 2 次，连用 14 天；第 3 组 200 mg，每日 1 次，连用 20 天。结果发现：每日 1 次或每日 2 次给药方案时，C_{max} 和 AUC 随剂量呈线性增加，且与剂量成正比例关系。达稳态时 CL· F21.1ml/min，CLR13.1ml/min，清除 $T_{1/2}$25.4 小时。各组参数在稳态时较恒定，因此，随剂量变化，托吡酯的稳态药代动力学是可预测的。一般肾功能正常者连续口服 4 ~ 8 天后达稳态血浓度。

156. 左乙拉西坦药理特性有哪些?

本品为吡咯烷酮衍生物，其化学结构不同于传统的抗癫痫药物，是单一对映体，（S）-α- 乙基 -2 氧代 - 吡咯烷乙酰胺。本品具有较强的抗癫痫作用，其作用机制尚不明确。体内和体外试验表明本品未改变细胞特性和神经传递功能。动物实验证实，本品对癫痫局灶性发作和无惊厥的全面性发作有效；在人类的临床应用中也证实了本品对癫痫局灶性和全面性发作有效。本品的有效量和中毒量相差远，安全性较好。可单用或联合用于成人局灶性癫痫发作，也可用于成人全面性发作。也可用于其他原因（如脑炎、脑缺氧等）引起的肌阵挛。

左乙拉西坦的主要优点包括如下：是广谱，这是具有实际意义。它有一个比较良好的安全性且不引起显著特异质反应或其他严重不良反应。它具有优越的药代动力学（96%，而满分为100%）。它不需要缓慢滴定，起始剂量是通常的治疗量。对于所有形式的癫痫发作和癫痫（包括难以治疗肌阵挛性发作）；它的疗效始于用药2天后。它不需要实验室检查（如常规TDM或血液筛查的ADR）。它更容易使用，它不与激素避孕药相互作用，是妊娠C类药物。它不干扰肝功能（因为它不经过肝代谢）。对其他癫痫发作有效，包括IGE, JME，肌阵挛和光敏性。还有癫痫性脑病，如伦诺克斯-Gastaut型，Landau-Kleffner综合征和肌阵挛综合征。正如预期的那样通过其有利的药物动力学分布，左乙拉西坦被发现是有效的，耐受性良好，安全的癫痫患者和其他伴随的医疗状况，包括脑肿瘤。同时考虑到其相对安全的空间，左乙拉西坦可能是中老年人的首选AED。左乙拉西坦有口服和静脉剂型。儿科以往用于复杂病例4岁以上孩子，现今年龄扩大到1个月以上，国内外都有类似经验，特别是需要联合用药和抢救的孩子，可以选用口服液和静脉制剂。

　　剂量和调整　成人：开始治疗 1000mg/d（每天 2 次给药），其可以是足够用于控制癫痫发作。如果需要的话，左乙拉西坦可以按步骤每周 500 mg，滴定至最大量 3000mg/d。儿童：开始 5 ～ 10mg/（kg·d），这可能足以控制癫痫发作。如果需要的话，左乙拉西坦可每周按照 5 ～ 10mg/（kg·d）的步骤滴定至 20 ～ 40mg/（kg·d）的通常维持剂量 [最大剂量 60mg/（kg·d）]，每日剂量分 2 次给药。基于重量，儿童的维持剂量应该比成人更高 30% ～ 40%。 这样做的原因是，左乙拉西坦代谢速度在儿童较成人高 30% ～ 40%。

　　也可以参考以下剂量方案：

　　成人（≥ 18 岁）和青少年（12 ～ 17 岁）体重 50kg 或以上：起始治疗剂量为每次 500mg，每日 2 次。此剂量可以在治疗的天开始服用。根据临床效果及耐受性，剂量可增加至每次 1500mg，每日 2 次。应每 2 ～ 4 周做一次剂量的调整，调整幅度每次 500mg（即调整幅度 1000mg/d）。

　　1 ～ 6 个月的婴幼儿：初始治疗剂量是 7mg/kg，每日 2 次。根据临床效果及耐受性，剂量可以增加至 21mg/kg，每日 2 次。剂量变化应以每 2 周增加或减少 7mg/kg，每日 2 次。应尽量使用有效剂量。婴幼儿推荐左乙拉西坦口服溶液（100mg/ml）治疗。

　　6 个月以上婴幼儿、儿童和青少年的推荐剂量：起始剂量 10mg/kg，每日 2 次，可以逐渐增加至每次 30mg/kg，每日 2 次；体重 6kg 的儿童，起始剂量每次 60mg（0.6ml），每日 2 次；可以酌情增加至每次 180mg（1.8ml），每日 2

次；体重 10kg 的儿童，起始剂量每次 100mg（1ml），每日 2 次，可以酌情增加至每次 300mg（3ml），每日 2 次；体重 15kg 的儿童，起始剂量每次 150mg（1.5ml），每日 2 次，可增加至每次 450mg（4.5ml），每日 2 次；体重 20kg 的儿童，起始剂量每次 200mg（2ml），每日 2 次，可增加至每次 600mg（6ml），每日 2 次；体重 25kg 的儿童，起始剂量每次 250mg，每日 2 次，可增至每次 750mg，每日 2 次。≤ 25kg 的儿童起始治疗应选用 100mg/ml 口服溶液。

还有简单方案：6 ~ 23 个月的婴幼儿、2 ~ 11 岁的儿童和青少年（12 ~ 17 岁）体重 ≤ 50kg：起始治疗剂量是 10mg/kg，每日 2 次。根据临床效果及耐受性，剂量可以增加至 30mg/kg，每日 2 次。剂量变化应以每 2 周增加或减少 10mg/kg，每日 2 次。应尽量使用有效剂量。儿童体重 ≥ 50kg，剂量和成人一致。

左乙拉西坦口服溶液 150ml 包装规格，附有带刻度的 3ml 口服取药器，取药器可吸取至 300mg 的左乙拉西坦（相当于 3ml），取药器的每个刻度为 10mg，即 0.1ml。300ml 包装规格，附有带刻度的 10ml 口服取药器，取药器可吸取至 1000mg 的左乙拉西坦（相当于 10ml），取药器的每个刻度为 25mg，即 0.25ml。

医生应根据患者的年龄、体重和给药剂量选择合适的药物制剂和剂量。

肾功能损害的患者：日剂量需根据个体肾功能状况进行调整。成人肾功能损害患者，根据肾功能状况，按表中不同肌酐清除率（Ccr）ml/min 调整日剂量。肌酐清除率（Ccr）ml/min 通过检测血清肌酐（mg/dl）值用下述公式获得：Ccr=[140- 年龄（年）× 体重（公斤）]/72× 血清肌酐值（mg/dl）；Ccr 根据人体体表面积（BSA）进行调整：Ccr（ml/min/1.73m^2）=Ccr（ml/min）/ 患 者BSA（m^2）× 1.73。

主要不良反应　频繁和（或）重要的：最常见的不良反应有嗜睡，乏力头晕，这是剂量依赖性和可逆的。其他还有头痛，感染（感冒或上呼吸道感染），食欲减退，行为障碍，咽炎和疼痛。在交叉滴定期间未报告撤离相关的行为不良反应。左乙拉西坦干扰运动训练，这是由于它抑制运动皮层兴奋性活动。

应谨慎服用情况　可能会有精神病或精神反应。癫痫发作可能增加，特别是智障者和剂量高者。FDA 警告：应监控可能出现或加重自杀想法或行为，或抑郁。

作用主要机制　它具有新的作用机理，是通过在突触前末梢靶向突触小泡蛋白，即突触小泡蛋白2A（SV2A）是左乙拉西坦的结合位点。左乙拉西坦适度抑制高的电压门控 N 型 Ca^{2+} 电流，降低细胞内 Ca^{2+} 从内质网释放，以及抑制锌和 GABA 的其他变构调节剂和甘氨酸——门控电流的抑制效果。

药代动力学　左乙拉西坦的药代动力学特性非常接近期望的 AED 的理想特性，具有良好的生物利用度，迅速实现稳态浓度，线性动力学，最小的蛋白质结合和最小的新陈代谢。口服生物利用度：100%，不受食物影响。左乙拉西坦口服给药，在约 1 小时出现血药峰浓度后迅速、几乎完全被吸收。药代动力学是线性，具有个体间变异性。蛋白结合，代谢 / 消除：左乙拉西坦（剂量 24%）的主要代谢路径是乙酰胺基团的酶水解，这不依赖于肝 CYP 系统。此外，左乙拉西坦不抑制或诱导肝酶产生临床相关的相互作用。左乙拉西坦从全身循环中经肾排泄消除，作为原型药物占给药剂量 66%。排泄的机制是肾小球滤过与随后部分肾小管重吸收。代谢物没有已知的药理活性，并且也经肾排泄。消除半衰期：成人 6 ~ 8 小时。儿童 5 ~ 7 小时，新生儿、老年人和肾功能损害者半衰期较长。

　　药物相互作用　不像大多数其他抗癫痫药物，左乙拉西坦无临床意义的药物 - 药物相互作用。其他抗癫痫药：左乙拉西坦不影响现有的抗癫痫药物的血浆浓度。此外，左乙拉西坦并不影响体外葡萄糖醛酸化丙戊酸。酶诱导剂可有 20% ~ 30% 降低左乙拉西坦血浆水平。其他非抗癫痫药：左乙拉西坦与其他药物如口服避孕药，华法林和地高辛没有已知的相互作用。它不降低口服避孕药的有效性。

　　主要缺点　有增加行为和精神异常的一些报道，特别是对儿童或病人可能容易出现这样的问题。这可能和加药速度过快有关。

　　新生儿的出生体质量和表观分布容积相关，新生儿左乙拉西坦药物的药代动力学参数与成年人比较有着一定的差异，应该根据新生儿的出生日龄和孕龄进行常规的需要浓度监测调整药物用量。

分析 2009 ～ 2010 年北京大学第一医院小儿神经门诊及病房收集的 220 例服用 LEV 癫痫患儿的 250 个 LEV 血药浓度数据，使用非线性混合效应模型（NONMEM）软件，按照一室一级吸收和消除模型，建立我国癫痫患儿 LEV 的 PPK 模型。使用正态化预测分布误差（NPDE）方法验证模型。结果 LEVPPK 基础模型：清除率（CL/F）=1.56×EXP ［ETA（1）］L/h，表观分布容积（V/F）被固定为 20L，吸收速率常数（KA）=EXP[ETA(3)]/h；最终模型：CL/F=[1.35×（体重 /25.26）0.578］L/h，V/F=20L，KA=2.11×EXP ［ETA（3）］/h；CL/F、V/F 和 KA 群体值分别为 1.35L/h、20L 和 2.11/h。经过 NPDE 方法验证，所建立的最终模型有良好稳定性和预测效能，可用于指导临床用药。体重是对清除率影响最明显的协变量。

157．奥卡西平药物有哪些特点？

根据最近的研究发现，奥卡西平和其单羟基衍生物（MHD）的抗惊厥作用主要是阻断了脑的电压依赖性钠离子通道。在治疗浓度时，这两种化合物抑制了细胞培养中的鼠神经元的钠依赖性动作电位的持续性高频重复放电，这种效应可能有助于阻断癫痫灶的癫痫性电活动的传播。另外，鼠海马组织切片的体外研究结果表明，消旋 MHD 及其两种对映体的抗癫痫作用是因为有钾离子通道的参与调节。

　　研究国产奥卡西平片的人体相对生物利用度和生物等效性：健康志愿者 20 名，随机双交叉单剂量口服试验和参比的奥卡西平片，剂量为 300 mg，剂间间隔为 2 周。分别于服药后 48 小时内多点抽取静脉血。用高效液相色谱法（HPLC）测定血浆中奥卡西平的活性代谢物 MHD 的浓度。MHD 的线性范围为 0.10 ～ 10.00mg/L，最低检测浓度为 0.10 mg/L，方法的平均回收率为（99.4±4.2）%。20 名志愿者随机交叉口服单剂量两种制剂后，MHD 的 C_{max} 分别为（4.61±0.57）mg/L 和（4.64±0.81）mg/L；t_{max} 分别为（4.65±2.74）h 和（4.20±2 .02）h；$T_{1/2}$（Ke）分别为（16.57±4 .01）h 和（16.34±5.29）h ；AUC（0-48） 分别为（100.24±16.62）mg·h/L 和（97.97±19.01）mg·h/L；AUC（0-inf）分别为（118.93±4 .61）mg·h/L 和（115.43±4.64）mg·h/L。试验制剂与参比制剂的相对生物利用度 F=（103.4 ±10.5）%。AUC（0-48），C_{max}，t_{max} 均无显著性差异。两种制剂生物学等效。

158．氯巴占药物有哪些特点？

　　氯巴占，英文 Clobazam，别名：氧异安定；氯巴扎姆；异安定酮；Frisium；Urbanol。剂型片剂：10mg，20mg。本品为长效苯二氮䓬类药物，药理作用与地西泮相似，其镇静副作用很小，更适合用于成人癫痫的辅助治疗。本品对不同病因引起的癫痫患者的局灶性发作和全面性发作均有效，但通常作为辅助用药。对可预测癫痫发作的患者（例如妇女月经性癫痫）可采用间歇治疗。间歇方法有助于预防耐受性的产生。该药为广谱抗癫痫药物。但因其抗癫痫机制同氯硝西泮，除出现困倦等副作用外可产生药物依赖性。

药动学：口服易于吸收，1～4 小时可达血药峰值，85% 与血浆蛋白结合。在肝内通过，脱甲基和羟基化作用进行代谢。原药和活性代谢物 N- 去甲基氯巴占的平均 $T_{1/2}$ 分别为 18 小时和 42 小时。本品高度亲脂，迅速透过血 - 脑脊液屏障。原药和代谢物主要随尿排出。

适应证：适用于焦虑症和难治性癫痫的治疗。对癫痫复杂性发作继发全身性发作和伦 - 加综合征效果更佳。禁忌证：对本品过敏者、孕妇、哺乳者禁用。严重肝病、急性闭角型青光眼和卟啉症患者禁用。

注意事项及不良反应：如连续应用，其抗惊厥作用逐渐减弱，可采用"放假疗法"，如女性患者，在月经期发作时，可在月经来潮前 2～3 天开始用药，10 天后停用。不良反应：参见地西泮。偶有焦躁、抑郁和肌无力。偶有月经性癫痫、患者服药后经期推迟的报道。突然停药可出现戒断症状，亦可加剧癫痫发作，故停药应逐渐减量过渡。个例报道，本品可致中毒性表皮坏死松解症。

用法用量：治疗焦虑症：常用每天 20～30mg，分次服，或单次晚间服。用于癫痫的辅助治疗：剂量与用法同治疗焦虑症。3 岁或大于 3 岁儿童：推荐剂量为不超过成人剂量的 1/2。老年或体弱患者的推荐剂量为每天 10 ～ 20mg。药物相互作用：参见地西泮。与卡马西平、苯巴比妥、苯妥英钠、丙戊酸合用，本品的血浓度降低，而后者浓度升高。

159．如何确立药物副作用？

药物副作用是最常见的药物不良反应，它是指药物在治疗剂量下出现的与治疗目的无关的作用。可给患者带来不适或痛苦，一般都较轻微，大多是可以恢复的功能性变化，停药后即行消失。副作用产生的药理基础是药物作用选择性低，作用范围广。当药物某一效应被用为治疗目的时，其他效应就成了副作用，可见副作用是药物固有的作用。用某药治疗疾病，必须用治疗剂量，这样副作用也就会随之出现，是不可避免的。但也不必"谈虎色变"，甚至讳疾忌医。因为副作用是可以预知的，并且是可以设法纠正或消失的。实际工作中副作用发生的机会不大，都是千分之一左右，而且大多数情况下，即便发生副作用，通过患者在医生指导、监督下治疗，早发现副作用可以避免不可逆伤害。

160．什么是群体药代动力学？

群体药代动力学是定量研究药物在人体内吸收、分布、代谢和排泄规律，并运用数学原理和方法阐述血药浓度随时间变化的规律的一门学科。研究来自各受试者参数的变异情况，确定药代动力学参数的平均值与标准差，以便于计算某一患者的药代动力学参数。找到某一群体如 1 ～ 3 岁年龄段儿童某一药物在体内代谢规律后，只需任意时刻取血查血浓度，就可换算出该患者这个药物在其体内代谢的各种参数，如峰浓度、半衰期等，从而指导治疗。这样特别方便患者治疗和监测。

161．药疹如何处理？

服用某一药物后出现皮疹，可以处理：①停用致敏药物；②大剂量皮质类固醇激素应用：氢化可的松 200 ～ 400mg/d，静滴，维持 24 小时不停药，待病情稳定后，渐减量或更换泼尼松口服。或大剂量静脉用丙种球蛋白；③防止继发感染：如果有皮肤、黏膜糜烂，皮肤局部按烫伤处理。加大剂量激素应用，易并发全身感染。预防感染，及时治疗；④注意低钾，血浆渗出补胶体溶液；⑤过敏性休克争分夺秒，就地抢救，稳定后转院。一般措施如下：即皮下或肌内注射 1∶1000 的肾上腺素 0.5 或 1mL，严重可静滴。儿童患者剂量减少。呼吸困难及时给氧。呼吸道阻塞，气管插管或切开。注意血压若下降，给间羟胺、多巴胺等升血压药。氢化可的松 100 ～ 200mg 或地塞米松 5 ～ 10mg 加放葡萄糖 40ml 中静滴。如果病情不急，进展不快，病情并不严重，口服药就可以解决。药疹一般都是个人体质特殊所导致的，而且很多情况下事先并不知道是否会过敏，任何药物都有过敏可能，所以新开始服用某种药物都应密切观察，了解是否有相应基因检测手段。只要密切观察，发生皮疹及时处理，所造成的伤害就会减轻或很轻微。

162. 拉莫三嗪药物特点有哪些？

拉莫三嗪片，主要成分为拉莫三嗪，其化学名称为 3，5- 二氨基 -6-（2，3- 二氯苯基）-as- 三吖嗪。药理学研究的结果提示拉莫三嗪是一种电压依从性的钠离子通道阻滞剂。在培养的神经细胞中，它以应用和电压依赖性方式阻滞持续的反复放电。规格有每片 25mg 和 50mg。

拉莫三嗪的适应证是治疗癫痫：对 12 岁以上儿童及成人的单药治疗。①简单部分性发作；②复杂部分性发作；③继发性全身强直 - 阵挛性发作；④原发性全身强直 - 阵挛性发作。目前暂不推荐对 12 岁以下儿童采用单药治疗，因为尚未得到对这类特殊目标人群所进行的对照试验的相应数据。2 岁以上儿童及成人的添加疗法（add-on therapy）：①简单部分性发作；②复杂部分性发作；③继发性全身强

直 - 阵挛性发作；④原发性全身强直 - 阵挛性发作。本品也可用于治疗合并有 Lennox-Gastaut 综合征的癫痫发作。

丙戊酸抑制拉莫三嗪在肝内的代谢，所以拉莫三嗪代谢减慢，所需剂量就减少。对于单独使用丙戊酸或拉莫三嗪无效的患者，联合用药可能有效。这是联合用药的典范例子。

拉莫三嗪的用量及注意事项　为保证治疗剂量的维持，需监测患者体重，在体重发生变化时要核查剂量。如果计算出的拉莫三嗪的剂量（用于儿童和肝功能受损患者）不是整片数，则所用的剂量应取低限的整片数。当采用本品单药治疗而停用其他联用的抗癫痫药物，或其他抗癫痫药物增加到本品的添加治疗方案中，应考虑上述变化对拉莫三嗪药代动力学的影响。

单药治疗剂量：成人及 12 岁以上儿童：①本品单药治疗的初始剂量是 25mg，每日 1 次，连服 2 周；随后用 50mg，每日 1 次，连服 2 周。此后，每隔 1～2 周增加剂量，最大增加量为 50～100mg，直至达到最佳疗效。通常达到最佳疗效的维持剂量为 100～200mg/d，每日 1 次或分 2 次给药。但有些患者每日需服用 500mg 拉莫三嗪才能达到所期望的疗效；②为降低皮疹发生的危险，初始剂量和随后的剂量递增都不要按上述方法中的剂量，更慢加量比如 2 周以上加一次。

添加疗法（add-ontherapy）的剂量：成人及 12 岁以上儿童：①对合用丙戊酸钠的患者，不论其是否服用其他抗癫痫药，本品的初始剂量为 25mg，隔日服用，连服 2 周；随后 2 周每日 1 次，每次 25mg。此后，应每隔 1～2 周增加剂量，最大增加量为 25～50mg，直至达到最佳的疗效。通常达到最佳疗效的维持量为每日 100～200mg，1 次或分 2 次服用；②对那些合用具有酶诱导作用的抗癫痫药的患者，不论是否服用其他抗癫痫药（丙戊酸钠除外），本品的初始剂量为 50mg，每日 1 次，连服 2 周；随后 2 周每日 100mg，分 2 次服用。此后，每隔 1～2 周增加一次剂量，最大增加量为 100mg，直至达到最佳疗效。通常达到最佳疗效的维持量为每日 200～400mg，分 2 次服用。有些病人需每日服用本品 700mg，才能达到所期望的疗效；③如患者所服用的抗癫痫药与拉莫三嗪药代动力学的相互作用目前尚不清楚时，所增加的剂量应该采用拉莫三嗪与丙戊酸钠合用时的推荐剂量，随后，剂量应增加至达到最佳疗效；④为降低皮疹发生的危险，初始剂量和随后的剂量递增都不要超过上述方法中的剂量。

肝功能受损患者的剂量：拉莫三嗪的初始、递增和维持剂量在中度和重度肝功能受损患者通常应分别减少约 50% 和 75%。递增和维持剂量应按临床疗效进行调整。

儿童群体药代动力学方案已建立，在双盲、附加临床试验中，服用拉莫三嗪的患儿中皮疹的发生率高达 10%，服用安慰剂的病人为 5%。2% 的患儿因皮疹而导致停止拉莫三嗪的治疗。这种皮疹在外观上一般是斑丘疹，通常在治疗开始的前 8 周出现，停用拉莫三嗪后消失。曾有报告出现罕见的、严重的、可能威胁生命的皮疹，包括Stevens-Johnson综合征和中毒性表皮坏死溶解（Lyell综合征）。尽管停药后大部分患者可以恢复，但曾出现与死亡相关的罕见病例。严重皮疹的报告，如成人及12岁以上儿童的发生率约为1：1000。12岁以下儿童出现的危险高于成人。有研究表明，12岁以下儿童发生皮疹且需住院治疗的比率为1：300至1：100。儿童最初发生的皮疹可能会被误认为是感染。在本品治疗的前8周，如果儿童出现皮疹和发热症状，医生应该考虑有药物反应的可能性。此外，发生皮疹总的危险性与下列因素有关：①拉莫三嗪的初始剂量太高和随后增加的剂量超过推荐剂量；②同时应用丙戊酸钠。出现皮疹的所有患者（成人和儿童）都应迅速处理，并立即停用拉莫三嗪，除非可确诊皮疹与此药无关。也有报告认为皮疹是高敏反应综合征的一部分，伴有多种形式的全身症状，包括发热、淋巴结肿大、颜面水肿、血液及肝损害。这种综合征引起临床反应的严重程度有很大区别。罕见弥散性血管内凝血（DIC）和多器官衰竭。即使皮疹不明显，注意过敏反应的早期表现（如发热、淋巴结肿大）是十分重要的。

　　在利必通单药治疗的试验中，不良反应的报告包括头痛、疲倦、皮疹、恶心、头晕、嗜睡和失眠。其他的不适包括复视、视力模糊、结膜炎、头昏、嗜睡、头痛、疲倦、胃肠道紊乱（包括呕吐和腹泻）、激惹/攻击行为、共济失调、焦虑、精神错乱和幻觉。曾有血液学异常的报告，包括中性白细胞减少症、白细胞减少、贫血、血小板减少症、全血细胞减少症和非常罕见的再生障碍性贫血和粒细胞缺乏症。曾有运动障碍如抽搐、不安、共济失调、眼球震颤和其他身体部位震颤的报告。曾有先前患有帕金森病的患者，服用本品加重其帕金森病症状的报告，个别有锥体外系作用和舞蹈病手足徐动症的报告。曾有肝功能检查升高的报告，罕有肝功能异常包括肝功能衰竭的报告。肝功能异常的出现通常与过敏反应有关，但也有无明显过敏征象的个别病例的报告。禁忌：禁用于已知对拉莫三嗪和本品中任何成分过敏的患者。

当与其他抗癫痫药同用时，突然停用本药可引起癫痫反弹发作。除非出于安全性的考虑（例如皮疹）要求突然停药，否则本药的剂量应该在2周内逐渐减少至停药。当欲停止使用其他合用的抗癫痫药物以便达到本药单药治疗，或在本药单药治疗中添加其他抗癫痫药物时，都应考虑对拉莫三嗪药代动力学的影响。

本药是弱的二氢叶酸还原酶的抑制剂，长期治疗有可能干扰叶酸的代谢。然而，人类长期给药达一年，拉莫三嗪对血红蛋白的浓度、红细胞平均容量和血清或红细胞的叶酸浓度没有引起明显的变化；用药长达5年对红细胞的叶酸浓度也无明显的影响。

在晚期肾衰患者的单剂量研究中，血浆中拉莫三嗪的浓度没有明显改变，但是，可以预计到葡萄糖醛酸代谢物会蓄积；因此，肾衰的患者用药需小心。本药主要是通过肝代谢而清除。尚未对肝功能严重损害患者使用本药进行研究。在没有这些资料之前，这种患者不推荐使用本药。

163. 普瑞巴林药物特点有哪些？

通用名称：普瑞巴林胶囊，英文名称：Pregabalin Capsules。化学名称：(3S) -3- 氨甲基 -5- 甲基己酸，分子式：$C_8H_{17}NO_2$；分子量：159.23。

普瑞巴林是一种新型钙离子通道调节剂（非 γ- 氨基丁酸（GABA）受体激动剂或拮抗剂），能阻断电压依赖性钙通道，减少神经递质的释放，临床主要用于治疗外周神经痛以及辅助性治疗局限性部分癫痫发作。别名：C1-1008，异丁加巴，该药是在开发的癫痫治疗药中最有希望的一个药物，疗效更好和给药更方便。也可以用于治疗疼痛和焦虑如带状疱疹后遗神经痛。

每片剂量包括 25mg、50mg、75mg、100mg、150mg、200mg、300mg。口服，每日剂量为 150 ~ 600mg。不良反应：普瑞巴林最常见的不良反应有眩晕和嗜睡，但多数不良反应为轻、中度，且呈剂量相关性。

药物在体内代谢过程：普瑞巴林口服给药的绝对生物利用度超过 90%，单剂量给药范围在 1 ~ 300 mg 和多剂量给药范围在 25 ~ 300mg 每 8 小时 1 次和 300 mg 每 12 小时 1 次。普瑞巴林的药 - 时曲线（AUC 值）和峰浓度（C_{max} 值）随剂量线性增加。给药后 0.5 ~ 1.5 小时血浆药浓度达峰值。2 天内达到稳态，无蓄积现象。体外利用人肝细胞溶质和微粒体的研究证明普瑞巴林不被代谢，尿液中排泄的普瑞巴林原药占服用剂量的 90% 以上，肾清除率占到总清除率的 88%。清除半衰期约为 6.3 小时，不受剂量和重复给药的影响。总的体内清除率约为 80 ml/min。

164. 加巴贲丁抗癫痫特点有哪些？

加巴喷丁，英文 Gabapentin 是美国 Warner-Lanbert 公司首先开发的抗癫痫药，于 1993 年首次在英国上市。我国已有几种仿制药，如迭力等。加巴喷丁是一种新颖的抗癫痫药，加巴喷丁用于常规抗癫痫药不能满意控制或不能耐受的局灶性发作的癫痫患者，以及局灶性起源发作并继而全身泛化的癫痫患者的加药治疗。在传统的抗癫痫药无效或患者不能耐受时，加巴喷丁常用作辅助药物。

加巴喷丁是 γ- 氨基丁酸（GABA）的衍生物，其药理作用与现有的抗癫痫药不同，最近研究表明加巴喷丁的作用是改变 GABA 代谢产生的。加巴喷丁在各种动物模型中均显示预防癫痫发作的作用。另外，在动物实验中，对痉挛、镇痛和肌萎缩性侧索硬化模型中也显示作用。加巴喷丁对脑组织的结合点有高的亲和性（结合能力），它能通过氨基酸转移体透过体内一些屏障，同其他抗惊厥药相比，加巴喷丁具有较小的行为和心血管副作用。加巴喷丁结构与 γ- 氨基丁酸（GABA）类似，但并非 GABA 受体的激动剂。研究表明，当加用加巴喷丁治疗时，发作频率明显减少，长期疗效满意，且不良反应较少。发作控制后，如果单用加巴喷丁，仅部分患者有效。对失神性发作无效。加巴喷丁的体内代谢过程（药代动力学）：加巴喷丁通过可饱和的机制从胃肠道吸收，通常3小时可达血药峰值。1~2天可达稳态血药浓度。广泛分布全身，与血浆蛋白结合很少。$T_{1/2}$约为5~7小时。基本不在体内代谢，剂量的大部分以原药随尿排出，其余随粪便排出。加巴喷丁的适应证：用于控制部分性发作、难治的性癫痫。有报道，抗焦虑药加巴喷丁（gabapentin）和抗病毒药伐昔洛韦（valacyclovir）联用可减少急性带状疱疹后遗神经痛的危险。加巴喷丁的禁忌证：对加巴喷丁过敏者、哺乳者禁用。

加巴喷丁的不良反应：常见的为嗜睡、眩晕、运动失调、疲劳、眼球震颤、头痛、震颤、复视、鼻炎及恶心与呕吐。一般继续用药后这些反应可见减轻。偶有惊厥、咽炎、发音不良、体重增加、消化不良、遗忘、神经过敏等。极少发生胰腺炎，肝功能受损和史蒂芬斯-强森（Stevens-Johnson syndrome，SJS）综合征。注意事项：肾功能损害的患者慎用。

加巴喷丁的用法用量：成人和12岁以上青少年的开始剂量，第1天300mg，睡前服用；随后每天增加300mg，分次服用，直至发作被控制。推荐剂量为每天900~1200mg，3次分服；必要时每天可达2.4g。药物相互作用：抗酸药可减少加巴喷丁从胃肠道的吸收。

儿科用药：加巴喷丁的药物代谢动力学在儿科的受试者中进行过，48 名，年龄在 1 个月到 12 岁，剂量为 10mg/kg。血浆浓度峰值在各个年龄组是相似的，达峰时间约为给药后 2 ～ 3 小时。通常，儿科的受试者年龄在 1 个月到小于 5 岁之间比 5 岁和更大的患儿中观察到的药时曲线低 30%（AUC）。因此，标准化每个体重的口服清除率在越小的儿童中越高。加巴喷丁的口服清除率直接与肌酐清除率成比例。加巴喷丁消除半衰期平均为 4.7 个小时并且在整个年龄组的研究结果基本相似。

据国外文献报告，在 253 名年龄在 1 个月到 13 岁的儿科的患者中进行了总体的药物动力学分析。患者接受 10 ～ 65 mg/（kg·d），每日 3 次给予。口服清除率（CL/F）直接与肌酐清除率成比例，这个关系在单剂量和在稳态时是相似的。当按公斤体重标化后，在小于 5 岁的儿童中可观察到比 5 岁或更大的儿童中更高的口服清除率值。在小于 1 岁的婴儿中的清除率是非常易变的。在 5 岁和更大的儿科患者中观察到的标准的口服清除率和在成人中给予单个剂量后的值相一致。标准化每公斤体重的口服分布体积在整个年龄范围是不变的。药物代谢动力学资料表明在 3 ～ 4 岁癫痫的儿科患者中有效的每日剂量应该是 40 mg/（kg·d），其达到的平均血浆浓度，与那些 5 岁或更大的患者接受加巴喷丁 30 mg/（kg·d）所达到的血浆浓度是相似的。

种族：种族的药物代谢动力学差异还没有研究。由于加巴喷丁主要是肾排泄的，并且肌酐清除率没有大的种族差异，因此认为种族的药物代谢动力学没有差异。

165．丙泊酚何时应用？

丙泊酚，英文名称 Propofol 中文别名双异丙酚；普泊酚；二异丙酚。英文别名 Diprivan；Propofol；Disoprofol。化学名称，2，6- 二异丙基苯酚；分子结构式：$C_{12}H_{180}$；分子量：178。本品为无色或淡黄色澄清液体。有异臭。遇光逐渐变成黄色，遇高温很快变成黄色。本品在乙醇、乙醚或丙酮中极易溶解；在水中极微溶解。

丙泊酚为烷基酸类的短效静脉麻醉药。静脉注射后迅速分布于全身，40 秒钟内可产生睡眠状态，进入麻醉迅速、平稳。$T_{1/2a}$ 为 1.8 ～ 8.3 分钟。可能在肝中经过主要与葡萄糖醛酸结合而代谢，代谢物由尿排出为 34 ～ 60 分钟。体内分布容积 Vd 为 2.83L/kg，血浆蛋白结合率 97% ～ 98%。如与芬太尼合用，则本品的血药浓度升高。本品的镇痛效应较弱，可使颅内压降低、脑耗氧量及脑血流量减少。对呼吸系统有抑制作用，可出现暂时性呼吸停止；对循环系统也有抑制作用，可出现血压降低。本品的麻醉恢复迅速，约 8 分钟，恢复期可出现恶心、呕吐和头痛。

适应证包括全身麻醉的诱导和维持。常与硬膜外或脊髓麻醉同时应用，也常与镇痛药、肌肉松弛药及吸入性麻醉药同用。适用于门诊患者。抢救癫痫持续状态。Wada 试验中替代戊巴比妥。

用法和用量 由于剂型及规格不同，用法用量请仔细阅读药品说明书或遵医嘱。使用丙泊酚通常需要配合使用止痛药。丙泊酚可辅助用于脊髓和硬膜外麻醉。并与常用的术前用药，神经肌肉阻断药，吸入麻醉药和止痛药配合使用。作为全身麻醉以辅助局部麻醉技术，所需的剂量较低。麻醉给药：建议应在给药时 [一般健康成年人每 10 秒约给药 4ml（40mg）] 调节剂量，观察患者反应直至临床体征表明麻醉起效。大多数年龄小于 55 岁的成年患者，大约需要 2.0 ~ 2.5mg/kg 的丙泊酚；超过该年龄需要量一般将减少；ASA Ⅲ级和Ⅳ级患者的给药速率应更低，每 10 秒约 2ml（20mg）。

麻醉维持：通过持续输注或重复单次注射给予丙泊酚都能够较好地达到维持麻醉所需要的浓度。持续输注所需的给药速率在个体之间有明显的不同，通常 4 ~ 12mg/（kg·h）的速率范围能保持令人满意的麻醉。用重复单次注射给药，应根据临床需要，每次给予 2.5ml（25mg）至 5.0ml（50mg）的量。ICU 镇静：当作为对正在强化监护而接受人工通气患者的镇静药物使用时，建议持续输注丙泊酚。输注速率应根据所需要的镇静深度进行调节，通常 0.3 ~ 0.4mg/（kg·h）的输注速率范围，应能获得令人满意的镇静效果。

给药方式：未稀释的丙泊酚注射液能直接用于输注。当使用未稀释的丙泊酚注射液直接输注时，建议使用微量泵或输液泵，以便控制输注速率。丙泊酚注射液也可以稀释后使用，但只能用 5% 葡萄糖注射液稀释，存放于 PVC 输液袋或输液瓶中。稀释度不超过 1：5（2mg/ml）。用于麻醉诱导部分的丙泊酚注射液，可以以大于 20：1 的比例与 0.5% 或 1% 的利多卡因注射液混合使用。稀释液应无菌制备，给药前配制。该稀释液在 6 小时内稳定。

Abend 等认为最初剂量为 1 ～ 2 mg/kg，继之以 2 mg/（kg·h）静脉滴注为妥。Rossetti 等推荐负荷剂量 2mg/kg，维持剂量为 2 ～ 5 mg/（kg·h），少数用到 10 mg/（kg·h），应小心丙泊酚灌注综合征，特别在儿童，在超过 5 mg/（kg·h）时，应少于 48 小时，应避免与糖皮质激素及儿茶酚胺药物合用，因为它们会促进丙泊酚灌注综合征发生。Shorvon 等提出临床应用的负荷剂量为 3 ～ 5 mg/kg，维持剂量为 5 ～ 10 mg/（kg·h），同样应少于 48 小时，也应避免与糖皮质激素、儿茶酚胺药物合用。丙泊酚输注综合征：在大剂量、长时间输注后可能引起代谢性酸中毒、高脂血症、肝脂肪浸润和肌肉损伤、难治性心力衰竭等严重并发症，甚至导致死亡，即所谓的"丙泊酚输注综合征"（propofol infusion syndrome，PRIS）。

注意事项：①诱导麻醉时有时可出现轻度兴奋现象；②如产生低血压或暂时性呼吸停止时，需加用静脉输液或减慢给药速度；③静脉注射局部可产生疼痛，但罕见血栓形成或静脉炎；④心脏病、呼吸系统疾病、肝肾疾病及衰弱患者应慎用，大于 55 岁的患者用量宜减少 20%；⑤由于本品的注射液为脂肪乳剂，脂肪代谢紊乱者慎用。

166．卢非酰胺的特点是什么，如何应用？

卢非酰胺（Rufinamide），化学名：1- [（2，6- 二氟苯基）甲基] -1H-1，2，3- 三唑 -4- 甲酰胺。商品名 Banzel。剂型及规格：片剂，100mg、200mg、400mg。

适应证：治疗 4 岁以上及成人 Lennox-Gastaut 症候群的癫痫症。用法用量：口服，1 日 2 次，早晚各 1 次，最好与食物同服。用于体重小于 30kg 患儿时，通常 200mg/d，最大 1000mg/d；用于体重大于 30kg 患儿时，通常 400mg/d，最大 3200mg/d。< 4 岁，起始 10mg/（kg·d），分 2 次。隔日加 10mg/kg。维持量：45mg/（kg·d），分 2 次，不超过 3200mg/d。

卢非酰胺对局灶性癫痫发作和全面性强直 - 阵挛癫痫发作（tonic-clonic seizure）有治疗益处，可以联合给药，也可以单独给药。卢非酰胺在结构上和已经上市的癫痫治疗药物不相关，其主要通过限制神经元钠依赖性活动电位的点燃来发挥抗惊厥作用。卢非酰胺的治疗窗口宽，对以往耐药的局灶性或全面性癫痫病人卢非酰胺仍有效。除癫痫外，卢非酰胺还在进行治疗神经病理性疼痛的 II 期临床开发。卢非酰胺扩大用于 Lennox-Gastaut 综合征相关儿科癫痫患者。

167．拉科酰胺的特点是什么，如何应用？

拉科酰胺，lacosamide，LCM；（R）-2-乙酰胺基-N-苄基-3-甲氧基丙酰胺，又称为拉考沙胺。英文别名：（2R）-2-acetamido-N-benzyl-3-methoxy-propanamide。治疗癫痫和神经性疼痛的药物。拉科酰胺是一种新型的抗癫痫药，一种新型 N-甲基-D-天门冬氨酸（NMDA）受体甘氨酸位点结合拮抗剂。NMDA 受体甘氨酸位点结合拮抗剂，属于新一类功能性氨基酸，是具有全新双重机制作用的抗惊厥药物。

拉科酰胺（Vimpat）于 2008 年作为一款辅助治疗药物用于癫痫人群，现在 FDA 宣布批准这款药物拉科酰胺新的适应证，可以单独用来治疗癫痫成人患者部分发作性癫痫。已在使用其他癫痫治疗药物的患者可切换到拉科酰胺单药治疗。由德国 Schwarz BioSciences 公司研发，分别于 2008年 8 月、9 月和 10 月由欧盟、德国与英国和美国 FDA 批准上市，商品名为 Vimpat，临床上用于治疗癫痫和神经性疼痛。拉科酰胺属于新型 N-甲基-D-天门冬氨酸（NMDA）受体甘氨酸位点结合拮抗剂，是具有全新双重机制作用的抗惊厥药物。它可选择性促进钠通道缓慢失活并调节塌陷反应介导蛋白-2（collapsin response mediator protein-2，CRMP-2），而 CRMP-2 可能减慢甚至阻止癫痫发作以及减轻糖尿病的神经性疼痛。由于拉科酰胺具有抗惊厥和镇痛的双重作用，从而稳定超兴奋性神经细胞膜并抑制神经元反复放电，不同于目前临床所用的其他抗癫痫药，拉科酰胺可用于16岁及以上癫痫部分性发作患者的辅助治疗，对于顽固性癫痫亦有效。临床研究表明，拉科酰胺可减少惊厥14.4%，与其他抗惊厥药相比耐受性更好。

剂量：口服和静脉制剂。16岁以下，初始1mg/(kg·d)，逐渐加量到3～12mg/(kg·d)。或5～15岁孩子难治性癫痫的，加药25mg，1周后50mg，日2次。或加药1～2mg/(kg·d)，逐渐加到7～15.5mg/(kg·d)。成人或16岁以上，以每日2次频率用药，但其用药应以每次50mg开始，而后逐渐滴定至每次100mg或200mg（推荐治疗剂量）。拉科酰胺的口服制剂和静脉内输注剂具生物等效性，它们间换用不需剂量调整。副作用：头晕，眼花，异常协调，视觉异常，恶心，呕吐，震颤。随着剂量的增加副作用发生的比例也显著增加。

168. 常用抗癫痫药的作用机制是什么?

见表5-17。

表5-17　抗癫痫药物可能的作用机制

AEDs	电压依赖性的钠通道阻滞剂	增加脑内或突触的GABA水平	选择性增强GABA-A介导的作用	直接促进氯离子的内流	钙通道阻滞剂	其他
卡马西平	++	?			+L型	+
苯二氮䓬类			++			
苯巴比妥		+	+	++	?	
苯妥英钠	++				?	+
扑痫酮						
丙戊酸	?	+	?		+T型	++
非尔氨酯	++	+	+		+L型	+
加巴喷丁	?	?			++N, P/Q型	?
拉莫三嗪	++	+			++N, P/Q, R, T型	+
左乙拉西坦	?	?	+		+N型	++
奥卡西平	++	?			+N, P型	+
替加宾	++	++				
托吡酯	++	+	+		+L型	+
氨己烯酸	++	++				
唑尼沙胺	++	?			++N, P, T型	

注：++：主要作用机制；+：次要作用机制；？：不肯定

169. 常用抗癫痫药药代动力学参数有哪些?

参数见表 5-18、表 5-19。

表5-18　常用抗癫痫老药的药代动力学参数

药物	有效血浓度 (μg/ml)	中毒血浓度 (μg/ml)	维持量 (mg/kg·d)	分布容积 (L/kg)	蛋白结合率 (%)	清除率 [ml/(h·kg)]	半衰期 (h)
PB	15 ~ 40	> 50	3 ~ 8	0.8	50	5	90
PHT	10 ~ 20	> 20	5 ~ 10	0.7	90		30
CBZ	4 ~ 12	> 12	15 ~ 30	1.1	75	20	20
VPA	50 ~ 100	> 200	30 ~ 60	0.2	95	8	10
DZP	0.16 ~ 0.70	0.5 ~ 2.0	0.15 ~ 2.0	1.1	98	22	7 ~ 10
CZP	0.013 ~ 0.009	> 0.2	0.1 ~ 0.2	3.2	85	90	30
PRI	5 ~ 12	> 15	15 ~ 30	0.6	25	30	7
ESM	40 ~ 100	> 150	30 ~ 60	0.6	0	13	40
AES			8 ~ 12				

注: PB, 苯巴比妥; PHT, 苯妥英钠; CBZ, 卡马西平; VPA, 丙戊酸; DZP, 地西泮; CZP, 氯硝西泮; PRI, 扑痫酮; ESM, 乙琥胺; AES, 抗痫灵

表5-19　新型抗癫痫药的药代动力学参数

	生物利用度（%）	一级动力学	蛋白结合率（%）	半衰期（h）	血浆达峰浓度时间（h）	活性代谢产物	对肝酶的作用
非尔氨脂	≥80	是	30	14~25	1~4	有	抑制
加巴喷丁	60	否	0	5~7	2~3	无	无
拉莫三嗪	98	是	55	15~30	2~3	无	无
左乙拉西坦	100	是	0	6~8	0.6~1.3	无	无
奥卡西平	95	是	40	8~25	4.5~8	有	弱诱导
替加宾	≥90	是	96	4~13	0.5~1.5	无	无
托吡酯	≥80	是	13	20~30	2~4	无	弱抑制
氨己烯酸	≥60	是	0	5~8	1~3	无	无
唑尼沙胺	≥50	是	50	50~70	2~6	无	无

170. 常用抗癫痫药的用法、剂量和有效血浓度有哪些?

见表 5-20。

表5-20 常用抗癫痫药物使用方法及有效血浓度

AEDs	起始剂量	增加剂量	维持剂量	最大剂量	有效血浓度	日服药次数
卡马西平	成人 100~200mg/d	逐渐	400~1200mg/d	1600mg/d	4~12mg/L	2~3
	儿童6岁以下 5mg/(kg·d)	5~7天增加1次	10~20mg/(kg·d)	400mg/d		2
	儿童6~12岁	100mg/(d·2w)	400~800mg/(kg·d)	1000mg/d		2~3
氯硝西泮	成人 1.5mg/d	0.5~1mg/3d	4~8mg/d	20mg/d	20~90μg/L	3
	儿童10岁以下或30kg以下 0.01~0.03mg/(kg·d)	0.03~0.05mg/(kg·3d)	0.1~0.2mg/(kg·d)			2~3
苯巴比妥(鲁米那)	成人		90mg/d	极量每次250mg,500mg/d	15~40mg/L	1~3
	儿童		3~5mg/(kg·d)			1~3

续表

AEDs	起始剂量	增加剂量	维持剂量	最大剂量	有效血浓度	日服药次数
苯妥英钠（大仑丁）	成人200mg/d	逐渐	250~300mg/d		10~20 mg/L	2~3
	儿童5mg/(kg·d)	逐渐	4~8mg/(kg·d)	250mg		2~3
扑痫酮（扑米酮）	成人50mg/d, qn	逐渐	750mg/d	1500mg/d		3
	儿童8岁以下5mg/(kg·d)；8岁以上同成人	逐渐	375~700mg/d 或10~25mg/(kg·d)			3
丙戊酸钠	成人5~10mg/(kg·d)	逐渐	600~1200mg/d	1800mg/d	50~100 mg/L	2~3
	儿童15mg/(kg·d)	逐渐	20~30mg/(kg·d)			2~3
加巴喷丁	成人300mg/d	300mg/d	900~1800mg/d	2400~3600mg/d		3
	儿童12岁以下剂量未定，12~18岁同成人					2~3

续表

AEDs	起始剂量	增加剂量	维持剂量	最大剂量	有效血浓度	日服药次数
加巴喷丁	老人首次剂量由肌酐清除率决定					
拉莫三嗪单药	成人 50mg/d	25mg/w	100 ～ 200mg/d	500mg/d		2
	儿童 0.3mg/（kg·d）	0.3mg/（kg·d）	2 ～ 10mg/（kg·d）			2
LTG与肝酶诱导AEDs合用	成人 50mg/d	50mg/2w	100 ～ 200mg/d			2
	儿童 0.6mg/（kg·d）	0.6mg/（kg·2w）	5 ～ 15mg/（kg·d）			2
LTG与丙戊酸类药物合用	成人 12.5mg/d	12.5mg/2w	100 ～ 200mg/d			2
	儿童 0.15mg/（kg·d）	0.15mg/（kg·2w）	1 ～ 5mg/（kg·d）			2

续表

AEDs	起始剂量	增加剂量	维持剂量	最大剂量	有效血浓度	日服药次数
左乙拉西坦	成人 1000mg/(kg·d)	500~1000mg/2w	1000~4000 mg/d			2
	儿童 10~20mg/(kg·d)	10~20 mg/(kg·d·w)	20~60 mg/(kg·d)			2
奥卡西平	成人 300mg/d	300mg/w	600~1200 mg/d	2400mg/d		2
	儿童 8~10mg/(kg·d)	10mg/(kg·w)	20~30 mg/(kg·d)	45 mg/(kg·d)		2
托吡酯	成人 25mg/d	25mg/w	100~200mg/d			2
	儿童 0.5~1mg/(kg·d)	0.5~1 mg/(kg·d)	3~6 mg/(kg·d)			2
唑尼沙胺	成人 100~200mg/d	100mg/1~2w	200~400mg/d			2
	儿童 2~4mg/(kg·d)	2~4mg/kg.w	4~8 mg/(kg·d)			2

注：AEDs：抗癫痫药物；LTG：拉莫三嗪

171. 抗癫痫药物的发展简史有哪些阶段?

1857年，溴化钾首次被应用于月经期癫痫，从此溴化物成了当时有效的抗癫痫药。至今仍用于治疗合并卟啉病的癫痫，但有导致皮炎和精神病的副作用。

1912年，有人发现苯巴比妥抗癫痫有效，且毒性比溴化物低，从此，该药开始用于临床。随后又合成了许多苯巴比妥类似物，如甲苯巴比妥等，此药至今仍在应用。

1937年，开始了抗癫痫药物在临床应用前进行实验研究的新时期。用电休克造成实验性癫痫模型，Merritt和Putnam在这种模型上对Parke-Davis公司提供的一组化合物进行了筛选，发现了苯妥英钠的抗痫活性。1938年该药被投放市场，因其没有嗜睡副作用，故迅速得到推广。1944年，有人发现三甲双酮能预防戊四氮诱发的癫痫发作，成为第一个抗失神药物。后来研究又发现这种惊厥可被苯巴比妥阻断但不受苯妥英钠影响，还发现苯巴比妥、苯妥英钠可抗最大电休克惊厥而三甲双酮则不能。这既说明了这些药物的抗痫原理不同，也说明了癫痫模型之间的质的差异。

1951年，人们发现了最强效的抗戊四氮惊厥的药物苯琥胺和甲琥胺，分别于1953年和1957年被应用于临床治疗失神发作。1960年乙琥胺问世，用于治疗失神。

此后，抗癫痫药物研究主要致力于改变分子结构方面，先后开发出了卡马西平、丙戊酸钠、苯二氮䓬类、氨己烯酸（vigabatrin）、拉莫三嗪（lamotrigine）、奥卡西平（oxcarbazepine）、托吡酯、左乙拉西坦等。

172. 扰癫痫新药的开发途径有哪些?

抗癫痫药物的寻找和开发经历了从盲目筛选到定向研制的历程。定向研制抗癫痫药的设计主要根据现代神经科学原理和现代药物化学技术。目前的研究方向有三个：(1) 开发强化抑制剂。主要启发是苯二氮䓬类和巴比妥类的抗惊厥活性，都是通过强化伽马氨基丁酸（GABA）能神经的抑制作用而达到的。强化抑制的最有效途径是使药物能进入脑内，转化成 GABA 或其他内源性抑制物甘氨酸、牛磺酸等。齿加比（progabide）就是一个成功的代表。它是与 GABA 受体激动剂活性有关的 GABA 类似物。入脑后即转化为另两种 GABA 受体激动剂 SL75012 和 GABA 酰胺，最终转化成 GABA，甘氨酸前体药 milacemide，牛磺酸类似物 taltrimide，与上述方式相似。另二途径是抑制 GABA 转氨酶（GABA-T）活性，阻止 GABA 分解成谷氨酸和琥珀酸半醛，增加突触 GABA 的利用。氨己烯酸就是一个例子。

(2) 开发降低兴奋的药物。阻断由 N- 甲基 -D- 天冬氨酸盐（NMDA）型谷氨酸受体介导的突触兴奋性是寻求抗癫痫药的更新途径。动物实验证实 NMDA 受体拮抗剂有广泛抗痫谱：尤其对极量电休克癫痫和酒精撤退癫痫发作有效。竞争性 NMDA 受体拮抗剂（通过血脑屏障有限，口服活性差）有 2- 氨基 -7- 磷酰基庚酸（APH）、2- 氨基 -5- 磷酰基戊酸（APV）、CGP37849、CGP39551 和 D-CPPene 等。非竞争性 NMDA 受体拮抗剂有离解的麻醉剂苯环利啶、氯胺酮和 MK-801。MK-801 的羧酰胺类似物：ADCL，其治疗指数与卡马西平相当；但其潜在副作用较重，尚未临床应用。

（3）开发调节 Na^+、K^+、Ca^{2+} 通道的药物。据认为，苯妥英钠是通过对电压调节的 Na^+ 通道进行剂量和电压依赖性的抑制而起作用的。新研制的 zonisamide、denzimol、nafimidone、ralitoline、topiramate，flunarizine 和 remacemide 抗痫方式与苯妥英钠相同。K^+ 通道激活会导致神经元超极化而抗痫，如 cromakalim，在脑片上可开放 K^+ 通道而抗惊厥，但很难通过血脑屏障。乙琥胺、三甲双酮和丙戊酸都是通过抑制丘脑神经元的 T 型 Ca^{2+} 通道而抗失神发作。因 T 型 Ca^{2+} 通道引起丘脑神经元爆发放电。GABAB 受体中介的突触电位激活 T 型 Ca^{2+} 通道，故阻断 GABAB 受体也是抑制丘脑神经元放电的可选途径。CGP35348 是 GABAB 受体拮抗剂，有明显抗失神作用。未来将会有更多的新药问世，难治性癫痫可望减少。

173. 抗癫痫的新药发掘现状有哪些特点？

尽管医生竭尽全力，但目前临床药物和外科治疗也只能使 80% ～ 90% 病人获得满意控制。仍有 10% ～ 20% 病人遭受发作和药物的双重折磨。因而，寻找更有效的抗痫新药一直是癫痫治疗的迫切任务。传统的筛选新药方法是经过动物实验，凡能对抗最大电休克的药物可能对全身强直 - 阵挛性发作有效；凡能对抗戊四氮诱发惊厥的药物可望对失神发作有效。近来，除增加了如点燃模型在内的一些理想的模拟人类癫痫的动物模型筛选新药物外，更新的思路是从癫痫机理方面来考虑，设计和筛选抗痫新药。①增强伽马 - 氨基丁酸（GABA）抑制功能的药物，如齿加比（progabide）、丙戊酸钠、伽马乙烯 GABA（GVG）；②减弱兴奋性氨基酸及其受体的药物，如拉莫三嗪（lamotrigine）、MK801；③改变膜和离子转运的药物，如尼莫地平（nimodipirie）、氟桂利嗪（flunarizine）等；④调整炎症介质的药物等。

在治疗癫痫持续状态方面的药有氯硝西泮（clonazepam）针剂，效果较常用安定强 5 ~ 10 倍，国内已有商品。劳拉西泮（loraxepam），在国外应用较广泛。ACC-9653，化学结构为 3- 羟甲基 5，5- 苯基乙内酰脲的二钠磷酸酯，是苯妥英钠前体，水溶性好，静脉应用和肌内注射无刺激性。

174．抗癫痫新药的可信度如何？

目前已用于临床的抗癫痫药物有 50 多种，最常用的也有十几种。用这些抗癫痫药可以使 80% 的癫痫患儿获得满意的控制；但仍有 15% ～ 20% 患儿的惊厥不能有效控制。因此，探求更新更有效的抗癫痫药是临床的迫切需要。各国都在花很大的人力、物力和财力来挖掘新型的抗痫效应强、副作用小的新药。各国对新药研制都有严格的规章法则，新药在问世之前都必须经历严格的临床前，临床 I、II、III 期试验。一般来说是安全可靠的，但到此时，它尚未经过长期的广泛的临床实践。有的不良反应尚未被人们充分认识，尤其远期毒性，如致癌、致畸等反应。更需要长时间来观察。动物与人有质的种属差异和量反应差异等，所以应用新药需要承担一定的风险。决不能光看说明书上如何写的就擅自试着吃，一定要在医生的建议和监测下试用新药。

175．儿童抗癫痫新药试验有什么特点?

一般来说，有如下特点：

（1）儿童癫痫类型很多，要根据惊厥发作型或综合征并估计预后，来选择患儿试用；

（2）对于多型性癫痫、难确定类型的发作及特异性（对儿童）综合征要分组观察；

（3）儿童对抗癫痫药物反应可能不同于动物实验的结果：因动物模型往往是一种发作，而临床上往往几种发作会集中在一个患儿身上。有时在疾病的不同病理阶段，多型逐渐显示，反应也就不同，有时即使同一型，也可能反应不同；

（4）需要加药疗法，即在原药不变的基础上加上某一新药进行观察。对儿童，决不允许一开始就用疗效不肯定的新药；

（5）要考虑惊厥率的波动，一般用后一过性好转，这不能说明新药比老药好。需要长期（至少一年）观察，最好有惊厥定量（如加上 EEG 功率谱）指标；

（6）儿童中有 40% 可能一生只有一次惊厥。故一般选择患者需在第 2 次发作后开始治疗；

（7）儿童的药代动力学不同于成人，必须有儿童的药代动力学参数。另外，其药效学也可能不同，机制和解释都有各自的特点；

（8）儿童对新药的耐受性不同于成人。无论正作用（抗痫作用），还是副作用（嗜睡、肌肉松弛等），其耐受表现、时间及逆转都有其规律性；

（9）在伦理学上，儿童新药试验中，对照组决不能用无药安慰剂代替。原药不变的对照组也最好以自愿的原则，达成协议；

综上所述，决不能把儿童看成小大人，一切按成人新药试验方式进行，而必须按儿童特有方式和规律进行。

第六章

癫痫的外科治疗及其他疗法

1. 什么是癫痫的外科治疗？

癫痫的外科治疗（epilepsy surgery）就是手术治疗。如果患儿经合理的、充分的药物治疗仍不能控制发作，医生可考虑给予外科手术治疗。有 20% ~ 30% 的患儿用药不能满意地控制发作，这之中有大约一半适合于外科治疗。

2. 癫痫外科治疗的历史和现状如何？

世界第一例癫痫局部皮质切除术是英国神经外科医生 Horsley 在 1886 年成功地完成的，至今已 100 余年了。以后虽有些发展，但很缓慢。直至近十几年来癫痫外科才在世界范围内开展起来。这主要是因为脑电图（EEG）技术和神经影像学技术的飞速发展，使得人们认识痫灶部位和范围的能力大大提高。如24小时脑电图加录像监视系统、长程视频监测系统，可同步准确记录发作类型和脑电异常。栅状电极和条状电极等硬膜下电极、深部电极、立体定向脑电图（SEEG）及脑磁图（MEG）能将发作期电发放定侧、定位；CT、MRI可检出脑结构性病变；SPECT、PET（单光子、正电子发射计算机断层扫描）可敏感发现脑局部血流及代谢异常。这些技术的相辅相成，使痫灶在电生理、结构和功能上能够术前准确定位。另一方面是由于神经内、外科医生、电生理和影像学医生等多学科医生密切相互合作，恰当地掌握了手术适应证。如手术患者必须是经过抗癫痫药物正规治疗2年无效或3种药物规范治疗失败，或发育性肿瘤导致顽固性癫痫的病例，痫灶明确、切除灶后不影响神经功能等。术前准备必须充分（包括病史、EEG、神经影像学及神经心理学检查等），手术审慎大胆，术后加强护理等。使癫痫手术成为治疗难治癫痫的一个有效方法。

3．外科治疗有什么适应证？

外科治疗适应证如下：

（1）发病4年以上，在血药浓度监测下，规律服用抗癫痫药达2年以上，血药浓度在治疗范围内仍不能控制发作。或规范治疗3种抗癫痫西药失败。或已知癫痫病因内科治疗难以控制，如某些成人颞叶癫痫海马硬化的，脑面三叉血管瘤病等；

（2）发作频繁，每月平均 4 次以上。或发作不到每月
4 次，但患者生活质量下降的；

（3）病灶局限，如瘢痕、肿瘤、畸形、炎症、囊肿等
使大脑皮层局部受压而致发作，只发生在一部分脑区或一
侧脑区。而且病灶不位于重要功能区如语言中枢、记忆中
枢、运动感觉中枢等。手术不影响重要功能区的功能。局
灶性发作如简单部分性发作和复杂部分性发作效果较好，
伴有严重器质性疾患如心功能不全、肾功能不全、肝炎、
血液病等和精神障碍、智力低下明显者不提倡手术。

4. 癫痫的外科手术种类有哪些？

目前手术方式有：病灶切除术、皮层切除术（包
括颞叶及额叶以外皮层切除术）、功能性大脑半球切除
术、胼胝体切开术、多处软脑膜下横切术、脑立体定向
手术（毁损靶点，主要是杏仁核和穹隆）、慢性小脑刺激
等。近年来，间歇性刺激左侧迷走神经，对原因不明的顽
固性部分性发作确有疗效。VNS（迷走神经刺激），DBS
（深部脑刺激）和 RNS（反应性神经刺激器，Responsive
Neurostimulation），是大脑皮层电刺激术使用的刺激模式主
要是闭环刺激，即根据对脑电的监测分析判断是否需要产
生电刺激。目前主要用于皮层刺激的 NeuroPace 生产的反
应性神经刺激系统（RNS），是一个可植入性的闭环刺激系

统。RNS 包括可嵌入颅骨的脉冲发生器、四个触点的电极（皮层电极和深部电极）以及程控仪。RNS 可记录和储存脑电信息，医生可根据脑电信息设定电刺激的阈值以及刺激参数。

5．外科手术效果如何？

根据国际癫痫外科疗效标准，凡手术后发作频率减少 50% 以上称为有效。根据癫痫外科开展得最早最多的加拿大蒙特利尔神经病研究所及西方国家报道，癫痫外科手术有效率在 65% ~ 80%，并发症小于 5%，病死率小于 0.5%。我国癫痫外科也正在发展手术治疗，据北京神经外科研究所 259 例统计，术后 2 年 8 个月的总有效率为 68%。另外，手术还有增加药物敏感性的作用。癫痫手术为顽固性癫痫患者带来了福音。当然，也有手术合并症和复发。目前国内大的癫痫中心，各自均有 2000 例以上的经验，其疗效都和国外很类似。

6．什么是神经调控治疗？

神经调控疗法包含了迷走神经刺激术（VNS）、脑深部刺激（DBS）和重复经颅磁刺激术（rTMS）等。

神经调控疗法——迷走神经刺激术（VNS），是一种不开颅的神经刺激方法，改变了以往开颅手术切除病灶的治疗模式。该方法对于药物不能控制的难治性癫痫起到了积极的治疗作用。神经调控疗法——重复经颅磁刺激术（rTMS），不同于药物治疗的长期性、没有抗癫痫药物的毒副作用，是一种新型的神经电生理技术，在国外已经成为最有效果的诊治癫痫的治疗方法。

7. 经颅磁刺激治疗效果如何？

经颅磁刺激技术（transcranial magnetic stimulation，TMS）是由 Barker 等首先创立的一种用于调节和干预大脑功能的物理方法，其原理为利用脉冲磁场作用于中枢神经系统（主要是大脑），改变皮质神经细胞的，使之产生感应电流，影响脑内代谢和神经电活动，从而引起一系列相应的生理生化反应。由于其无痛、无创、非侵袭性、操作简便等特点，目前经颅磁刺激技术得到了广泛的使用，经颅磁刺激不仅可以作为帕金森、脑卒中后康复和脊髓损伤后康复等的评估和治疗手段，还可用于治疗癫痫、语言障碍、失眠、阿茨海默症等各种常见的神经以及精神疾病。其中对抑郁症、睡眠障碍等疾病的疗效，作为一种非药物治疗在临床取得了可喜的成绩。

8. 什么是迷走神经刺激器？

由合金、硅胶、电子芯片、电池等组成的一个电子装置，能够定时产生不同强度的脉冲电流，脉冲电流再通过导线传到电极，电极是螺旋状的，缠在颈部左侧的迷走神经上，这样达到刺激迷走神经的目的。有人俗称"脑起搏器"，类似心脏起搏器。

9．迷走神经刺激术（VNS）是指什么？

VNS 是指迷走神经刺激术。过程：由外科手术将线圈放在左颈部内的迷走神经上，并且将刺激装置埋在胸前腋下或背部皮下，接着在每一次的病患就诊时，医生根据患者发作频率及发作时间来调整刺激装置中的参数与模式，机器就会依照设定好的模式，自动刺激迷走神经来达到控制癫痫发作的目的。如果病患的癫痫发作是有前兆，当病患在家中或是其他场合感觉有前兆出现时，尚可使用一个内部含有磁铁的小构造，将它在胸前划过，就可以产生额外的刺激，来中断即将发生的癫痫发作、或者减短发作时间、或减轻发作的严重程度。1997 年 7 月，美国 FDA 批准其用于顽固性癫痫的治疗。由于 VNS 技术安全性高，副作用少，被应用于各种年龄和各种发作形式癫痫的控制。

10．国产神经调控和迷走神经刺激发展现状如何？

迷走神经刺激术（VNS）无需对癫痫灶进行精确定位，

不用开颅，通过刺激迷走神经即可使癫痫的发作次数减少，对部分患者甚至可以完全控制癫痫，这为不能进行切除手术或切除术后复发的顽固性癫痫患者开辟了新的治疗途径。

迷走神经刺激术（VNS）可用于不能定位或癫痫灶分布广泛的患者，可以有效降低儿童、青少年和成人的癫痫发作频率。迷走神经刺激术（VNS）刺激参数包括输出电流、频率、脉宽以及开关时间等，做完手术的患者需要多次调整刺激参数。这是因为迷走神经刺激的刺激参数影响癫痫控制的效果。

重复经颅磁刺激术（rTMS）对于癫痫这种脑部的慢性疾病效果最佳。不存在药物治疗和手术治疗带给患者的伤害，对患者的智力不会有任何负面的影响。重复经颅磁刺激术是将脉冲磁场作用于大脑皮层，对大脑的生物电活动、脑血流及代谢进行调谐，从而调节脑功能状态；通过降低大脑皮质的兴奋状态，来降低癫痫发作的频率，改善大脑神经元的异常放电，对癫痫所致的脑部损伤有修复作用，从而达到治疗癫痫的目的。重复经颅磁刺激术对于皮层发育不良或是导致癫痫病的病灶是位于皮层的癫痫患者治疗效果更好。最大的优势在于：可以根据每一位患者的病情不同，调节参数，刺激单一病灶靶点或是多个；同时治疗期间的不良反应都是轻微的、暂时的，是绝大多数患者都能够耐受的。

国产迷走神经刺激器是清华大学航天航空技术系和北京天坛医院合作研制的，主要有迷走神经刺激器和脑深部刺激器（DBS）。航天航空技术的可靠性以及中国癫痫病例群体的巨大，使得这项技术很快在全球达先进水平，甚至部分技术领先国际。

11．癫痫外科手术风险如何？

首先麻醉的危险性，麻醉药物过敏、休克、急性心肌梗死或心律不齐、心脏衰竭、肺水肿、急性脑中风等。手术的危险性，术中、术后出血：可能会并发硬膜外、硬膜下及脑出血。脑组织由于术中长时间牵引或局部血流受到影响，有时术中或术后会有脑水肿现象，这种情况在以肿瘤为致癫痫原因的病患尤为明显。有些癫痫手术若造成某些重要供应血管痉挛或收缩，会导致术后病患有偏瘫现象。最重要的一点是如果没有专业的多学科结合团队和专业的仪器，不能精确地判断引起癫痫的病灶所在位置，即使做了开颅手术，也不能完全彻底的切除异常放电神经组织，术后颅脑损伤导致病情加重。

但是这并不是说，癫痫外科的手术的风险比其他神经外科手术风险更高，或比其他外科手术风险更高。在有资质、受过专科训练的癫痫外科团队努力下，手术发生意外的机会不大。

12. 癫痫外科手术和腹部胃肠道手术有何不同?

癫痫的外科手术治疗是功能神经外科学的主要组成部分之一,通过手术可消除致痫病灶,阻断癫痫异常放电途径,降低大脑皮层兴奋性,得到治愈或控制癫痫发作的目的。主要适应于药物不能控制的难治性癫痫,症状性部分性癫痫,或结构性癫痫。癫痫外科需要神经内科、神经外科、神经电生理、神经影像、神经病理和神经心理等多学科合作,确定手术方案。

腹部胃肠道手术是指有明确的腹部手术指征,通过外科手术可解决急腹症。通常普通外科医生就可完成腹部外科手术。

13. 癫痫外科手术术前方案如何确定?

癫痫手术的原则是去除致痫区和(或)阻断发作传播途径,并尽可能保留正常神经功能,致痫区包括病理学意义上的致痫病灶(如肿瘤、海马硬化)和神经生理学意义上的癫痫放电区,通常后者比前者的范围更大,手术后发作频率减少50%以上视为有效,24小时脑电图,视频脑电图等长程脑电图监测可以提高发现癫痫样放电的阳性率,并能分析发作类型,用网状电极、硬膜下条状电极、深部电极和立体脑电图及脑磁图能将发作期癫痫样放电及发作起源定测定位，CT、MRI可检出脑结构性病变，这些技术的相辅相成，是癫痫灶能够在术前准确定位，从而选择合理的手术方案，提高手术成功率。

第七章

癫痫的饮食治疗和中医治疗

1. 什么是难治性癫痫?

国际上认为难治性癫痫是药物难治性癫痫的简称,refractory epilepsy 或 intractable epilepsy,是指经过系统、规范治疗,2种抗癫痫西药方案失败后的癫痫。这可能是2种药,即2种药先后单药治疗;也可能是3种药物,即第1种单药,第2种是2种药物联合使用。难治性癫痫应尽早尝试非药物治疗,因为经过3种抗癫痫药物规范治疗后,尝试第4种或更多药物治疗,达到无发作的机会不超过3%。中国抗癫痫协会认为,经过系统规范药物治疗,仍然失败的癫痫,即药物难治性癫痫,是狭义的难治性癫痫概念;如果经过药物、手术和其他治疗,癫痫发作仍然没有得到控制,则称为难治性癫痫,这是广义的难治性癫痫概念。

2．什么是耐药性癫痫？

耐药性癫痫（drug resistant epilepsy），国际抗癫痫联盟最近提出了一个新定义，它包含两个层次。第一个层次提供了一个评估疗效的方法，将癫痫治疗的效果分为有效、失败和不确定三类。第二个层次根据第一个层次的分类标准，将耐药性癫痫定义为应用两种（或更多）恰当的抗癫痫药物治疗方案，合理、足量的治疗（无论是单一抑或联合用药）后，结果失败的癫痫。而预示耐药性的风险因素则包括病程初期癫痫频繁发作以及出现明确的病因（通常为器质性病变），尤其是海马硬化。根据病因及药物作用靶点的不同，耐药性的机制也多种多样。年龄似乎也有关系，年长者治愈率通常更高。主要耐药机制大致分为以下几类，但它们尚未在儿童患者身上得到证实。

（1）药物无法到达作用靶点：即"转运体学说"，它认为癫痫灶中逆浓度梯度将物质从胞内排出的"外排转运体"的过多表达引起了耐药现象。比如脑内毛细血管内皮细胞上的 P- 糖基蛋白，它将胞内外源性物质泵回血管腔中，以保证血脑屏障的完整性并减少药物在脑内的积聚。研究发现，耐药性癫痫患者脑内的 P- 糖基蛋白及其他外排转运体的表达均有升高。但 P- 糖基蛋白排出药物的作用能否达到引起耐药性的程度？这一直是个具有争议的问题，也是这个假设难以令人信服的重要原因。

（2）药物作用靶点改变："靶点假说"认为细胞上抗癫

痫药物作用靶点的改变会导致患者对治疗的敏感性降低。研究发现，在抗卡马西平的颞叶癫痫的患者脑中，卡马西平不能阻断海马齿状颗粒细胞中的快速钠电流，这可能是因为编码神经元钠离子通道的 α_2 亚基的 SCN2A 基因的多态性，使机体对作用于钠离子通道的药物产生了耐药性。但是这些改变一定能使以这些受体为靶点的抗癫痫药的作用减弱吗？又是通过怎样的机制呢？这些悬而未解的问题成为限制此学说发展的一大软肋。何况，它也不能解释为何有些患者对具有不同机制的多种药物耐药。

（3）药物与真正的靶点"失之交臂"：现有的抗癫痫药大多只用于控制癫痫症状，而很少真正作用于癫痫的发病机制。比如，在某些癫痫患者的脑内发现了多种与神经元的兴奋和抑制有关的离子通道和受体的自身抗体，一般的抗癫痫药对这些患者通常不起作用，免疫治疗可能有效，却尚无定论。

3. 耐药性癫痫的治疗策略如何？

对于耐药性癫痫，特别是从其他地方转诊来的，首先需要除外假性耐药：假性耐药，是指癫痫的潜在病因未得到正确治疗致使症状得不到控制的现象，在确定为耐药前，必须排除这种情况。许多原因都会引起这种现象，其中最常见的是诊断错误，比如迷走神经性晕厥，心律不齐，代谢障碍，以及某些具有发作性症状的神经系统疾病（如一过性缺血发作和偏头痛）等，都可能出现类似癫痫的表现。精神因素所致的耐药性癫痫也不少见。此外，对药物的药理特性、药代动力学特点、临床适应证的认识不到位或者药物剂量不恰当，都会导致假性耐药的发生，甚至会加重病情。比如苯妥英、卡马西平、加巴喷丁、奥卡西平、氨己烯酸、替加宾、普瑞巴林会加重失神发作及肌阵挛发作。生活方式及行为习惯也有影响，比如患者依从性不好、嗜酒、吃补药、睡眠剥夺、压力过大等等。

其次为一般治疗：一旦确定为耐药性癫痫，便要制订一套合理的个体化治疗方案。有必要告知患者在治疗初期，癫痫症状可能不会完全缓解，癫痫发作时可能有意外死亡的风险；恰当的预防措施也必不可少，比如夜间监控；此外，有些症状常与耐药性癫痫伴随出现，比如焦虑、抑郁、认知及记忆障碍，医师必须识别出这些症状并给予正确治疗；必要时，还可以采取手术等非药物治疗方案。

还有联合治疗：比较推荐的有丙戊酸钠联合拉莫三嗪治疗部分发作及全身发作（Ⅲ级证据），以及丙戊酸盐联合乙琥胺治疗失神发作（Ⅳ级证据）和拉莫三嗪联合托吡酯治疗多种癫痫类型（Ⅳ级证据）。目前较为推崇的策略是联合不同作用机制的药物。动物实验证明，联合应用作用机制相同的两种药物，其疗效不及作用机制不同的两种药物。早有学者提出，联用两种钠离子通道阻滞剂的疗效并不好，而 Deckers 等学者却发现，钠离子通道阻滞剂联合 GABA 样作用的药物似乎具有非常不错的疗效。此外，联用两种钠离子通道阻滞剂还极有可能出现神经毒性，比如眩晕、复视、共济失调等。

药物治疗的新进展：近年来，2 种新型钠离子通道阻滞剂，拉科酰胺（美国和欧洲）及 eslicarbazepine（欧洲）已被批准用于成人部分发作性癫痫的治疗；卢非酰胺对婴幼儿及儿童的 Lennox-Gastaut 综合征有效；氨己烯酸在美国已被批准用于成人复杂性部分发作的辅助治疗及 1 个月～2 岁幼儿的婴儿痉挛症的治疗；欧洲则批准二氧苯庚醇用于治疗 Dravet 综合征；瑞替加滨，一种钾离子通道开放剂，最近被美国和欧洲批准可作为成人难治性癫痫部分发作的辅助用药。还有一些尚处于三期临床试验中的药物，如 brivaracetam（布瓦西坦）、perampanel（吡仑帕奈）等。

非药物治疗：既然药物治疗效果不好，何不选择其他治疗方法呢？比如：①手术：一旦患者被确诊为耐药性癫痫，一定要及早评估能否进行手术治疗，尤其是一侧海马硬化或具有其他可切除灶的患者。手术方式多种多样，常见的有前颞叶切除术、病灶切除术（如胶质瘤、血管畸形等病灶）。有时即使 MRI 未发现明显病灶，只要功能影像学提示异常，仍可手术切除；②姑息治疗：如果无法切除癫痫病灶，也可打断痫样放电的重要传播途径，即进行姑息治疗。比如胼胝体切开术、多处软脑膜下横纤维切断术以及半球切除或功能性半球切除等；③迷走神经刺激器：在上胸部置入脉冲发生器，通过向迷走神经放电来控制癫痫的方法已成为耐药性癫痫的辅助治疗方法；④生酮饮食：

用于儿童及各年龄段的耐药性癫痫，似乎对所有类型都有效。

新兴治疗方法：治疗耐药性癫痫的技术正在蓬勃发展着，不少新兴方法浮出水面。目前较为成熟的包括一些高科技颅内外装置。比如一种颅内装置，通过向双侧丘脑前核发送编码好的电流信号来控制癫痫，已被 FDA 认可并推荐；另一种处于三期临床试验中的设备可以探测到脑内的痫样放电，并向放电灶发送电刺激以打断病灶的异常电活动。还有一些不太成熟的技术，比如立体定向放疗、立体定向热凝、立体定向射频、立体定向激光治疗、干细胞治疗、基因治疗等，也有前景。

补充和替代疗法：补充和替代疗法包括西医范畴之外的一系列医疗保健理论、措施、药品等。不管是否出于治疗癫痫的目的，这些疗法在癫痫患者中应用广泛，但迄今为止，尚无有力证据证实它们对癫痫有效。相反，某些"天然药品"甚至还对癫痫患者有害。比如用于增强认知功能的"银杏叶"，由于具有肝药酶诱导作用而使血中苯妥英及丙戊酸的浓度下降，甚至还会使癫痫恶化。广泛用于缓解抑郁症状的"圣约翰草"也不例外。但也不能一概而论，某些天然药物便已在动物实验中表现出抗痫功能，不过要进入临床却还有漫漫长路要走。

4. 如何处理耐药性癫痫?

目前难治性癫痫或耐药性癫痫治疗的措施和效果如何? 药物治疗: 尝试以往患者没有用过的药物, 这种方案达到 1 年以上无发作的机会为 1% ~ 3%; 生酮饮食疗法, 对于药物难治性癫痫, 半数有效, 无发作的机会高达 20% 左右, 但过程繁琐, 仅半数病例能长期坚持, 此外, 半数的病例认知功能会有改善; 对于合适手术治疗的难治性癫痫患者, 1 年无发作率在 70% 左右, 但价格较贵。其他还有神经调控治疗等, 详见有关章节。

5. 什么是医源性难治性癫痫?

对于久治不愈的癫痫, 排除非痫性发作性疾病、明确癫痫诊断后, 首先要区别是否为医源性难治性癫痫。医源性难治性癫痫是由于医疗措施不当或患者依从性差导致的癫痫发作经久不能控制, 从本质上看, 它并不是真正难治性癫痫, 因此需要与真正难治性癫痫加以区别。引起医源性难治性癫痫的原因主要涉及医生和患者两个方面, 包括诊断错误、发作类型判断错误、用药不合理、患者依从性差等问题。因此, 如果癫痫久治不愈, 则应该对以前的诊断和用药过程进行认真反思, 必要时可监测血药浓度, 排除用药不当、依从性差等原因引起的医源性难治性癫痫。

6. 生酮饮食能治癫痫吗？

是的，生酮饮食可以治疗各种类型癫痫病，特别是难治性癫痫。自古以来，不少医书上记载用食物疗法治疗癫痫。但都讲不出道理来。后来有人发现绝食可治疗癫痫，这是因为饥饿期，体内会产生大量酮体，因而设计了一些可以产生酮体的食谱。结果对一些原发性癫痫，尤其 2～5 岁的儿童比较有效，其缺点是制备这种膳食比较麻烦，特别是开始不熟悉时费时费力，但熟悉后和普通食物烹调就区别不大了。有些孩子对生酮饮食逐渐产生抗拒，不能坚持太长时间。在某些非常难治的儿童早期癫痫特别是难治性癫痫综合征，如婴儿痉挛症，Lennox-Gastaut 综合征，Dravet 综合征等，生酮饮食疗法可早期应用。这种疗法主要是食谱中要包括比较多的脂肪、比较少的碳水化合物或基本上不含碳水化合物。因为儿童正处于迅速发育阶段，必须保证热卡供应；因此这些饮食对初学者看起来很难配制。

另外，有人认为脂肪饮食确实不好吃，很难实施。一般经验是，婴儿痉挛症，失张力（drop）发作、肌阵挛癫痫等用生酮饮食效果较好。因儿童生长发育迅速，需要其他的营养，故在有些人看来，即便用生酮饮食，也不能持续太长时间。但实际上，营养是能够很好解决的，因为这是一种按计划的配方饮食，比普通没有计划的饮食更能保证营养供给，而且还有其他保健作用。现在不同年龄段，比如新生儿、婴幼儿、儿童、青少年、成年人和老人，不分大小，多种不同疾病和养生保健，都可以进行生酮饮食疗法。

20世纪90年代，因为美国好莱坞制片人兼导演吉姆·亚伯拉罕导演的儿子查理患有难治性癫痫，虽经各种抗癫痫药物治疗，并且经过手术治疗，病情仍然越来越严重。偶然的机会，家长在一所公共图书馆的专科书籍上看到了尘封已久的生酮饮食疗法，于是冲破原有医院的束缚，自行前往约翰.霍普金斯医院进行生酮饮食疗法。出人意料的是，孩子在等待床位的过程中，减少食物特别是碳水化合物的摄入，病情3天就控制了，而且逐渐撤走了原有的抗癫痫药，至今孩子成长和家庭的生活都没有受到影响。出于感恩和希望更多的患者从生酮饮食疗法中获益，他请好莱坞著名影星梅利尔·斯特里普（Meryl Streep）公益出演电影《首先，不要伤害——，First，Do no Harm——》，影片获奥斯卡金奖提名，在全美上映后，世界开始重新审视生酮饮食疗法。同时，他成立了以他儿子名字命名、推广普及生酮饮食疗法的查理基金（Charlie Foundation）。如今，生酮饮食疗法不仅成为治疗各种类型癫痫的主要方法之一，在促进脑发育，治疗肿瘤、糖尿病、肥胖、各类炎症、损伤、遗传代谢性疾病等方面，老年病等（痴呆，帕金森病等）也越来越受到追捧。

7．生酮饮食疗法治疗癫痫的流程是什么？

入院检查，排除禁忌证→禁食，监测血糖和酮体，酮体上升→酮体达标后进食规范性生酮食物→从总量的 1/3，2/3 过渡到全量→定期复查→找到合适量的酮体控制发作。现代治疗不一定住院，门诊也可启动。禁食也被越来越多的治疗中心放弃。

8．什么是合格的生酮饮食？

合理的营养补给，保证正常的体格生长发育和新陈代谢。

合理的食物结构，即遵循平衡饮食原则，大便每天自然排出。

饥餐渴饮，家长简易操作，患者乐意进行这种饮食治疗。

血糖：血酮 ≈ 1 : 1 至 2 : 1，大约在 4mmol/L；尿酮 ≥ 4+。

没有明显副作用。

9．生酮饮食疗程如何？

前期观察是否有效，一般情况下，一疗程为 3 ～ 6 个月，3 ～ 6 个月内观察有效，可坚持 2 ～ 3 年，甚至更长的时间巩固治疗。如果 3 ～ 6 个月无效，甚至出现严重并发症，可以放弃。生酮饮食疗法应该在受过生酮饮食疗法培训并有经验的医生或营养师指导下进行。

10．生酮饮食的配方原则如何？

遵循脂肪高比例，碳水化合物低比例，蛋白质及其他营养素合适的配方原则。

11．生酮饮食能治疗其他疾病吗？

可以。常用适应证有各种癫痫，例如：婴儿痉挛症、West综合征、结节性硬化症合并癫痫、Doose综合征、Dravet综合征、难治性癫痫持续状态、其他难治性癫痫，部分线粒体疾病合并癫痫。此外，生酮饮食可以治疗的疾病还有：Rett综合征、V型糖原病、亚急性硬化性全脑炎、肥胖、糖尿病、脑炎、孤独症、炎症性疾病、肿瘤和老年痴呆等疾病。

12．癫痫患者体质（中医学）、抵抗力和药物在疾病康复中的地位如何？

我们看看一项有趣的研究，包括中、西医方法。虽然是初步研究，有动物实验，但结论值得重视，有必要进一步研究来更好指导癫痫治疗。其研究背景：癫痫是一种常见的慢性脑部疾病。反复的癫痫发作需要患者长期服用抗癫痫药物（anti-epilepsy drugs，AEDs），且 25% ~ 30% 的患者对常用 AEDs 耐药，并容易伴发认知损害、心理疾病、睡眠障碍等。因此，癫痫治疗一直是医学研究的热点和难点。癫痫的治疗重在非发作期的预防性治疗，目前的 AEDs 只是控制症状，并不能从根本上治疗癫痫。根据癫痫发生机制研发阻止、延缓癫痫发生进展的新型 AEDs 可为更好地治疗癫痫提供帮助。

中医药治疗癫痫历史悠久，文献丰富，而体质与疾病的发生、发展、预后密切相关。在初始脑损伤后的潜伏期、慢性期的发作间期以及服用 AEDs 而无痫性发作的稳定期，应用中医药纠正偏颇的体质状态对预防癫痫发作意义重大。目的是初步探讨癫痫患者中医体质分布特征，观察柴贝止痫汤潜伏期干预对癫痫大鼠行为学、神经 - 钙粘素和微管相关蛋白 2 及其 mRNA 表达的影响，为更好地基于体质调节治疗癫痫、延缓癫痫发生发展、预防发作、提高 AEDs 疗效提供客观依据。

临床研究采用横断面调查方法，全面采集癫痫患者的临床信息，并填写癫痫临床观察表、中医体质分类与判定表及有关成年癫痫患者认知、睡眠、情绪、生活质量等情况的相关量表，初步观察癫痫患者体质总体分布情况，运用卡方检验比较各体质在不同性别、年龄、疾病严重程度、治疗难易度上的分布差异，分析不同体质患者认知障碍、睡眠紊乱、心理异常等并发症的发生情况。

结果发现临床研究共纳入 322 例患者，其中平和质

121 例，偏颇体质 201 例，偏颇体质类型中比例由高到低依次为湿热质（21.43%）、气虚质（21.12%）、气郁质（17.08%）、阳虚质（15.53%）、阴虚质（14.29%）、痰湿质（10.25%）、瘀血质（4.97%）、特禀质（4.04%）。以上九种体质分布特点：①性别：气郁质、瘀血质女性多于男性；②年龄：平和质在 18 岁出现的比例最高，气虚质、气郁质、痰湿质、阳虚质在 ≥ 40 岁患者出现的比例最高；③严重程度：平和质在无发作、发作轻的分布较多；④治疗难易程度：平和质非难治的比例高于难治性，气郁质、阳虚质难治性的比例高于非难治性；⑤是否肥胖：湿热质患者肥胖的比例高于非肥胖患者所占的比例。

不同体质癫痫并发症的发生情况：①认知障碍：气虚质患者出现认知障碍的比例高于认知正常的；②焦虑：平和质患者焦虑比例低于非焦虑，气虚质、气郁质、痰湿质、湿热质、阴虚质患者焦虑的比例高于非焦虑；③抑郁：平和质抑郁患者比例明显低于非抑郁，气虚质、气郁质发生抑郁的比例高于非抑郁；④失眠：平和质患者失眠的比例明显低于睡眠正常的，气虚质、阳虚质、阴虚质出现失眠的比例高于非失眠；⑤日间过度思睡（excessive daytime sleepiness，EDS）：平和质患者 EDS 的比例明显低于非 EDS，气虚质、湿热质、阳虚质 EDS 的比例比非 EDS 高。

体质与生活质量的相关性：①癫痫生活质量 -89 的总分及 17 个方面与平和质得分呈正相关，与 8 种偏颇体质得分呈负相关；②分析发现平和质对患者生活质量各方面均起促进作用，气郁质是降低患者生活质量总分及大部分其他方面的主要因素，气虚质主要影响精力 / 疲劳和疼痛。

实验研究 150 只大鼠随机分为假手术组和造模组。采用侧脑室注射海人酸制备癫痫持续状态后颞叶癫痫模型，随机分为 2 周组和 4 周组，每个时间点再分为模型组、中药组、西药组、中西药组 4 个亚组。假手术组大鼠侧脑室注射生理盐水，亦分为 2 周组和 4 周组。中药组、西药组、中西药组在造模术后 24 小时分别给予柴贝止痫汤、卡马西平、柴贝止痫汤联合卡马西平灌胃治疗。2 周组给药 2 周，4 周组给药 4 周。给药 4 周组观察记录各亚组大鼠癫痫发生率、首次发作潜伏期、发作频次、平均发作持续时间。给药结束后腹腔注射水合氯醛，断头取脑，观察 2 周、4 周不同时间点各亚组大鼠海马神经 - 钙粘素（N-cal）和微管相关蛋白 2（MAP2）及其 mRNA（信使核糖核酸）的表达情况。

实验研究：动物行为学观察：①4 周各亚组大鼠癫痫发生率未见明显差异；②各治疗组首次发作潜伏期均较模型组延长，各治疗组之间未见明显差异；③中西药联用可降低癫痫大鼠发作频次；④各治疗组较模型组发作持续时间均缩短，西药、中西药优于中药，中西药优于西药。

检测神经 - 钙粘素、微管相关蛋白 2 的表达：①2 周神经 - 钙粘素在模型组的表达较假手术组增高，中药组、中西药组的表达均较模型组降低；②4 周神经 - 钙粘素在模型组的表达量较假手术组增高；西药、中西药联用可降低其表达，且中西药的作用优于单用西药；③2周微管相关蛋白2在模型组的表达增高，中西药联用可降低其在海马的表达；④4周各组微管相关蛋白2的表达无明显差异。

检测神经-钙粘素mRNA和微管相关蛋白2 mRNA的表达：①2周模型组大鼠海马神经-钙粘素mRNA的表达较假手术组增高；与模型组比较，中药组、中西药组的表达降低，二者之间无明显差异；②4周模型组神经-钙粘素mRNA的表达高于假手术组，与模型组比较，中药组、西药组的表达下降，二者之间差异不显著；③2周模型组 微管相关蛋白2 mRNA的表达高于假手术组，但二者之间无明显差异；与模型组比较，中药组、西药组、中西药组表达均降低，仅西药组、中西药组与模型组比较有差异；④4周模型组 微管相关蛋白2 mRNA的表达较假手术组降低；与模型组比较，中药组、西药组、中西药组的表达均增高，各治疗组之间差异不显著。

初步结论包括癫痫患者体质以偏颇质为主，在偏颇体质类型中较常见的为湿热质、气虚质、气郁质。体质在不同性别、年龄、疾病严重程度、是否难治的分布上有差异：女性气郁质、瘀血质多于男性，平和质在青少年出现的比例高，气虚质、阳虚质、气郁质、痰湿质在中老年分布较多；平和质在无发作、发作轻的分布较多；平和质难治的少，气郁质、阳虚质难治的多。不同体质类型癫痫患者共患病的情况也有差异：平和质是保护性体质，癫痫并发症的概率较少；气虚质患者更易出现认知障碍；气虚质、气郁质、痰湿质、湿热质、阴虚质患者焦虑的较多，气虚质、气郁质患者比较容易伴发抑郁；气虚质、阳虚质、阴虚质患者易出现失眠，而气虚质、阳虚质、湿热质多 EDS。

　　体质评分与生活质量评分存在一定的相关性，其中平和质对患者生活质量各方面均起促进作用，气郁质是降低癫痫患者生活质量的主要体质因素。KA 致痫大鼠 SE 后 2 周神经 - 钙粘素、微管相关蛋白 2 及其 mRNA 的表达增加，4 周神经 - 钙粘素及其 mRNA 的表达增加，二者可能参与了 SE 后癫痫的发生、发展。SE 后潜伏期应用柴贝止痫汤可延长首次发作潜伏期，缩短平均发作持续时间，进入慢性发作期后，联合卡马西平治疗可降低大鼠发作频次。柴贝止痫汤可调控 SE 后潜伏期海马神经 - 钙粘素及其 mRNA、微管相关蛋白 2 mRNA 的表达，这可能是其潜伏期干预癫痫的机制之一。国外研究表明，预防癫痫发生是很有前途的，生酮饮食疗法预防癫痫发生越来越受到重视。中医中药对癫痫的作用，也值得进一步研究。

13．癫痫的中医中药治疗现状如何？

　　我国中医中药辨证治疗癫痫：可谓源远流长，应当发扬光大。目前有三方面研究途径：①在民间验方基础上，一步步提炼，纯化有效成分，再人工合成抗痫新药，如胡椒碱的衍生物抗痫灵（antiepilepsirine，AES）；②中西药结合治疗癫痫，也有很好的思路和配方。但如何将以西药为主、中药为辅的简单混合变成理论和实践的真正结合，尚任重而道远；③传统中医理论认为癫痫是风、痰、火、惊、瘀上扰于脑而致。治疗多以化痰熄风、清心泻火、活血化瘀、舒筋活络、镇静安神、通窍定痫、扶正固本、调合营卫为准则。其方剂、中药、成药组成了一个偌大的药物市场。对某些癫痫确有疗效。但由于研究手段"纯化工艺"等多方面原因，很多中草药还不能充分发挥其抗癫痫药效，尚有待开发。

14．中医对小儿癫痫的认识是怎样的？

古代医学将惊厥称为搐、痓、痫或惊痫、惊厥、惊风，命名就达七八十种之多。近代习惯将成人的惊厥称为"痓病"，将儿童的惊厥称"惊风"。古代把惊风的征候概括为四证八候。四证指热、痰、风、惊；八候指搐、搦、掣、颤、反、引、窜、视。惊风有急缓，证候有虚实。经历代医家不同学术观点上的争鸣，促进了人们对惊风认识的深入。目前趋向于认为，急惊风的主要病因是热、痰、惊、风，且互相影响，互为因果。主要病变在心肝两经，属实证。故治惊必祛痰，祛痰必祛风，祛风必解热。但临床上四症常常相互并见，不能截然分开。治疗上需分清主次，统筹兼顾。

慢惊风多由急惊风转变而来，被认为是久吐久泻、攻伐太过，引起脾胃受损、肝木侮土、脾虚生风，病变在脾胃，属虚证。而虚证又分虚寒、虚热、虚中夹实之区别。应审察阴阳寒热虚实，辨其异同，分证论治。

15．哪些中药可治癫痫？

中医中药治疗癫痫，由于理论体系和研究方法的差异，相互理解和沟通有待进一步深入，国家中西医并重的政策，有利于中医西医之间的交流。国家对中医的研究和西医疗效的研究评估方法是类似的，但目前尚在发展进步中，中医中药治疗癫痫尚缺乏十分系统、成熟并有循证医学证据的方案。据中医书记载：可治癫痫的中药有：

（1）蛇蝎散：治大发作，有效率91.27%，蛇蝎散具镇惊、熄风、通经、活血、化淤作用；

（2）中西药复方抗痫制剂癫牛片：有效率93.7%；

（3）加味柴胡桂枝汤：可作为一种Ca^{2+}通道阻滞剂，抑制Ca^{2+}内流，导致细胞膜稳定性提高或超极化，提高兴奋阈值，抑制神经元除极化和冲动传导。有效率：84.8%；

（4）活血化淤痫灵丸：以活血化淤为主，豁痰为辅，有效率94.4%（内含桃仁、红花、丹参、赤芍、川芎等）。活血化淤可改善脑微循环，增加纤溶活性，改善血流、变性，促进瘢痕消散、粘连松解，达到控制癫痫目的；

（5）止癫汤：有效率77%；

（6）益胺安片：可养血熄风、活血通络、祛痰定惊、安神止痛。

还有熄风定痫丸等，对慢惊风治疗有效。若选择中医中药治疗一定要去有资质的正规医院，正规中医大夫辨证施治，不应一味照方服药。

16．复杂部分性癫痫的中药疗法是什么？

中医认为复杂部分性癫痫（以往称为精神运动性癫痫）的基本病因是痰阴气逆。而痰浊动风，痰火壅盛为其病理演变，因而用顺气豁痰法治疗本症可获较好疗效。中医对本病辨证分型又分四型：痰浊迷窍型、痰浊动风型、痰火壅盛型、正气偏虚型。基本中药方为石菖蒲、胆南星、礞石、半夏、枳壳、沉香、青果、陈皮、川芎、元曲等味药，以调理气机、豁痰开窍，可以起到调整机体功能，而达抗痫效果。据报道有效率为76.3%。中医中药治疗癫痫，目前的研究并不是很系统，缺乏设计良好、随机对照的研究。但中医中药研究方法上，国家有关部门的要求与西医是非常类似的，将来有待组织更多的临床研究。

17．补药能补脑吗？

补药是中医学术语，一般指中草药或中成药。有一定的补阴阳功能，但不能达到迷信的程度。有的病人，对凡是带补字样的药物，不论是否对自己的病症合适；统统买下，长期服用。偶有感冒，也要再加服十全大补丸等。要知道这样做不但西医不提倡，也违反中医理论。很显然，虚时要补，实时要泄。在尚未鉴定自己究竟属实属虚情况下，一律滋补，有时反而会适得其反的。从西医角度来看：抗惊厥要对症治疗，不需要同时服别的什么药。有时服抗痫药同时服些维生素 B_6 那是有道理的，因为 B_6 是中枢抑制性介质代谢的辅酶，能加强抗癫痫药物作用。总之，补药不但造成钱财浪费，而且还增加了肝代谢负担，弊多利少。还会患补药综合征，如性早熟、过敏、中毒等。有时还会贻误病情。因此，服用所谓补药需在医生指导下进行。

18．气功能治癫痫吗？

气功健身治病的方式源远流长。前两年又风靡全国。以致远传国外，对有些慢性病如神经官能症等确有疗效、因气功讲究动静结合，意念集中，而人的精神活动和思想状态影响着人的许多生理功能：思想乐观、安静，不但可以减轻疾病痛苦的主观感觉，而且也能调动和加强人体内部的免疫功能和抗病能力，因而有利于疾病的康复。从这一角度上说，气功有利于治病。但对癫痫治疗来说，还未见到有用气功治愈的先例；药物治疗还是主要的。当然可以适当辅以健身操、游戏、郊游等有益于身心健康的活动，不一定非要孩子花时间，去学气功不可，更不能达到走火入魔的地步，尤其对学龄儿童是不适合的。老年人退休后适当练练气功，掌握好分寸是可以的。

19．昂贵药、进口药一定比价廉药、国产药好吗？

不一定。有人认为一分钱一分货。但在药品上不完全是这样，尤其对那些久经考验、物美价廉的老药更不是这样的。相反有时价格高的药不一定就对症，不对症的药能说是好药吗？药品价格的高低与药源是否紧缺、制备工艺是否繁杂，运输上是否便利，甚至进口药的关税的高低等有关。如卡马西平进口价为 60 多元 1 瓶（0.2，30 片），而国产药则 11 元 1 瓶（0.1，100 片），其抗痫效价是相当的。这种药主要对某些类型的癫痫有效，如对局灶性癫痫，复杂部分性发作癫痫效果最好。而对其他类型的癫痫并不比苯巴比妥优越。苯巴比妥是最古老的抗癫痫药，用于临床已有 80 余年了，但现在仍不失为最好的抗癫痫药物之一。它的价格非常便宜，3 元钱 1 瓶（0.03，100 片）。各个基层单位以往都能保证货物供应。从药物合理治疗的标准来评价，它可谓是最物美价廉的一种了。因此，究竟长期治疗选用什么药物，最好和医生商讨，最后由医生决定，或重点参考医生的建议。至于药物副作用方面，也是因人而异，用一段时间才知道是否会发生，不用就认为副作用大，那是没有根据的。实际上多数情况下，药物的副作用并不会发生。

20．癫痫患儿的饮食有何禁忌吗？

无须任何禁忌。有人认为不少食物可能会引起癫痫，因而对患儿有很多限制。有的甚至不许吃肉、吃鸡蛋、吃虾等。其实，这些都是没有科学根据的。癫痫患者应与一般人一样，应吃家常便饭，而且食物应多样化。米饭、面食、肥肉、瘦肉、鸡蛋、牛奶、水果、蔬菜等都要吃一点，即现在常说的要平衡饮食。但要记住饮食要有规律，不要暴饮暴食。有时过饱会是癫痫发作的诱因。同样，抽烟喝酒也会诱发癫痫。当您自己观察到某种食物，或吃到一定量时，诱发癫痫发作，那么您自己或患儿就应该引起注意，避免再次诱发癫痫发作。

21. 癫痫应如何预防？

防病于未然，那是最理想的。对于癫痫来说，我们所能做到的预防，首先就是要预防引起癫痫的原因和促发因素。如头外伤、脑部感染、全身性炎症、孕期感染、近亲结婚、孕期酗酒、吸烟、高热惊厥以及青少年怀孕等，如已知有遗传倾向，最好注意避免有害的声、光、触等刺激。避免了这些原因，就能减少患癫痫的可能性。

其次，一旦患了癫痫，就要控制发作，预防惊厥的再发。这就是要长期规律服用合适的抗癫痫药物，同时避免促发因素，如饮酒、疲劳、暴饮暴食、睡眠剥夺、精神压抑、感染疾病、受凉发热等。

第八章

心 理 治 疗

1. 什么是心理现象、心理测验和心理治疗？

人对所观察的事物的感知、注意，人的记忆、想象、思维、语言能力，意志和情感活动以及气质与品格表现等，都属心理现象。心理发育是神经形态功能成熟与学习相互作用的结果。对这一切心理现象和能力的测验统称为心理测验。心理测验最常用于检出智力迟缓、情绪紊乱、过失及其他行为异常的人；也较广泛地用于教育领域（如诊断学习困难等）、专业和职业咨询。在某些企业招聘、征兵和心理学研究时也经常应用。心理测验必须具有客观性、可信性、效度和标准化。

心理治疗（psychological therapy）就是心理调适，俗称精神疗法。也就是说，医生和家长通过引导和劝慰，精神干预及行为修饰，使癫痫患儿恢复对环境的正常适应性。

一般来说，对癫痫患儿的心理调适应当从自身、家庭、社会三方面着手。

2．癫痫的心理治疗现状如何？

众所周知，百余年来，癫痫治疗的重点是如何用药尽快控制住惊厥。科研探讨的焦点也是癫痫的发作机制、抗癫痫药物作用机制以及如何筛选更强的抗癫痫药控制发作。而对癫痫疾病本身和药物共同造成的患者的心理障碍却重视很不够，只是在20世纪70年代后，临床心理学在疾病发生、治疗、预后中的作用才逐渐受到重视。心理治疗在西方国家很流行，集体和社会心理治疗方式在国外已有实施，而因人而异的个别心理治疗更是十分普遍。如医生深入了解患者的心理动态，建立良好的医患关系，有的放矢地采用适当的科学方法，消除患者的自卑、紧张、焦虑、恐惧及依赖等，鼓励患者建立自信、自强、自立精神，主动配合医生，积极治疗。同时帮助家庭、学校和社会，克服世俗偏见和歧视；强化人们的健康意识和道德准则，创造一个和谐、乐观向上的环境，使癫痫患者尽快康复。在我国，癫痫患者的心理调适正在起步。癫痫患者及其家庭和其他国家类似，都受到不同程度的偏见和歧视，他们各自的内心也都遭受到莫名的羞耻感。

中国抗癫痫协会建立了癫痫病友会，不但对患者和公众进行科普宣传，还进行心理疏导和干预。公众、患者或医务人员可以主动上中国抗癫痫协会网站，关注微信公众号，了解相关信息，从而不再是孤独无助的个体，而是有大家一起奋斗和前行的集体，早日走出阴影，重塑辉煌人生。社会也应改变错误的偏见，给癫痫患者及其家庭公正的机会和正确的认识。

3. 为什么要重视癫痫患儿的心理治疗？

癫痫是一种常见的神经系统慢性疾病。其治疗目的不仅要控制发作，更重要的是，让患儿能身心健康地生活、成长。绝大多数人都熟悉癫痫发作需要药物治疗。但是，对癫痫疾病所造成的心理问题必须要用心理治疗来解决这一点，人们却十分陌生。殊不知，有时候心理治疗比药物治疗更重要，它可以影响癫痫的整个治疗效果和预后。一个人的心理、生理和病理都是相互依存的。人是一个十分复杂的有机体，当心理紊乱，情绪不佳时，就容易得病。而此时药物也往往不能发挥奇迹般的疗效。治疗失败，频繁发作，躯体的痛楚又会加深心理创伤，形成了恶性循环，患儿就越发苦恼而不能自拔。心理障碍越多，其后果越不堪设想。有些癫痫患者不曾被惊厥致残，却能被心理障碍毁灭。例如不太严重的癫痫患儿自杀轻生，难治癫痫幼儿被父母遗弃等。如何帮助癫痫患者在同发作、服药及不公平的学习、工作、交往等社会限制中正常生活，的确需要完整的心态、知识和技巧。心理疗法对于癫痫患者的发作控制及其整个生活质量的提高有时起着决定性作用，所以一定要重视它。

4．癫痫患儿有哪些心理障碍呢？

归纳起来：主要有以下 5 种：

（1）紧张：患儿常常提心吊胆，好像大祸就要临头一样。长期处于紧张状态，将会引起体内生理、生化功能的紊乱，并伴随出现种种消极情绪，如愤怒、悲伤、憎恨、痛苦等；

（2）恐惧：患儿表现为无端地害怕，害怕再次抽风，害怕抽风致死，害怕变傻，害怕被人讥笑或唾弃等。因而不敢告诉老师自己的病情，不敢独自去公共场所，不敢尽情玩耍。平时善于掩饰，胆小拘谨；

（3）焦虑：患儿表现为十分忧虑，坐卧不安，夜不能寐，噩梦不断，注意力不集中。严重时饮食乏味，心悸出汗，惶惶不可终日。平时极易激惹，轻微的刺激可招致激动和大发雷霆。这些患儿往往认为自己病情严重，难以治愈；

（4）依赖和任性：患儿思想和行动上完全依靠父母和他人，生活上不能自理，原先自己能做的事也要别人帮忙。十分任性，想干什么就干什么，全然不顾他人的利益。这些患儿往往认为自己有病，应该得到关照，甚至错误地认为得病有功，别人应该伺候自己。天长日久，养成了脾气暴躁、不懂礼貌、不通情达理、攻击他人，甚至打骂父母的坏习惯；

（5）自卑自弃：有些患儿认为，患了癫痫很不光彩，自己天生不如人家，做任何事情都缺乏信心。尤其是当得不到老师、同学的理解和信任时，更觉得没有出路，失去精神支柱。长此以往，性格变得脆弱、不合群、灰心丧气，自暴自弃，甚至厌世轻生。

5．如何判断患儿是否有心理障碍？

要正确判断患儿的心理活动正常与否，甭说对家长，有时对一般门诊医生来说也确有一定难度。但只要你觉得有必要，就应该带患儿去医院进行心理咨询。请小儿神经科医生、心理学医生来检查，通过详细严格的心理学测试量表来判断患儿的操作、语言等智力水平，感知、认知、学习记忆、适应能力及人格评分，以此来分析患儿是否有心理障碍。当然家长要提供给医生患儿在家中的表现以供医生参考。

6．癫痫患儿如何对自己进行心理调适？

已经懂事的患儿要敢于正视现实，要有足够的勇气去战胜恐惧，勇敢地接受生活的挑战和考验。"人食五谷，焉能无病。"癫痫和胃炎、肾炎一样是可治之症，没有什么不光彩、也没有什么可怕的。对于抽风会变傻的说法要作具体分析，把癫痫和智力低下画上等号是没有科学根据的。一般说来，短时间的抽风不会影响脑功能。比如失神发作，虽然每天发作次数达几十次甚至上百次，但令人惊奇的是，这些患儿的智力测定结果与同龄正常儿童无明显差别。即使是长时间的抽风，如大于 30 分钟的癫痫持续状态，每次发作约有 10 万个神经细胞濒于死亡。但是每个人的大脑共有 150 亿个神经细胞，其中最富有创造性区域的大部分细胞，可能始终处于沉睡状态。一旦人体需要，可通过某种途径唤醒沉睡的大脑细胞，作为对已损伤细胞的一种补偿，能够重新维持大脑的正常生理功能。多读些书就会知道，古往今来，历史上不少著名人物，如古罗马时代的帝王、政治家、军事家恺撒，法国资产阶级政治家和军事家、法兰西第一帝国皇帝拿破仑将军，以及俄国皇帝彼得一世等，他们都是癫痫患者。然而，他们都具有卓越的才干、超人的智慧。我们亲手诊治过的癫痫患儿中，也有不少已考入国家重点大学及研究生院，成为同辈中的佼佼者。所以说癫痫患儿切不要一蹶不振、自卑自弃，要树立自信、自立、自尊、自强的信念，经常保持乐观开朗、积极向上的心态，配合医生积极治疗，充分发挥自己的潜能和优势，生活就会变得更充实、更美好。

7．家庭如何对患儿进行心理调适？

父母、兄弟姐妹、祖父母等亲属的关心、爱护，尤其父母与孩子心灵上的沟通，是最重要的。它能够成为患儿克服困难、战胜疾病的动力和勇气。相反，父母的一个巴掌、一句刻薄的气话，也能够使患儿心灰意冷、绝望自弃。平时，父母除了配合医生积极治疗外，还要细心照料患儿的饮食起居，尽量避免一切诱发癫痫发作的因素。如感冒、暴饮暴食、疲劳过度、睡眠不足等。特别是家长要善于疏导患儿的心理不适，心平气和地帮助他们解决问题。既不要娇生惯养，过分溺爱，也不要简单粗暴、训斥辱骂。注意培养他们的独立意识和个性，根据患儿的实际情况制订培养计划，在学习上不要过于施加压力。游戏是孩子的重要活动形式，也是儿童增长知识，诱发思维和想象力的良好途径。父母可以与孩子一起做游戏，寓教于娱乐之中。还有一点很重要，即尽量安排患儿在普通学校就读，家长要亲自与学校联系，让老师理解孩子的发病情况及目前的治疗效果。这样既避免老师和同学对患儿突如其来的发作惊慌失措，又能取得他们的同情、理解、关心和照顾。同时在集体生活中也比较坦然放松，在与小伙伴的交往中认识自我，增强了社交适应能力。

8. 癫痫确诊时，患儿的父母有哪些感情变化?

根据多数人的经验，父母听到自己的孩子患有癫痫时，大都经历过这么几个感情过程:

开始是茫然、惊愕、害怕，简直不能相信医生的诊断。

明明听得很清楚，但头脑里却在极力否认。因受社会上旧的思想影响太深，无形的东西捆住了自己。有时甚至宁愿孩子得的是一种严重的细菌感染病、一种病毒感染病、一种发热病等，认为得什么病也比得癫痫好。其实此时家长对"癫痫"可以说知道得很少或一无所知。只是受了"癫痫不是好病"潜移默化的影响，加上打破了自己以往的美好生活计划，因而不知所措或呆若木鸡。

感情上的休克期过后，便会感到自己是这般的无助。因为你还不知癫痫是怎么回事，该如何面对它。自己这方面知识太少了，一切得听从医生的决定。自己的孩子却只能听任他人处置，这是何等的无奈。接下来便会感到内疚、悔恨、有负罪感。会挖空心思的回顾，"我都做了些什么？怀孕时得病了吗？吃药了吗？喝酒了吗？抽烟了吗？我的基因有问题吗？我做了坏事了吗？是我该受到惩罚吗？"等。同时害怕别人知道自己的孩子得了癫痫病。

再继续下去就是气愤、发脾气、暴跳如雷、愤怒。可能会无端的遣责医生、护士，遣责邻居、遣责朋友、遣责生活中发生的每一件不顺心的事，从而对丈夫（妻子）或家人发火，甚至是对弱小的患儿发火。总之，抱怨一切人。不少人会出现一种强烈的混合情感，就是悲哀、怜悯和失落感。痛惜孩子在癫痫发作发病前是那么健康聪明、活泼可爱。如今怎么变成了这么一个呆呆傻傻的癫痫儿童了？有人曾幻想孩子应当永远睡去，永不醒来。甚至宁愿和孩子一起永远安乐地睡去（无痛死去）。这种情感十分常见。

其实，这是企图逃避新的责任，回避现实的一种潜意识。有些人会自认为因此而马上丢失了许多老朋友。其实人家只是不知道如何安慰你，不知道该说些什么，做些什么，而不是疏远你。即使有的人不理解癫痫，害怕癫痫而疏远你，那也没什么，因你马上就会有更多的新朋友、与你有同感，有共同语言，帮助你渡过难关。

然而这一切都会随着时间的流逝而变为过去，最终你会振奋起来，勤奋学习，了解有关癫痫知识，寻找合适的医生和药物，竭尽全力地为患儿做你力所能及的一切事情。

9．癫痫患儿的父母应抱什么态度？

癫痫是需要长期治疗的。每个癫痫患儿的父母都赋有特殊的历史使命。当一个患儿被诊断为癫痫时，对父母来说确实是个沉重打击。对家庭来说，也都有着不可预测的后果。每个人，每个家庭都以自己的独特方式，来慢慢调节着自己将面临的新生活。没有统一的方式，但都需要一个正确的态度。

首先是"承认"态度，即承认你有一个癫痫患儿的现实，这是第一步，也是感情上很艰难的第一步。许多父母反映，当刚刚听到医生的诊断，自己的情绪会降到最低潮，会惊诧、困惑、休克，难以置信。甚至怀疑是否听错了，诊断错了等，有的父母甚至会失去理智，怨天尤人，不想活了。许多父母都经历了这个阶段。这是人类的通性，是一个热爱孩子的父母的正常反应，不能责怪。这需要时间来调适。大多数父母也都能闯过这一关。这时最好的办法是宣泄。想哭就哭个痛快，最好别人不要阻拦；想说就找个知心朋友，最好是另一个癫痫患儿的父母谈个痛快。想喊就最好跑到无人烟的地方，大吼大叫一通。总之人心不能太压抑，压抑太多会生出其他疾病来的。不愉快的情绪发泄完了，就平静多了，这是好事，是解决问题的一个办法。这时你就能冷静下来，面对现实，感到身患癫痫的孩子仍是那么可爱且可怜。你就会鼓起勇气，静下心来客观地考虑第二步了，这就是学习。学习疾病的有关知识，学习癫痫的科普知识，学习用药，学习护理。学习、学习再学习。这时凡是对孩子疾病治疗有关的书、报、资料你都会如饥似渴地学习，掌握知识，充实自己。甚至找医生，找懂得这种病知识的人，找类似疾病患儿的家长谈经验，谈体会，谈过去、现在和将来。在广阔的知识领域和社交中发现新乐趣交上新朋友。这时可能是你一生中最忙碌最有责任感的时候。通过学习，你会坚强地面对新的现实：你的孩子有癫痫，你将要结束你们已为之操劳并习以为常的生活方式。而要积极寻找一个全新的尚无思想准备的前途未卜的生活方式。你会调整好自己的感情，也会协调好整个家庭。使家庭成员在新的挑战面前，坚不可摧，并不断增长兴趣和欢乐。

第三步就是配合医生，积极参与治疗，在长期的治疗过程中，始终保持乐观的心态，用科学的方法、合理的方案、规律的生活、健康的环境、和睦的关系，来寻求最佳的效果。

10．父母应告诉患儿些什么？

随着年龄的增长，孩子变得更关心自己的身体，更想知道自己的病了。一定要根据年龄特点，用合理的逻辑思维去告诉他。不要吓倒小儿童，也不要伤害大儿童。如能用儿童喜欢的语言，儿童能理解的推理加以引导，效果就更好。家长要诚实地告诉孩子得癫痫病这个事实，还要认真告诉他有关知识：癫痫在表现出症状之前是看不见的，很多病都是这样的，如哮喘、过敏等，癫痫和这些病一样并不神秘和可怕。在我们生活的周围就有数百万人得这种病。癫痫需要用药才能控制发作、维持健康。如不用药，抽风的机会就多。药能给脑细胞穿上一层外衣，能预防电爆发。要让孩子懂得吃药是自己的义务和责任，是自己生活的一部分。要养成习惯，认真服药，自己管理自己。

此外，让孩子知道自己抽风的原因，满足他的好奇心和求知欲是十分重要的。一定要强调，这不是孩子的错，也不是脑子笨、傻的结果。还要强调癫痫不是终生残废，更不会死的。另外不要忘了要告诉孩子父母爱他，他有一个正常的温暖的家，这对他的身心健康十分重要。

有些家长简单粗暴的灌输方式对孩子产生了不利影响。如有一个3岁半的男孩，父母带他到朋友家做客。正要吃饭时，他大声嚷："我得先吃药，不然我会死的"，朋友们都吓坏了。这是孩子对自己病情的理解不够，也是父母以前教育和解释的结果。

再如一个 5 岁女孩吃药时，有人问她为什么吃药，她低声而悲伤地说："我脑子坏了。"这种解释将会使患儿产生自卑感。这两种情况都要在父母的教育和解释中加以纠正。

11．如何对患儿解释病情？

你必须要正确地告诉你的孩子他怎么了，他患了什么病？为什么？你将为他做什么？一定要把握好分寸，不能吓唬，不能欺骗、不能埋怨，不能悲观。你告诉他病情的程度取决于他的年龄、发育和情绪。如果你没准备好，或你的情绪太坏，还未从第一阶段的迷茫、悲哀中恢复过来的话，就暂时不告诉他。待自己的情绪恢复和掌握好了足够的知识以后，再正式告诉他。也可通过讲故事，通过其他人的话善意地讲解给他听。

比如一个父母告诉其 8 岁的女儿她患有癫痫时，绘声绘色地说：你犯病时，脑子里就好像有雷电爆发，这时脑子的全部工作就是先制止住雷电，暂时不做别的事（如伸胳臂伸腿等）。因此大脑也就不向身体各处传送命令，肌肉也就不活动了。所以你的腿一下子无力，就倒下了。待暴风雨一停，脑子又开始正常传送命令，你就又站起来了。由于大脑刚刚与雷电搏斗过，相当累了，所以有时需要睡一会儿觉，休息休息就好了。经过这样一番解释，8岁的孩子就会十分理解，十分满意。

如另一母亲告诉其5岁儿子：人的大脑有好多好多（一百多亿）神经细胞，每个细胞都有生命，都有电活动。通过电活动，细胞间可以谈话、做事，如当你走路时，电活动就从大脑、通过神经一直达到脚，命令脚和腿运动。但有时脑细胞太淘气了，放电就很大。许许多多细胞一块儿淘气，太多的电活动加在一起就是异常放电，这时就会出现抽风，就会摔倒。直到脑细胞恢复了平静，人也就又正常了。吃药就好比要给细胞穿上外衣，限止他过度活动。这样，神经细胞再淘气也产生不了太大的放电了。你就不会抽风了。只要随时设身处地地为孩子着想，处处留心孩子的需求，你就能做好解释工作。如果对孩子对别人，你都一直不能胜任解释工作的活，那就最好找人代替你。医生当然是最理想的人选，另外孩子的朋友、老师以及受孩子尊敬的人都可以来帮助做解释工作。

孩子还可能问，癫痫病是如何得的，是母亲的错还是父母都有责任？实际上，人类对很多疾病如何会得，都还不是很清楚。癫痫病就是其中的一个。科学目前不能解释，是谁让你得病的，但没有根据说是父母特别是母亲的错导致的。

12．如何对待不同年龄的癫痫患儿？

对患儿病情永久保密是有害的。既要告诉他，又不能愚弄他，这里有很大的艺术性。要根据患儿的年龄、理解能力去告诉他。如学龄前儿童，是很能适应父母的感情的。有时会模仿父母的感情作为对父母爱的回报。因此你对癫痫的态度很容易反射给他。4～6岁的患儿，会注意本人与正常儿童的区别，这时"要强心理"的自然体现。因此在他面前决不能过分偏爱正常同胞，而疏远他。要讲道理，适当多给患儿身体的爱抚。对上小学的孩子，要理解他对感情的需要，对他同样需要用语言和行动表明自己的爱。如果工作太忙，需向他解释不能花时间带他玩的原因。青春期孩子对父母不是太依赖了，希望有自己的空间，但此时自尊心特别强，生怕自己或自己家的一点点不光彩的事被同学老师知道，极爱面子，此时要适当教育、鼓励，不能批评。

当一个癫痫孩子进入青少年阶段时，心理更是一个多彩而复杂的世界。这个阶段的正常孩子都是很难管理的。因为他们正处于一个重要变化、逐渐成熟的阶段，注重仪表、要求独立、要求被尊重。癫痫患儿就更多了一层神秘的心理。如果惊厥尚未被控制住，那就会更加难过。虽然有时口头上说话挺硬："甭为我担心""没什么了不起""我无所谓"等。实际上他心里担心得很，问题也多得很，悬案多得很。此时，正是父母必须找机会与他坦诚交谈的时候。谈的话题可以很多，但重要的是必须包括服药问题，这个年龄的儿童往往自己吃药，表现出较大的自由度。有些患儿惧怕药物副作用而故意漏服、少服；有些又怕再犯而故意多服，因而造成血浓度低而惊厥复发或血浓度过高而中毒的例子屡见不鲜。因此要向孩子解释不规律服药的危害性。此外，孩子会对有些问题十分忧虑，比方说，如何保证安全服药下的长期治疗？还有将来的命运问题，如能否上学和上大学？能否交友？能否结婚？能否生孩子？能否找到理想的工作等。对这些问题，父母不要佯装事事清楚，务必诚实。要告诉他你的理解程度和感情，并与之共同探讨。必要时请医生和心理学家协助解答。

13. 父母如何告诉其他家庭成员孩子有癫痫病？

患儿的兄弟姐妹绝对应当知道他们的同胞得了什么病，家庭应该怎么办？如何调适他们自己以及相互之间的感情？对此，父母有责任用玩耍、讨论、讲故事或看电视等方式，用孩子们能理解的语言来解释。告诉他们癫痫不会传染，不会影响他们的正常生活，尽量让他们不要害怕，不要嫌弃自己的同胞。患儿是无辜的，全家要尽力爱护和帮助他。

同时，父母应对其他子女表示爱心，不要因过分溺爱患儿而忽视和疏远患儿的兄弟姐妹。尽力使所有子女都感到家庭的温暖。还要让患儿的祖父母、外祖父母知道患儿有癫痫这个事实。这可能是十分艰巨的任务，要颇费口舌的。一般老人都对隔代人倍加关怀，格外亲切。在他们眼里，小孙女、孙子是世界上第一可爱的孩子。所以根本不可能一下子接受孩子有癫痫这个"严酷"事实，也一定要经历先否认后接受的过程，这些都可以理解。需要强调的是祖父母往往对患儿关怀过度、保护过度，一旦认为他们有病，就更会是像豆腐落上了灰，打不得弹不得。这样久而久之，就可滋长患儿过度依赖，老子天下第一的心理，这是需要倍加注意的。有时候，照顾好这一个癫痫患儿要比照顾一个低智儿或小婴儿都要难得多。要让老人家对待患儿像正常儿童一样，既是孩子自尊自立的教导者，又是孩子力量的源泉。

14．孩子有病还需要告诉其他人吗？

在家人和朋友都得知患儿病情以后，是否还应告诉更多的人，这取决于个人的决定。不过建议最好告诉幼儿园老师、学校老师，包括班主任和体育老师。尤其是保姆，更要知道细节，事先不告诉保姆是不妥当的。让这些人知道患儿病情，在必要时还应让他们知道如何急救、如何处理、如何帮助患儿。以保证患儿在任何时候，任何地方都能安全生活。因癫痫患儿虽然在两次惊厥之间，看上去与正常儿童一样活泼可爱，但惊厥犹如突如其来的电风暴，好端端的人会突然意识丧失、身体僵直‐阵挛，甚至造成头部或其他脏器外伤。对任何从来未见到过抽风的人都是极可怕的事。发作是藏不住的，也是不可预测的。告诉别人的目的主要是从儿童安全出发，万一孩子发作，在他周围的人就可从容相助。事实上，很多人是希望知道更多的癫痫知识，以便应急应用。否则，有些热心人会不知所措，或做出类似往口里塞毛巾等有害傻事。关心别人的人总是多数，真正见到患儿抽风就逃避的人是少数。

有时需要列出项目，填好表格，以醒目的形式告诉他人，以备紧急需要时参考。另外，无论孩子需要在哪一科室看病（如内科、外科或耳鼻喉科等），即使患儿感冒开药时，也要注意感冒药与抗癫痫药的相互作用；当患儿拔牙或需外科手术时，医生应考虑麻醉药与抗癫痫药的有关反应。

我们告诉别人的目的，是要帮助患儿建立起一个理解的新世界，必要时会得到热心人的无私帮助。另外，也鼓励家长能勇敢地面对现实。社会上一些人对癫痫还存在着误解和偏见，需要你成为一个抗癫痫运动、摒弃偏见的宣传者，癫痫患儿的保护者，为实现整个社会将癫痫患儿像正常儿童一样看待、保护他们茁壮成长的目标尽一份力量。

15．如何对他人叙述病情？

当你弄清了什么是癫痫，你孩子属哪型癫痫，以及在应如何对待方面理出一个头绪时，你的心绪就会平衡多了。你就有信心在任何时间、地点向任何人解释了。当孩子长大到足以真正理解自己的状态，又不能向老师和同伴解释自己的时候，解释就是父母的责任。不要忘记你对朋友、邻居、老师、同事、亲戚及其他人的解释方式将是孩子以后解释所效仿的榜样。除了清楚一般术语如癫痫、惊厥、发作之外，还要知道是全身性发作还是部分性发作等，当然是越全面越好。合理地解释需要相当的知识和技巧。否则会弄巧成拙。究竟使用什么诊断术语，如惊厥、抽风、晕厥还是癫痫？是由你和对所要告诉的对象的水平来决定的。如有人不愿意用癫痫而用惊厥这个词，主要是怕别人歧视。虽二者都是神经系统异常，都是脑功能异常，但是因为现在社会上对癫痫和癫痫患者仍存在错误看法。相反，有人喜欢用癫痫这个词，是想如实反映情况，心里踏实，有幸的话还会得到别人针对性的帮助。而用惊厥这个词，因造成惊厥的原因甚多，会将对方引入迷宫或歧途，而错过了对患儿的诊治和帮助机会。

至于如何叙述和解释病情，最好尽可能详细。一些主要的细节能让人听明白，你自己的要求和希望也让对方明白。比如一个父母对朋友这样叙述：豆豆3个月时开始抽风，医生诊断为婴儿痉挛症。据说这是癫痫的一种严重发作型，常伴有智力低下，一般最后结局不好。我们曾用ACTH治疗了两个月。谁知孩子这么运气，大抽竟然好了。但他又有别的类型的惊厥了。虽不太严重，但总不能完全控制。现在他已3岁了，他只吃一种药，硝西泮。伴有明显的发育落后，但较前机灵多了。奇怪的是，他现在非常可爱，是我们家的一大乐趣。

再如，另一父母对一个癫痫患儿的父母亲说："宝宝 2 岁时诊断为癫痫，是肌阵挛发作。当时医生告诉我们两件事：一是这种癫痫很难治，二是他的发作如果控制不住，他的情况会越来越糟，因他可能伴有严重的原发脑病和智力低下。我们没有被吓倒，而是积极配合治疗。奇怪的是在他 5 岁时惊厥完全被控制住了，现在也没有智力低下。真没想到我们这么幸运，也许是侥幸，真是没人知道谁对药物反应好，谁对药物反应不好。不过有一条经验就是要正确诊断，尽早用药，永不灰心。"

这两位家长，都能叙述得十分清楚。当然叙述时最好组织好句子。再如："我儿子 10 岁了，去年诊断为癫痫，它的发作是属复杂部分性的。发作常在傍晚发生。开始突然，没有诱因。发作时站立，前后来回走，用手玩弄他的衣角和腰带，总咂舌和咬嘴唇。有时说些无意义的话，喃喃自语，别人听不懂。你也能叫醒他。这种发作常常持续 8 分钟左右，然后坐下，四肢抖动。那个时候，我总坐在他的身边，轻声地呼唤着他的乳名，掐掐人中，看着他发作，因我知道对发作本身没人帮得上忙，只是想尽量让他舒服点，保护他别出危险。这种情况常持续 1 ~ 2 小时后才能过去，从来没出什么危险。不发作时他常常打闹，脾气特大，需要很大的耐心和他相处才行。他高兴时也非常可爱，很聪明。现在的问题是一时找不到适合他的特殊学校。"

16．如何帮助患儿建立良好的生活秩序？

癫痫能造成身体、社会、心理、语言和行为等方面的损害，因而不可逆地改变着一个人的生活质量和竞争能力。因此帮助孩子建立良好的生活秩序是十分必要的。

（1）上学：尽量争取上常规小学和中学（普通学校而不是特殊学校或启智学校），让孩子与正常同龄儿一起学习、生活是有益的。

每年开学前要与老师预约一个时间，详细了解一下孩子的全面情况。因为癫痫患儿的大部分时间是在学校度过的，最好学校的老师和有关领导能认识患儿。老师是最善解人意，最有权威又是最善于在班级解释这种病情的人，也最能帮助大家批判旧的固有观念，使大家消除疑惑，帮助患儿建立一个坦诚开放、互敬互助的学习环境。如果你有什么不舒服的感觉，有什么想法和要求，直接与老师谈是最行之有效的办法。

（2）运动：发作已被控制或发作频率很少的患儿，可以参加一般的正常活动，包括上操、上体育课等，但要根据自己的实际情况，最好结合医生诊断和建议来决定。如有一个13岁男孩；是某省级游泳队队员，他的第一次发作是在训练时被教练发现的；因当时他的游泳动作突然中断，手臂浮在水面上不动，几秒钟后又继续游，发作几次，曾被误以为精神不集中，后经临床和脑电图检查诊断为失神发作。服药治疗，虽未完全控制，但仍能坚持每天游泳这是一个非惊厥性发作的例子，且时间极短，又有教练在，所以危险性不大。游泳是一项全身性锻炼项目，很多人喜欢游泳。对癫痫患儿来说，不是绝对禁止游泳，而是需要注意：最好不要单独游泳，陪同游泳的人应熟悉患儿病情，并懂得急救措施。如在游泳中出现惊厥，应将其头侧向一边，出水后检查其呼吸情况，必要时及时做人工呼吸，若发作频繁或发作严重，最好避免冒险。

（3）良好的生活程序包括衣食住行及各种日常活动，尽量避免癫痫发作的各种诱因。

首先是饮食，一般对癫痫患儿的饮食没有什么特别的要求，应与正常各年龄组儿童要求一样，蛋白质、脂肪、碳水化合物及各种维生素和微量元素都要兼顾，并且要平衡，就是各种营养素都要有，要兼顾不要偏食，不能过少，也不能过量。现在一般家庭的正常饮食水准都可以满足患儿生长发育的营养需要，无需再"锦上添花"。值得注意的是，节假日的暴饮暴食不是好习惯，而且容易诱发癫痫。经常可以遇到这样的情况，每逢过年过节，本来控制很好的癫痫患儿又来看病了，因为大鱼大肉的盛宴之后又复发了一次惊厥。这倒不是因为鱼肉不好，而是吃得过量。因为过量饮食可增加胃、脑的负担。尤其菜做得太咸，饮水过多，更易诱发惊厥，因而值得注意。平时要保证一日三餐，早饭不应省略，三餐都要吃饱，但不要过量，特别是如果饮食不规律，癫痫发作和营养会恶化的孩子更应该注意。

　　第二是睡眠，睡眠是最好的休息。一个正常人睡眠不好还要闹病，况且癫痫患儿，有不少控制发作了的患儿又突然惊厥，追问其原因是夜间不能保证睡好、睡足，其中花在电视机尤其游戏上的时间太多了。在节假日，有的患儿几乎是通宵达旦地玩，这等于完全是一个剥夺睡眠状态，能不诱发癫痫吗？要根据患儿的年龄特点，保证其睡足 8 小时或以上的时间，规定好早上起床时间及晚上睡觉时间，要养成习惯，持之以恒。除了睡眠需要保证的时间长度外，还要注意就寝的时间要和天体运行的规律一致，就是生物钟要和天体运行规律一致，日出而作，日落而息，人天合一。

　　第三是各种日常活动不要过量，逐渐调整到适合于自己的强度，如学习、运动要量力而行。不要只按家长的愿望而不顾孩子的实力强行加码，这样只能导致患儿疲劳不堪，不但效果不好，还会诱发惊厥。应该按孩子的兴趣、体力、智力来安排各种学习、游戏、运动和竞赛。

　　第四是日常生活要保持在一个温馨和睦的环境里，使患儿及全家都心情舒畅地工作和学习。家长要有权威，要有批评但不能打骂，也不能过分溺爱。患儿要受到一些特殊的保护和关照，但不能过分，不能娇惯，癫痫患儿和平常儿童一样，从小要养成尊敬父母、懂礼貌、讲文明的好品格。生活中的每个习惯的形成，无不渗透着艰辛的努力和实实在在的辩证法。

17．如何帮患儿建立按时服药的习惯?

习惯不是与生俱来的，需要一点一滴地培养，按时服药是癫痫治疗成败的关键。如不养成习惯，一般成人也很难坚持规律服药。首先需告知患儿服药的重要性，如可形象地告诉患儿，服药是给脑细胞穿上一层外衣，保护脑不受损伤，规律服药的目的就是使这层外衣的作用稳定、持久。检测药物血浓度可得知服的药量是否合适，因为过高会致毒副作用，过低会无效等。万一漏服1次药，可能时尽量及早补1次，因为常用的抗癫痫药一般都是将全日量分数次口服，漏服1次，就意味着规定的全日量没有吃足。如果是半衰期长的药物如苯巴比妥，不会有什么影响；但如果是半衰期短的药物如丙戊酸，漏服1次可使血浓度产生较大波动，就有可能发作。若想完全彻底地控制住癫痫而不致复发，就必须规律服药3～4年，如同吃饭一样，天天如此。这样，对患儿把道理讲通了，再适当催促，检查，天长日久，就形成了好习惯。

18．如何帮助孩子建立自尊心?

多数父母感到，现在的孩子、尤其独生子女，非常好胜，独立见解强、早熟、不好管教。动辄用"未成年保护"法相威胁等。做父母的常对此发生困惑。而父母常常都是全日制双职工，工作忙，生活节奏快，没有更多的时间和精力与孩子待在一起。正常儿童尚且如此。可想而知，癫痫患儿的父母亲要接受多大的额外挑战！然而必须明确，在所有需要做的工作中，帮孩子建立高度的自尊态度却是首要问题，必须想方设法做好。

大凡是人，在教育、成就、动机、潜能、成功、个性发展等方面都具有高度自尊。这也是人的独特的重要财产。自尊允许一个人建立一种较高的目标，为了成功和成就敢冒必要的风险。在与之奋斗中，或顺境，或逆境都必须坚持这点。这是事业和生活成功的基础。也是与他人交流的尊严。

如何让癫痫患儿建立自尊？首先要让患儿有信心，这个信心首先来源于家长对他无私、无条件的爱，让他们真实地感到他自己不是多余的，确实是可爱的，与其他正常儿童没什么区别。这种感受最主要的途径是从父母那儿获得，从父母每天对他们的言谈话语、态度表现中获得。不管他说什么，做什么，想什么，都能从父母的眼神里感受到这种爱，这就是无条件的爱，耐心、谅解、宽容、包容都是爱的代名词。这种最基本的感受真是难于言表，只能体会。如果患儿得不到这种无条件的爱，使他们感到与别的正常孩子不一样，父母对自己的爱需要自己去争取，取决于他们行为的好坏，或完成任务的好坏，或者只有当父母的心情高兴时才能得到。那么，这种爱就不是无私、无条件的，而是附加了许多条件的爱了。在患儿幼小的心灵上就会蒙上一层说不出的阴影，必然影响到他的信心和做人的自尊。

许多父母反映，让他们无条件地爱一个癫痫儿童很难。心中总有一种强烈的愿望就是希望我的孩子不是癫痫，希望他是一个完全正常的孩子，希望不久的将来一切都是光明的。那么这种理想与现实冲突时，就难免生气、不高兴、愤怒，甚至持否认的态度。悲哀的心情导致的言行举止就会伤害孩子。有时自己都想象不出，怎么就会将孩子伤害得这么深，尤其是对那些行为很难被父母理解，且又非常聪明的大孩子心理伤害更容易造成，也较重。这使双方（孩子和父母）都会感到莫大的痛苦。解决这个问题的唯一办法是互相沟通思想，建立正常的亲子关系。而这种关系建立的关键是父母无条件的爱。必须树立我的孩子即使有癫痫，我也能100%地接受他，100%的爱他；不管别人怎么看，怎么说，我都有做到的信心。经过这种提醒后，许多父母都能做到这点，那么孩子也就从父母的真正的爱中找到快乐，树立信心，建立起自尊。

从心里建立无条件的爱很不容易，而要真正通过交流，使双方都感受到，更不容易。因为癫痫儿童往往对这点十分敏感，常常怀疑爱的真实性，心中不断地问："父母真爱我吗？""为什么他又骂了我、又打了我？"偶尔打骂孩子是常有的事，不足为怪。然而就这偶尔一次，也会造成患儿很大的压力。有几种途径可加强交流：第一，再忙也要分出时间，与患儿单独待在一起，陪他玩、看电视、讲故事、下棋。做游戏，甚至开玩笑等。在这段独立的共有的时间里，你用不着说教，甭想改变什么，不要限制，不要责怪，也不要判断，只是自然平等地交谈。你可发现患儿真正的能力，真实的想法，在这之中，你可用眼神、身体的抚摸激发孩子的兴趣，建立一个心灵交流的爱。

第二，儿童，尤其小婴儿，非常渴望父母亲的抚摸。亲亲他、抱抱他，效果很好。著名的美国家庭治疗专家Virginia Statir 曾说过："儿童、青少年，即使成人，都需要每天 2 次拥抱。维持正常生活需要 6 次，而茁壮成长则需 12 次。"睡前 30 分钟，脑的"重现"感情能力比白天要强许多倍，这时俯首告诉他，你喜欢他，爱他，比任何时候都更容易被记住，效果也好。你也享受了孩子给予的快乐。你的快乐是他带给你的，这更能使孩子本能地感到他有能力使人产生快乐。自信和自尊也相伴而来。

规律的共有时间对亲密的亲子关系来说是非常重要的。这对一个情绪不好，压抑悲哀的父母是很难做到的事情；但要尽力做到，安排好与每个孩子的共有时间，单独与他们在一起要形成议事日程。许多孩子，包括正常儿童都希望有这样的一段时间。时间可长、可短，根据实际情况决定。据了解，多数人都没重视这一点，以后长大的孩子根本不记得，或没印象父母怎么与自己单独在一起玩过。不少父母推辞忙、没时间，而以买好吃的和漂亮衣服，昂贵玩具等取代之。要知道，再贵重的物质的东西也取代不了这宝贵的感情交融。

经常责骂孩子，会使孩子感到没有安全感。儿童还需要一个安全的气氛，才能感受到父母深深的爱。这就是孩子信任你，你说话要算数。你不要指责或评论孩子的个性，尤其与别人相比较。要能理解，要有期望。若你能设身处地的从患儿角度想问题，尊重孩子的独立意识，关心他在自立方面的任何进步，就会给孩子建立自尊的潜移默化的影响。

　　第三，帮助孩子意识到他是属于这个家庭中的重要一员，他在学校、家庭、少年宫和社会都有一定的位置。可从各个方面确定其在家庭中的自身价值；经常分享你与他的兴趣和欢乐。提供全家在一块游玩的机会；使他感到自己属于这个家，家离不开他。他的兴趣和意见有价值，他对家庭有贡献。孩子都非常爱听大人讲家庭成员，包括患儿自己小时候的事情。尽量将患儿从出生至各个不同的发育阶段照成相片，或录成像、录音保存起来，并留有全家福照片。在适当时候讲给他听。使他感到他是家庭的宝贵财产。要建立起家庭独特的规矩和习惯，如不吵架，不打架，家庭成员说话要和气，相互尊重，在家庭中有了问题不互相埋怨、批评，有了问题以谁为主来解决等。还有很重要的一点是给孩子自己应有的空间。可根据居室条件，腾出一间屋子，一个角落，甚至一个书架等，让他拥有自己的天地，如何布置，如何清理、保持是他自己的事，要充分相信他能把它处理好。

　　第四，在家庭培养起良好的自尊后，要教导和训练孩子在学校，社会上的学习竞争能力。癫痫患儿往往被限制参加很多活动，当他不高兴，失望地回家后，最好先让他将话讲完，表示同情和理解，不管多么难过也要鼓励他。教他、帮他每天记一段快乐的事，成功事情的日记。日积月累，当每天能记下 5 ~ 6 件成功的小事时，他就会信心大增。

第五，信心增加了，还要培养他做事的责任心。学会做事应承担个人责任。从做一件小事开始，最好不要说："听着，按我说的去做。"或"你错了，真笨！""你就听我的没错"，而是大胆让他按自己想法去选择，帮他做决定，如做得好，当然给以鼓励，做得不好，也不要批评，而是温和地说："这次不理想，那么下次一定做得好"。

还要告诉他，每个人的生活都不是只有快乐，要经受住挫折，如你有癫痫，可能别人会有其他困扰的事情，都同样需要努力奋斗。激励他表达感情，树立信心，有独立性和责任感。家庭中有的大事也征求一下患儿意见，听听他的主意，这样使他感到自己有能力、有权力、有责任为这个家做贡献。学会避免责怪别人，学会适应社会的竞争方式，但决不要教他以不正当手法打击别人、影响他人的错误做法，因一旦误入歧途，则很难纠正。

19．为什么要强调癫痫患儿父母要具备更强的自尊心？

一个父母要帮孩子建立自尊心，前提是自己必须是自尊的。自尊是自己对自己的评价，是自信的前提。一味自我批评、自我悔恨、生活灰心、低姿态的父母很难帮助孩子做到自尊。相反，会将本来有自我独立意识的孩子引入你的自卑领域。

父母是孩子的一面镜子，孩子在出生时没有自我感觉的意识和鉴别能力，他将从父母的反应，父母对他们的反应这条路径，来反射自己，判断自己是否可爱，是否被爱，看到自己的真实形象。父母还是儿童成长的模式，孩子自幼从父母的一举一动、言谈话语、行为态度中观察，仿效以至于潜移默化，无论好的坏的品质都会深深地传给了他们，尤其癫痫儿童。你的自卑感，你对人生的灰心悲观态度，你待人处世的低落情绪必然会在孩子身上有所体现。这点很多家长都未能重视。如果你经常面对患儿满脸愁容，一筹莫展，其坏影响是深远的。而且这样会给孩子一个错觉，父母不高兴是由他们造成的，是他们的责任。这是不公平的，孩子没有任何责任。

当然，癫痫患儿的父母要保持自尊比普通儿童的父母要难得多，需要战胜很多挑战，首先是自己心灵上的挑战。虽然癫痫病发生在自己孩子身上，它需要长期服药治疗，而且发作是无法预测的、用药也不易控制、癫痫发作可能会损伤患儿自身的能力，甚至带来明显的伤残，但是，我本身是有能力的，我能承认他，接受他。任何时间，任何地点我都可以保持自尊，这个决心一旦下定，就会一切坦然，丢掉包袱，轻装上阵。不管别人怎么想、怎么看、怎么说。如真能这样，那就是思想成熟的表现。

对于难治癫痫或有严重继发伤残患儿的父母来说，更需要这种自尊决心和能力。当然要付出更大的勇气、精力和时间。不少父母反映：我的孩子有这么多问题，病这么重，经济压力这么大，生活这般艰难，我怎么能高兴得起来呢？我怎么能昂首阔步呢？我哪还有心思在公共场合出头露面呢？是的，癫痫病和伤残的儿童是伤害着父母的心，何况社会又有偏见和不公平，压力一定不小，再加上经济负担，更是步履艰难。但无论如何要接受现实，与其低头叹气地生活，还不如挺胸昂首地战斗。而且当你感到坦然、镇静、知足和高兴时，你会发现你对孩子格外的爱，对他也尤其有帮助。所以，高度自尊是自己的权力，不要被别人的情绪所左右。

20．确立自尊的父母应如何做起？

确定了自己的自尊和决心，就要以新的面目出现。①公开抛弃以往的低落情绪和信念，坦然处人处事；②要弄清楚你孩子的诊断、医药、教育等状况，这是你的权利。即使对医生，也有问问题的权利。医生是医疗计划的权威，而你是知道你孩子问题的权威，弄清这些是最好的开始；③不要被统计学数字所吓倒。如医生说，此病有 1/10 可能性发生后遗症，那么你就有权假设你的孩子就不在这 1/10 之内。已有大量研究表明，人们对治疗的期望影响着治疗的结果，医学上也叫安慰剂效应。父母对孩子的期望影响着孩子治疗的结果和预后；④坚持自己正确的意见。因你的本能决定了你是最了解患儿哪些事对，哪些事不对，你最有发言权。相信你是对孩子了解最全面的人。事实证明通过父母的坚持或建议，许多孩子得到了正确的诊断，去掉了不必要的药物，获得了良好的效果；⑤不要盲目地去担心未来，过多的筹划数十年后的事。要立即行动起来，积极做一切对患儿身心健康有益的事。否则，势必贻误患儿的治疗。担心是没有必要的，也是无济于事的。不说担心的话就恐怕别人说自己不关心孩子，这种顾虑更是没有必要的。每个父母关心孩子是不必用语言来表白的，也不必得到别人的公认。一定要明确从现在，从做实事开始，不失时机地树立自尊，投入治疗。但要注意在坚持不懈、争取最好结果的努力中，期望值要定得合理。知足并非低标准，而是实事求是，不奢求，不抱幻想。这样，你就会有满足感、有成就感。不少父母来信说，"开始，我宁愿癫痫是我而不是孩子，这样我会好受些。现在我宁愿他永远是我的孩子而不是别人的孩子"。实际上许多家长在思想转变后，会惊奇地发现，这个病孩为家庭增添了不少欢乐，丰富了他们的生活。使他们有充分的机会去磨炼耐心、培养爱心，去贡献、去付出、去尽责任、去看书、去学习。不但提高了自己的文化修养、艺术品位和内涵，还增加了家庭的情趣与幽默，这是一般家庭所想象不到的；⑥对于有癫痫合并症患儿的父母更需高标准要求自己。惊厥患儿表现可有多种多样，从发作年龄上看，从出生到任何年龄均可发病。如3个月时可见到婴儿痉挛症，5个月时可见症状性全身性强直-阵挛发作等，每个儿童对癫痫治疗的反应都不甚一致，其复杂程度是不可预测的。这些都可伴有脑损伤、运动障碍、行为异常和智力低下等合并症。对患儿和家长来说，各种残疾的打击会比惊厥还大，但无论如何，都要求父母尽快从"沉痛的休克"中清醒过来，从现在开始，卓有成效地投入到孩子的诊治中来，早下决心，尽快治疗，争取最佳结果。癫痫的正确处理对医生来说也是一件棘手的事，更何况父母。但有自尊的父母，就必须完完全全，自始至终地参与到这个处理过程中来，尤其是早期诊断、早期治疗、用药原则、心理疏导、社会教育等方面。家长应该成为癫痫治疗的重要助手。

21. 如何对待癫痫伴智力低下的儿童？

对于伴有智力低下的癫痫儿童，上述做法很难，常需要更有耐心，仔细设计切实可行的计划，一小步一小步地完成。一般来说，即使智力低下的孩子，也都有一两个方面的能力比较突出，要善于发现这个潜在的才能，提供唤醒、激发、强化它的机会。

对孩子要多鼓励，不是不能批评，而是看如何更有效。破坏性的批评从来就是无效的，损伤儿童的心理比损伤其身体要更严重。无效的批评不但会导致儿童气愤和不满，而且他从感情上会疏远你。不适当的比较和过多要求也都效果不好。如："某某孩子与你同龄，人家多有出息，你一定要赶上他，超过他，做个音乐家。"事实上，成功的人并不都是有强烈的打倒别人，非要成功不可的竞争动机。主要是有高度的兴趣，而且甘愿做艰苦工作的结果。

另外，要因材施教，每一个孩子都有他独特的，区别于他人的先天个性、观察问题和解决问题的态度和方法，有自己的真实感情。因此，要将他看做一个独立的人，要鼓励他表达自己的想法、感情，尤其与众不同的思想。教导他，从未有也永远不会有另一个人完全和你一样，你是独立的人。当然家长也不要期望把他塑造或改变成你所理想的模式，顺其自然最好。鼓励、理解、因势引导他的兴趣和爱好比强迫他做某事要强得多。

22．如何对待明显伤残的孩子？

对于明显伤残的孩子，父母往往表现出怜悯和过度保护。造成孩子明显的依赖性。本来可以做最简单的事也渐渐不会做了。要明确，孩子要长大、要独立，父母不能永远陪伴、伺候他一辈子。尽量不要替他做事，要教他，鼓励他自己做事，哪怕一点小事，哪怕让他先有个开始，你再帮他。帮和取代是两回事，万事开头难，开始做任何事都会有自卑、恐惧、失望，一定要他克服自卑，自己开头。克服掉了自卑并开始做事，是你对他最大的帮助。至于做错了，不要紧，再重来，鼓励他再试试。

有人曾做过调查，儿童有两类：一是属于有适应性能力；二是为非适应性能力的。适应型能力的人多数在遇到困难时能力越发增加，在增长知识的过程中显示竞争才能。而非适应型儿童正好相反，面对难题一筹莫展，或者承认自己没能力或自动放弃竞争。

自尊心是需要内部独立价值和内因的调动。要真正帮孩子发展适应性能力，在解决问题的过程中增加孩子的兴趣、能力，克服恐惧和自卑。做事的难度犹如爬山，一步步完成，先易后难，总要用种赞赏的语气，如"你真是个聪明能干的孩子，一定能做好，你的潜力很大，再用心点，就更好了。"启发孩子，使之增加完成任务的动力和价值感。但也要注意有些儿童，当十分怀疑自己能力时，对他的表扬反而认为是虚伪的，因此要注意语言分寸，如说："我也喜欢你选的颜色，我和你有同感"时，可能更具鼓励性。

这些都需要在无数小事中加以训练，要耐心慈祥，不要生气、批评，更不要惩罚，训练孩子实际上是教育孩子如何成功的生活，在今天这个世界上该做些什么，怎么去做，做生活的强者。

父母希望保护孩子的心情可以理解，但是一定要避免保护过度，要加强多方面的训练。目的是要将他培养成有信心、有独立性的成人。当然对有伤残的孩子要根据情况有必要的限制和陪伴，如骑车、游泳、打球，甚至自己洗澡、爬山等。

23．如何安排家庭生活？

有了一个癫痫患儿的父母用不着太遗憾。因为在现实生活中，每个家庭，每个成员，甚至每个人都如同一个踩钢丝的演员，随时需要心理平衡艺术。

首先不要只沉溺于癫痫患儿而排除其他许多有意义的事，癫痫患儿是你生活中的一部分，也只是一部分而已，不是生活的全部，你是属于你的癫痫患儿的，也是属于你另外的孩子的，属于你丈夫（妻子）的，属于你的父母亲的。你的孩子、家庭对你有要求，你的事业工作对你也有要求。同样，你也属于你自己。所以一开始就要做一个适当的计划，合理安排给予每种需要的时间，使每个孩子都有时间同你在一起，使丈夫（妻子）有时间和你在一起，使自己也有自我的空间和时间。有时可能计划得很多，但实现不了，那也不要紧，不断修改，年计划，月计划，周计划，假期计划，总会越来越好，至少有一条思路和计划可遵循，可追求。

另外要使自己变成癫痫知识宣传工作的一部分。通过读书、听课、问问题、咨询、讨论、交谈、交朋友等持续自我教育，使家庭中每个成员都为癫痫患儿做点事。

24．如何对待患儿父母的婚姻？

突然出现了一个癫痫患儿，确实是检验患儿父母之间，你们与患儿之间感情牢固与否的试金石。即使你与你爱人过去的生活已经结束了，你与他／她都面临着新的现实，你们对现实的感情都需要调试，你们的心理都需要时间来平衡，这就是新的生活的开始。你们不但各自要花时间去调适，也必须同时顾及对方。必须知道对方想什么，怎么想的，他的感觉如何？必须相互分享感情。如实交流你们的感情，话是开心的钥匙，切忌互不通气，自我封闭地调整或自我折磨。如果将自己的想法，需要或对对方的要求都坦诚说出来，可能双方都感到需要对方。这是重建新形势下婚姻的关键。孩子毕竟是你们的感情纽带，真下狠心在孩子需要自己时，抛弃他方寻求自身的幸福的父母是少数的。只是在具体处理上需要些方式方法。比如有的癫痫患儿夜里发作，需要夜里照顾的时间多些，双方都醒着只能都增加疲劳。如果商量好夜间轮流值班，双方都积极尽到了责任，又保存了体力。有些家长谈经验时说，越是这个阶段，越需要双方单独在一起，或逛商店，或看电影、或去图书馆或共同安静地出去吃顿晚饭等，分享一下儿童不在场的片刻宁静温馨，消除疲劳、增进感情。这对任何一种婚姻都是重要的，这也不必十分频繁，每月 1～2 次即可。

当然，最强最稳固的婚姻也禁不住长期压力的折磨、长期吵嘴的烦恼、经济拮据的困扰、社会朋友的歧视等。因有癫痫患儿而致婚姻破裂的例子也屡见不鲜，此时，还需要亲朋好友们的规劝，街坊邻里的劝解以及某些民事机构的调解。西方国家有很多这样的机构，为挽救婚姻做出了很大贡献。有些癫痫家庭经历了美满—破裂的过程，复圆了以后变得更坚强了，比以前更幸福了。关键在于为了孩子而取得了心灵沟通和相互理解。

25．社会如何对癫痫患儿进行心理调适？

由于千余年来封建桎梏的束缚，社会上还有相当一部分人对癫痫病人存在着歧视和偏见。有些谬论令人吃惊，比如癫痫是邪恶罪孽、鬼魂附体，是不祥之兆等。这些谬论不仅在落后的山村根深蒂固，就是在现代化的大都市也流毒匪浅。有的人一提到癫痫就谈虎色变；有的人不让自己的孩子与癫痫患儿接近，以免传染；有的人鄙视癫痫患儿，冷嘲热讽；有的人甚至遗弃患儿等。这些愚昧无知的行为犹如无形的恶魔，伤害着无数幼小的心灵。儿童（包括癫痫患儿）是祖国的未来，我们向社会呼吁：不要对癫痫患儿有任何歧视和偏见，要强化人们的健康意识和道德准则，净化我们生存的社会环境。

医生是患儿最尊敬最信赖的人。一般人在患身心疾患最感无助的时候，都会向医生求救，渴望医生有妙手回春之术。因而医生的态度、信心、语言和语气都会强烈地感染着患儿，从而产生神秘的心理效应。医生既要针对病因合理用药，又要施以认真耐心的心理治疗，这是医生义不容辞的责任。

　　学校是患儿学习的重要场所。老师、同学的举止和态度有时会潜移默化的影响着患儿的一生。热情友好，平等互助的师生或同学关系是对患儿最大的支持与安慰。社会上，有些老师不进行具体分析，将癫痫患儿一律列为"班外生"，甚至动员学习中等以上的患儿去弱智学校，这对于能够胜任学习的患儿来说，无疑是沉重的打击。这种心灵创伤比癫痫发作本身对患儿的躯体损伤要痛苦千百倍。实际上，大多数癫痫患儿可以参加正常的学习、体育锻炼、课外活动与游戏。当然也有不能胜任者。老师和同学们要亲近、帮助他们，让他们得到童年的欢乐，共同分享人间的喜悦。尤其老师，要主动亲近、了解和熟悉班里癫痫患儿的病情、治疗效果及发育水平。经常与家长联系、接触、交流和商谈患儿的学习、生活等情况和安排。必要时与医生取得联系，共同鉴定患儿是否属于有特殊需要的儿童，尽量帮助患儿在社会上找到自己最适合的学习位置和环境。对任何儿童，即使那些有进攻，有破坏行为或行动、思维困难的患儿，都绝不能体罚、变相体罚和惩罚。而要用双倍的爱心和耐心去关怀、关注和指导。

　　近年来，随着科学技术的飞速发展，新型抗癫痫药物不断问世，有关防治癫痫的科普书籍、电视讲座及辅导班已陆续出现，小儿癫痫门诊、心理咨询门诊也已相继建立。全社会各界人士都在关心下一代，对癫痫患儿倾注了一片爱心。人们已经认识到，大部分癫痫病人是可以治疗的，发作控制良好的癫痫病人是可以工作、结婚和生育的。我们相信，通过个人、家庭、社会三方面的共同努力，癫痫患儿都能在一个和谐、舒适的环境中成长，早日痊愈，身心健康。

第九章

癫痫患儿的发育与特殊需要

1. 癫痫影响发育吗?

对这个问题不能一概而论。一般说来,原发性癫痫中,发育落后者很少见。而在症状性癫痫中,发育落后的比例明显增多。因为后者都是先天或后天脑疾病的结果。即一个孩子发育落后明显,肯定有一个广泛的神经系统的损害。当然,如果你孩子癫痫发作频繁且又严重时,其发育也可能出现迟滞。这是因为过多的异常电活动不断地阻碍着正常脑的功能,干扰脑处理外界信息的能力之故。这种情况可以通过控制癫痫发作而逆转。

2. 什么是发育医学?

从胎儿出生到发育成熟的整个过程中,身体、智力、情感、个性等方面都在不断地变化着、发展着。研究其正常规律及异常情况的科学就称为小儿发育医学（development pediatrics）。

人类发育是一个不断成熟和获得技巧的复杂过程，是奇迹般的。根据不同的遗传背景和后天环境的不同而异。一般表示形体增加称为生长，表示功能的演进称为"发育"。儿童时期是人一生中生长发育最重要的时期。每个孩子发育过程都不太一样，这就是为什么正常发育的范围很大，每个人都有自己独特的发育图像。

3. 发育检查包括哪几大方面？

发育检测是用于婴幼儿的心理测验。包括粗大运动、精细运动、认知、语言、社会和自助六个方面。

（1）粗大运动：是指使用身体的大肌肉如腿、臂、腹来完成的。如翻身、坐、爬、走等粗大运动的技巧。

（2）精细运动：是指使用身体的小肌肉如手、指、趾、眼、口肌等来控制精细运动的技巧。包括画画和吃东西等。

（3）认知：就是指孩子想象、思考、推理和分析问题的能力。其确切定义和检测一直是个多年来争议的课题。

（4）语言：是表达思想、观念的心理过程。文字、声音、视觉信号、姿势、手势等都属语言范畴。交流是儿童发育的核心，有两型交流的语言，一是接受性语言，是理解姿势、词、符号的能力；二是表达性语言，是用姿势、词、符号与他人交流的能力。

（5）社会：社会是指联系其他人的能力。一个儿童如何同另一个儿童玩耍及与大人相互交流，是判断其独立性及所有社会技巧的主要指标。

（6）自助：学龄儿怎样照顾好自己是发育最主要的一个领域。儿童从小时候完全依赖于其父母，到能够照顾好自己，是一个巨大的飞跃。穿衣、吃饭和上厕所等是自助最重要的技巧。

此外，感觉整合常被认为是发育以外的一个方面。但它们的相互影响极大，感觉整合涉及感觉如声、触、光、运动和听的接受过程。癫痫儿童可能发生感觉整合问题，因为惊厥能干扰接受和处理这些刺激信息的能力。

4．发育的程序是怎样的？

所有的父母，尤其是癫痫儿童的父母更希望知道自己孩子的发育状况。如一个孩子什么时候可学会一种新技巧，比方说坐、走、说、写等。如果你知道了发育的过程，学习技巧的过程，你就能前瞻性看你孩子的发育，这种知识对帮你判断起重要作用，家长总期望得到孩子发育的一个完整的总的图像。如运动发育可称为神经运动发育，指涉及骨骼肌的一切活动，可分为粗大运动和精细运动。运动发育以脑的形态和功能发育为前提，它也依赖于视觉感知的参与。总之，运动发育的规律是：自上而下，按唇、舌、眼、颈、腰、上肢、下肢顺序发展（头尾规律）；由近及远，先控制躯干的大肌群，再控制肢体远端的细小肌群；先泛化后集中，从不协调到协调；先正面动作后相反动作，如先能由坐而立，后能从立而坐；三（个月）翻六（个月）坐七（个月）呀八（个月）爬，每个小儿都遵循着这个共同的顺序和规律。

下面就是多数孩子在该年龄所应会的技术技巧的发育情况，它提供了一个"正常发育"较好的指导准则，用来衡量你的孩子的发育水平；但不能以此来作为发育评分及对孩子将来发育的预测。

5. 12 个月龄小儿的发育指标是什么？

（1）粗大运动方面：

可长时间地坐直，可跪得较稳；

能手足并用地爬行；

可独站几秒钟；

可扶着床栏行走，或被牵着手走；

（2）精细运动方面：

手可以握匙，可以自己进食，但常常撒得到处都是；

能把小木块放入小盒子里，再自如地拿出来；

可用拇指和食指捡起小糖丸和碎饼干渣；

可用食指指出自己想要的东西；

能自由地使用双手，但总有一个比另一个更灵活些。

（3）视力：

能在 6 米或更远的距离认识熟人；

能专心注视在地板上 3 米远处滚过来的球等东西。

（4）社会交往和情感方面：

会用多种方式表达自己的要求，可模仿大人用手和面部姿势来表达情感，如挥手表示“再见”，拍手表示欢迎，眨眼、微笑表示喜欢，皱眉噘嘴、大声尖叫表示不高兴等；也可模仿成人开玩笑的声音。能协助穿衣、袜，如能把胳臂伸到袖子里，能把脚伸到袜子里等；

能很容易地寻找和发现被人藏起来的玩具；

能对熟悉的人表示亲昵和喜欢；

能知道自己的名字：当听到叫自己名字时会转向呼唤的人；

可执行简单的命令，如：“把瓶子给妈妈”“到爸爸这儿来”“招手”等；

6．18 个月龄小儿的发育指标是什么？

（1）粗大运动方面：

能推、拉较大的东西；能走，但两脚分开，步态不稳；能扶栏杆自己上、下楼梯；

能同时做两件事，如拿着一个东西走路；

能爬上一个大椅子上，并转动身体坐下；也可匍匐着从椅子上爬下来；开始用双脚跳。

（2）精细运动方面：

能用铅笔在纸上乱涂乱画；

学习后能用 3 ～ 4 块积木搭一个"塔"；

对一个看得见的非常小的东西，能立刻捡起来；会脱手套和袜子，会自己摘帽子；

能更多地用手探索物体；

能伸手用两手接东西；

可用杯子喝水而不漏水。

（3）视力：

能注视和发现从 4 米远处滚过来的球；

能指出窗外远处的东西。

（4）社会交往和情感方面：

能模仿干熟悉的家务活动，如扫地、打扫灰尘以及读书；

可以自己玩，但喜欢在大人身边玩。时而独立玩，时而缠着大人；能控制大小便，白天可不尿裤子；

喜欢儿歌并跟着哼哼；

能重复对他说的最后一个词；

在玩时常自言自语；

喜欢图画书，喜欢连续翻书；

能在玩具或自己身上说出 2 ～ 3 个部位（如眼、鼻、头发）等。

7．24 个月龄小儿的发育指标是什么?

（1）粗大运动方面：

能用全脚掌着地跑，但不易停；不易开始及不容易绕着障碍物跑；

能独自上下楼梯，但每一台阶要走两步；

能用绳子拉着带轮的玩具来回走动；

能拍一个小球；

能对准一个大球用脚踢它而不失去平衡；

可模仿着后退。

（2）精细运动方面：

会洗手并擦干；会旋转门把开门；

能把蛋糕或糖卷的包装纸去掉；

能用 6 ～ 7 块积木搭一个"塔"；

能用铅笔在纸上画竖线和圆圈；

能一次一页地翻书；

能迅速捡起如面包屑样的小东西；

能穿衣、穿鞋、穿裤子、穿袜子；

能用勺自己喂自己；

能很好地咀嚼东西；

能举杯喝水、然后再把它放在桌子上。

（3）社会交往和情感方面：

知道自己的玩具，并且不让别人玩。当累了或害怕时，总缠着父母或看护人，要求看护人给予更多的注意；

能拉着别人指出他要的玩具；

当要的东西不能满足时，就发脾气；但也很容易分散其注意力；

能参加一个简单的过家家游戏；

能说出 3 ～ 5 个常见物品的名字；

能把 2 个或更多的词放在一起组成一个句子；能告诉大人要喝水、吃饭及大小便等；

能夜间不尿床；

喜欢不断地问："这是什么？"

喜欢摇篮曲，并能跟着唱；

能叫出自己的名字；

能指出四个以上身体部位的名称，如：眼、鼻、头发、脚、口等；

能理解简单的命令和进行对话。

8．36 个月龄小儿的发育指标是什么？

（1）粗大运动方面：

上楼梯能一脚一个台阶地上，但下楼梯时还是一个台阶走两步；能从最后一个台阶跳上去；

能骑儿童小三轮车；

能用脚尖走路；

能单脚站立数秒钟。

（2）精细运动方面：

能用 9 块积木搭一个"塔";

能用 3 块积木仿造一座"桥";

能用铅笔在纸上照着已画好的图画圆、并能模仿画画;

能画人像,往往只有一个头和 2 个肢体。能握拳和活动拇指(左或右);

可用勺和筷子吃饭;

能洗干净手,并擦干净;

白天和晚上常口渴,要喝水。

(3)社会交往和情感方面:

能与其他孩子在屋内外玩耍;

能对较自己大点的儿童表示亲近;

喜欢帮大人干各种家务活;

能提上裤子,但扣不上扣子;

能给娃娃穿衣服,并对它说话;

能与别人分享玩具;

当问话时,能说出自己名字、性别和年龄;

曾不停地问问题如:"谁""什么""哪儿"等;

喜欢听故事,一遍又一遍地让讲那些喜欢的故事;

能背诵儿歌,会唱歌谣;

能说复数单词和数字;

能使用大量词汇,但常常词不达意;能正确运用代词:我、你、他;

会简单的对话;

能谈过去的经验;能辨认 1 ~ 2 种颜色。

9. 48 个月龄小儿的发育指标是什么？

（1）粗大运动方面：

能弯腰不弯膝地触到脚趾；

能用脚尖跑步；

能灵活地摇摆扭动自己的身体；

能很技巧地走一条直线；

能用单脚站立（左或右）至少8秒钟。能用单脚跳；下楼时一步一个台阶。

（2）精细运动方面：

能很好地用勺和筷子吃饭；

能自己穿衣脱衣，还不能系鞋带；能系扣子和一些按扣；

能拉出已穿入针孔的小线头；

能用 10 块以上的积木搭一个"塔"；

能灵活地握住和使用铅笔，自由地在纸上乱画；

能很好地画出"0""+"和"×"等；

能画一座房子。

（3）社会交往和情感方面：

喜欢自己上厕所；

懂得按秩序办事；

能讲述最近经历过的较连贯的故事；

能说出自己的姓名、住址和年龄；

更多地不停地问问题"为什么""什么""怎么"和

"什么时候"等；

会说几首歌谣，能正确重复 3 个以上数字；

通过记忆能从 1 数到 20；

喜欢笑话；

喜欢听故事和讲故事。

10．60 个月龄小儿的发育指标是什么？

（1）运动发育：

能相当熟练地爬、摇摆和跑步；

能随着音乐节拍运动；

能单脚站立（左或右），并双臂在胸前交叉持续 10 秒钟以上；

能单脚向前跳（左右均可）；

不用弯膝弯腰，手可触到脚趾；

每只手都能握紧。能用脚尖轻跑，能双脚轮流地边走边跳。

（2）视觉 - 运动技巧：

能麻利地自己穿衣脱衣；

能熟练地使用筷子；

能自己洗脸和手并擦干净；

能理解整洁的必要性，但需要常常提醒；

能独立穿针引线，缝些东西；

能照着图案画圆、方块、十字、菱形和三角形等；

能画房子并有如下特征：轮廓、门、窗、烟囱和屋顶等；

能画一个人并有如下特征：头、2个胳臂、2条腿和躯干；

能正确、灵活地使用粉笔、铅笔和毛笔；

能在线条间涂抹粉笔和水彩：能配出10种颜色，能分辨出至少4种颜色。

（3）社会交往和情感方面：

能选择自己的游戏伙伴；

喜欢保护比自己小的孩子和小动物；

和伙伴玩时能理解游戏的规则和公平玩耍的概念；

能显示一种幽默感；

害怕狗咬、摔倒及对身体有危险的事件；

可有挖鼻孔、吃拇指、咬指甲等不良习惯；

能说出自己完整的名字、年龄、生日和住址；

能用自己的语言表达具体词的定义；

能问抽象词和不熟悉词的用法，然后学着应用它们；

喜欢背诵诗歌和歌谣；

喜欢自己看小人书和听故事。

11. 父母的期望影响小儿的发育吗？

父母适当的期望是孩子更好地发育的动力。虽有些癫痫能影响孩子的发育，但作为父母，你不能让癫痫这种病影响你对他的发育期望。如你一开始就相信你的孩子不能学会某种技巧，即期望值太低，你对孩子学会这门技巧所付出的努力一定有限，那么他的发育被拖延的可能性将是很大的。所以总要期望你的孩子能发育好，能回到正常轨道上来。

要达到一个稳定的发育水平比只是很快地学会一种技巧要难得多，这是个质量问题，是关键性的问题。为你的孩子提供学习的机会，探索的机会，是做父母的职责。如果父母提供的机会太少，鼓励太少，那么发育必将延迟。必要时要让孩子冒点风险。好比一个企图爬山的儿童，在跌倒时去安慰他比刺激他继续爬要容易得多，当然效果也就差得多。当孩子还没有迟缓时，帮你的孩子学习技巧，适当冒险，争取让他有自己学习做事的机会是至关重要的。

如果发现孩子已经有了发育迟缓，那就是有"特殊需要"的孩子了，需要另外的关照来发挥他的潜力。当然，父母的期望值要适当，过高也会适得其反。

12．什么是体格发育落后？

体格发育是指人体外形的结构在儿童时期各年龄阶段所表现的情况。其指标有体重、身长、头和躯干的度量，四肢的度量及体表面积等。需强调的是儿童体格发育包括各种外部测量数据的增长，以及神经、肌肉、骨骼、脂肪等组织的成熟变化，而且必须加上头围变化。各种参数（如身高、体重等）均以均数标准差来表示。一般以均数±两个标准差之间为正常范围（相当于第97百分位以下及第 3 百分位以上）。加 3 个标准差以上或减 3 个标准差以下为异常。为避免片面，多主张绘制身高和体重相关曲线，并参照骨龄、恒齿、第二性征的出现时间以及皮下脂肪厚度等综合指标。体格发育落后并不一定就意味着智力发育也落后，有时可以出现"发育分离现象"，即体格发育落后而智力正常或超常。

13．什么是智力？

关于智力的定义，现在还没有统一。有人认为智力是一种渗透到各种认知过程中的普通能力。有人认为智力是由少量的、比较广泛的能力组成的，如 Thurstone 认为智能是由 7 种因子组成的；还有人认为智力是由大量的零散能力组成的。如 Guilford 认为智能包括 120 种能力，可见其含义复杂。Wechsler 的定义比较有实用价值，他认为智能（智力）是认识世界的能力和应付环境变化的谋略。现倾向于认为智力是一种综合能力，是指一个人行为有目的、思维合理、能有效地应付环境的一种全面的才能，是多种能力的总和。在智力的各种定义中，心理学家都把智力看作能力，是标准的智力测验所测得的东西。这意味着智力是人的一种稳固的特征或特质。

语言使人能将不同的概念、经验等归类并以符号形式储存于记忆中，有利于小儿获得概念、缩短认知（学习）过程和使认知更有成效。说话是有声的语言，语言又是用脑力解答问题的必需工具。通过语言，小儿吸收一定文化中的信念、习惯及价值观，同别人进行有效地交流，故对社会方面的行为发育有重要意义。语言发育落后有时影响着对智力的检测，但它并不等于智力落后。

智力测验方法

（1）筛查法按通用的智力测验方法检查时往往需要较长的时间，有时需 1～2 小时以上，不利于一般儿科医生或小儿保健普查时应用，所以采用一些简易的筛查方法，测试的内容大多是从各种经典的智力测验方法中选出，测验时仅须较短的时间。可以初步筛查出可疑病例，筛查结果只能作为需要不需要进一步检查的依据，不能据此而做出诊断。目前国内常用的筛查方法有以下几种：

①丹佛智力发育筛查法（Denver developmental screening test，DDST）：适用于初生至 6 岁小儿方法，操作简便、花费时间少、工具简单、信度和效度均好。此法已被世界各地广泛采用，我国于 20 世纪 80 年代初开始应用此法，在上海、北京等地根据我国社会经济语言文化教育方法和地理环境的特点将 DDST 进行了标准化处理并绘制了小儿智力发育筛查量表（DDST-R）。

②绘人测验：根据画出的人形进行评分，判断智力发育水平，适用于 5～12 岁儿童智力筛查，年龄较小的孩子有得分偏高，而年龄较大的小儿有得分偏低的趋势，测验与其他智力量表测验所得的 IQ 有明显的相关性。

（2）诊断法

①韦氏儿童智力量表（WISC-CR）：适用于 6 ～ 16 岁儿童；

②中国 - 韦氏幼儿智力量表（CWYCSI）：适用于 4 ～ 6 岁半儿童；

③婴幼儿发育检查量表（Gessell ScaleR）适用于 0 ～ 3 岁儿童。

适应行为评定法

（1）婴幼儿 - 初中学生社会生活能力量表，适用于 6 个月 ～ 13 岁至 15 岁儿童。此量表是诊断 MR 及分级不可缺少的工具。

（2）新生儿行为神经评分法（NBNA），全国协会组已通过调查研究，确定了全国新生儿 NBNA 正常范围其临床应用正在逐步开展。

14．什么是智力低下？

智力低下（MR），就是指智力发育不健全。在正常智力和不健全的智力之间并没有明确的界限，而智力低下的程度也是由轻到重的。而且，那些在身体上或情感上有某些缺陷的儿童和成年人——比如说失聪——他们有时就会被误认为是智力低下。因此，由医生和心理医生同时做的多种测试对于诊断智力是否低下就很有必要了。

智力低下的病因

智力低下的已知原因大概有 250 种左右。引起智力低下主要原因有：先天性感染；有害物质对胎儿的伤害；怀孕或者分娩期间的并发症；胎儿或婴儿的营养不良，幼年时期的疾病损害；以及遗传因素造成的染色体、新陈代谢和神经的紊乱。

造成中度、重度和严重的智力低下的主要原因就是这样的遗传性的紊乱，比如唐式综合征（Down syndrome）以及脆性 X 综合征（fragile X syndrome）。患有唐式综合征的人通常有一额外的 21 号染色体。患有脆性 X 综合征的人，他们体内有个一部分受限或者受损的 X 染色体；这主要发生在男性当中。另外一个造成智力低下的常见原因是胎儿酒精综合征（fetal alcohol syndrome），这是由酒精对胎儿的影响所造成的。

先天性的代谢障碍可以破坏婴儿的大脑，从而造成智力低下，包括 PKU，黑蒙性家族性痴愚（Tay-Sachs disease），以及半乳糖血症（galactosemia）。如果孕妇患有诸如麻疹，脑膜炎，脑炎或梅毒之类的传染病，胎儿的神经系统就会受到损害。孕妇尽量不要吸烟、吸毒或用药，因为这些化学物质可以穿过胎盘，从而影响胎儿大脑的发育。其他所知道的对智力发育造成影响的因素还有：新生儿母婴血型不合造成溶血，难产造成的大脑损伤，或者新生儿的暂时的缺氧。脑积水（hydrocephalus）是指在颅腔内脑脊液的积累，这同样可以造成智力低下。其他的先天性疾病诸如巨头症（macrocephaly）：头部和大脑的异常硕大，以及小头畸形（microcephaly）：头部和大脑的异常的小，也能导致智力低下。头部受伤，以及在幼年期间患有诸如脑膜炎和脑炎之类的疾病，都能导致智力低下。

智商在 75 ～ 80 的人处于智力低下的边缘。他们学得慢，而通过那些需要死记硬背的或者手工技巧的工作，也能养活自己。一般依据 IQ 和适应性行为缺陷将 MR 分为轻度、中度、重度和极重度四级。

A．轻度 MR 精神病学又称愚笨，IQ 为 50 ～ 70，适应性行为轻度缺陷。早年发育较正常儿略迟缓，且不像正常儿那样活泼，对周围事物缺乏兴趣，做事或循规蹈矩或动作粗暴，言语发育略迟，抽象性词汇掌握少，分析能力差，认识问题肤浅，学习成绩较一般儿童差，能背诵课文，但不能正确运用算术，应用题完成困难。通过特殊教育可获得实践技巧和实用的阅读能力，长大后可作一般性家务劳动和简单的具体工作，遇事缺乏主见，依赖性强。不善于应付外界的变化，易受他人的影响和支配，能在指导下适应社会。轻度的智力低下者能够完成六年级水平的学业，并能够做一些技术要求不是很高的活。

B．中度 MR 又称愚鲁，IQ 为 35 ～ 49，适应性行为中度缺陷，整个发育较正常儿迟缓，语言功能发育不全，吐词不清、词汇贫乏，只能进行简单的具体思维抽象概念，不易建立对周围环境的适应性关系。辨别能力差只能认识事物的表面和片断现象，阅读和计算方面不能取得进步。经过长期教育和训练可以学会简单的人际关系，和基本卫生习惯、安全习惯和简单的手工技巧。中度的智力低下者在动作协调性和语言能力上都有障碍。他们只能完成二年级水平的学业。

C．重度 MR 又称痴愚，IQ 为 20 ~ 34，适应性行为重度缺陷，早年各方面发育迟缓，发音含糊，言语极少，自我表达能力极差抽象，概念缺乏。理解能力低下，情感幼稚、动作十分笨拙。有一定的防卫能力能躲避明显的危险。经过系统的习惯训练可养成简单的生活和卫生习惯，但生活需要他人照顾，长大以后可在监督之下做些固定和最简单的体力劳动。重度智力低下者的身体协调性和语言能力都很差。他们只能做些简单的活，而且通常只能就业于救济站，这是专门培训残疾人手工劳动的地方。

D．极重重 MR 又称白痴，IQ 低于 20，适应性行为极度缺陷。对周围一切不理解、缺乏语言功能，最多会喊"爸""妈"等，但并不能真正辨认爸妈常为无意识的号叫，缺乏自我保护的本能，不知躲避明显的危险，情感反应、原始感觉和知觉明显减退，运动功能显著障碍，手脚不灵活或终生不能行走，常有多种残疾和癫痫反复发作，个人生活不能处理，多数早年夭折，幸存者对手脚的技巧训练可以有反应。他们在能力方面就非常的欠缺了，他们通常都不能走路或者说话。他们需要不断的照顾和监护。

15. 什么是认知？癫痫影响认知吗？

认知即认识，是指获得和使用知识的过程，它与智力（智能）密切相关。皮亚杰（Piaget）的认知论分为四个阶段：①感觉运动期（出生～2岁）：婴儿生后1个月即有记忆能力；2岁前小儿只能通过感觉刺激、条件反射来获得和扩大其反应性行为；②运筹前期（2～7岁）：2岁后，小儿开始了对符号的应用，学说话，能较好地利用记忆储存，开始抽象地"想"感觉运动经验以外的东西；5岁前还不能了解两种或多种现象之间的基本联系，对于数量、空间和时间等概念仍不完全清楚；但5～7岁，其记忆能力大大加强，认知功能将迅速提高；③具体运筹期（7～11岁）：此时小儿可以掌握事物，可用回复性及永久性的概念，能按物质的任何一个特点分类，可以抛弃无关刺激而集中注意力选择性地对其中的重要刺激作出反应，能从问题的一方面转向另一方面并做出正确回答，能用事物的物理特性进行具体分类；④形式运筹期（11～15岁）：小儿能回省自己的思想和解答复杂抽象的问题，如形式和检验假设。皮亚杰认为儿童达15岁时认知发育已经成熟了。

癫痫，尤其频繁、严重的发作会影响认知，但不能笼统下结论，必须具体分析。因为与认知密切相关的因素有：①遗传：众所周知，先天遗传性的潜在能力是重要条件；②神经生理成熟的速度和质量，如上所述，癫痫发生在认知的各个不同阶段，其后果是不相同的；③患儿成长的环境、生活条件、后天的教育和训练都是认知发育的重要因素。在这些因素之中，癫痫只占一少部分。

16．什么是智力测验？常用哪些方法？

人是一个相当复杂的多系统有机体，一个好的智力检查应包括动作能、应物能、言语能、应人能四个方面。

①动作能可分为粗大运动和精细运动，按整体发育规律、行为成熟的程序，以动作能逐步成熟为开始；

②应物能是对外界刺激物的分析和综合的能力；

③言语能是从外界环境中，从别人那里学习到并强化了的能力；

④应人能是对现实社会文化的个人反应。

另外，尚需辅以家庭、社会和个人生长发育、健康情况等资料，方能做出完整的评估。

智力测验的基本要求是要有标准条件（测试内容、施行环境、计分）信度（可靠性）、效度（准确性）、分数和实用性。

目前国际上常用的、主要的个人智力测验有两种：斯丹福 - 比内智力量表和韦克斯勒智力量表。均经国际标准化而且有中国修订本。儿科临床常用韦氏量表。韦氏量表是美国心理学家戴维·韦克斯勒（David Wechsler）创立，为国际公认的权威量表。测试由语言和操作两部分、11 个分测验组成，采用离差智商（deviation IQ）为评价数据。

量表结构方式能提供多方面信息、故适合应用于小儿。

智力（心理）测试在我国古代就已被重视。如春秋时期的孔丘（公元前551年～公元前479年）是历史上最早研究个别差异心理学的学者。战国时期的孟珂（公元前372年～公元前289年）首先提出了早期心理测验学的一些理论。其名言为"数，然后知轻重；度，然后知长短。物皆然，心为甚。"即凡物之存在必有其数量，凡有数量的东西都可以测量。心理测量是一种高级形式量的表达。

DDST（丹佛智力筛查测量，Denver Developmental Screening Tests）量表是根据美国丹佛城人口分布订出的标准，经全国标准化，行之有效。目前美国在托儿所、幼儿园及保健医疗机构中均采用，作为在正常儿童中筛查所用。

学习能力的测验焦点比普通智力测验的范围狭窄一些，只测量那些影响学习成功的基本能力。

此外，还有些测验特殊能力的检查称为能力倾向测验。还有测量不同情境中个人典型行为的检测性格测验，以及有关衡量个人教育成就情况的检测叫教育测验。

17．影响学习的主要因素有哪些？

惊厥可以明显地影响学习和发育。频繁的抽风可使意识中断，降低脑细胞处理信息的能力，注意力不可能集中，接受能力下降。临床下惊厥时（即临床上未表现出抽风，但脑电图已有大量异常放电）也同样影响学习，所以惊厥及临床下惊厥的控制程度直接影响着孩子的学习水平。

抗癫痫药物有时也可影响发育和学习，因大多数抗癫痫药属中枢镇静药，容易出现困倦，影响学习的警觉状态，干扰接受，影响记忆。抗癫痫药有剂量依赖性反应及个体差异，有的患儿表现为易激惹、多动，注意力分散等，这些均可影响学习的能力和成绩。

癫痫的某些类型更影响学习，这些更具流行病学特点。如颞叶癫痫常伴感觉问题，低 IQ 值更易出现在复杂性部分性癫痫（更难治疗，更影响认知、运动能力、语言技能、记忆力及注意力等）。不管 IQ 值正常与否，癫痫患儿中有 33% ~ 70% 有学习问题如阅读困难、运动障碍及个性改变。其表现多是脑功能降低的混合型。其原因可能有惊厥和抗癫痫药的影响，尤其是多药合用。临床下发作也是一个未被认识的主要的因素。建议家长经常与学校保持联系，重视孩子在校的学习生活表现，及时与医生交流。只要怀疑就马上做检查，以期早期诊断、早期治疗。

18．什么是行为问题？

我们常对行为问题这个术语有错误理解。往往一谈行为问题，就与一个人的生活作风联系起来，这是极错误的。惊厥、癫痫和其他发育欠缺的孩子往往都伴有行为问题，最常见的现象是多动、脾气大、易冲动、易激惹、注意力不集中等。行为问题可由导致癫痫的原发病引起，因癫痫发作而加重；很多因素也可影响行为，如药物、心理障碍、先天性格、挫折失败等都可导致行为异常。关键的是要能区别，及时去掉诱因或病因就可治愈，如肯定是药物导致行为异常的因素，那么调整药物就可恢复了。当发现孩子有行为问题时，要多问些为什么，千万不要武断假设他就是癫痫的合并症，否则会贻误病情。

19．什么是特殊需要服务？

特殊需要意味着一个儿童有正常儿童所不需要的要求，如需定期做发育检查，需制订特殊需要治疗计划，需要理疗、职业疗法等特殊处理。特殊需要儿童分为两类：①发育迟缓，即一个儿童（18岁以前）在发育阶段，其获得的技巧比正常同龄儿要明显落后；②有多种残疾即一个儿童有两个或两个以上的受损伤部位，如粗大运动和说话均迟缓等，需要治疗。

20．谁来做特殊需要的诊断、评价和治疗计划呢？

当然应该是医生，是神经专业和发育专业的医生对孩子做全面的发育检查，评估孩子的优、缺点及特殊需要。一般来说，正常儿童早期是不需要教什么技巧的，随着脑的成熟，一些应有的活动和反应会自动出现，会自然地从一个发育水平进入下一个更高级的发育水平。如果一个儿童不具备在某种年龄上的技巧，如果获得的新技巧在每一个时间点上都落后于同龄儿，这就是发育迟缓，迟缓的程度可分为轻度，即虽然很慢，但最终仍能追上。严重发育迟缓，即几乎没有一点进步或改善。

21．为什么要尽早做发育评价？

在癫痫确诊后，要尽快做这方面的全面检查，评估出患儿发育的基线水平，尤其在生后 1～2 年时患癫痫，必须尽早做发育评估，以便给予早期治疗干预。因为出生后前两年，脑的生长发育和改变是相当快的，要定期检查，评估其发育进展是十分必要的。

22．如何做发育和特殊需要评估？

第一步医生要详问病史、家族史、患病情况、起病时间和原因、母亲怀孕和分娩史、早期发育指标（如坐、立、走、说及行为）、以前的检查结果，在各发育阶段的照片，甚至学校里老师的评语等都是很主要的信息。最好家长记一周长的日记，详细描述儿童在家里的行为及与父母间的相互反应，还要与患儿本人交谈。许多有某种伤残的孩子对自己的困难很敏感，描述得也很清楚。

第二步即做神经系统的检查，评估大脑的功能。如注意力是否集中，说话和语言能力如何（包括理解和表达能力），听力如何（因记忆和处理信息的能力要依靠视觉、听觉和触觉来完成），粗大运动和精细运动技巧如何，感觉整合功能如何，身体有否永久性损伤，身体双侧功能是否对称，确定脑的什么部位受累，是否有引起惊厥、造成智力低下的体征。有无皮疹、面部特征和其他异常等。针对发育水平的标准神经和心理检查，全面做筛查，如需要的话还要进一步做更复杂的检查。

第三步要进行血液检查、X 光片或 CT/MRI 扫描等项检查，并非所有儿童需做这些检查，但这可帮助做诊断、鉴别诊断、找病因及估计预后。

另外，还有的资料是从孩子老师那获得的，如在学校的学习成绩和有关记录、教育心理测验结果，如有无明显行为问题等。

做上述检查和评估的目的是为了确定发育迟缓的类型，建立一个完整、准确的个体化的治疗计划。

值得强调的是，儿童评价的方法根据年龄的不同而有所不同，低龄童所需的某些特殊方法并不适合于大儿童。

23. 5 岁以下儿童的发育评估怎样做？

在这个年龄组评价智力往往不准确，但能评价其进步速度，即在三年时间内用同一方法每 3 ～ 6 个月检测 1 次，随访中判断治疗是否有效。主要检查孩子具备的技巧是否落后，有无丢失，或进步速度如何。早期儿童智力可以不测，但其发育水平和进步速度一定要查，而且要知道其校正年龄的发育水平。如一个 18 个月的孩子，他有 9 个月的说话语言技巧，有 8 个月的运动技巧，有 12 个月的认知技巧，那么他的校正年龄发育水平会是 1 岁。所以最好你把他当做 1 岁的孩子对待，而不是 18 个月，他的玩具、游戏、睡眠、情绪等需要都是 12 个月而不是 18 个月，他有特殊需要。

24．学龄儿童发育评估怎样做？

学龄儿与学龄前儿童一样，都应尽早评估。有时学习问题可能是癫痫的首发症状，如失神发作，只有在课堂上最容易被老师发现，老师熟悉学生的发育水平，也最能敏锐地发现问题。我们就遇到数例患儿因学习跟不上，老师让来医院检查是否有病，结果确诊为癫痫的。有时，学校还要进行经验性的初步测试，也就是筛查试验。筛查就是一次性观察大批儿童的发育水平，从中检测出需要特殊教育的儿童。这不需要高深技术训练的医生，常能容易地发现明显发育落后及伴明显残疾的儿童，对可疑者还需进一步去医院详细检查。

如果你的孩子在学龄前已获得评估，并且各项发育指标都在正常范围，那是应该庆贺的。多数情况下，前两年学过的技巧不易忘掉。如果确实发育行为不但落后，而且出现倒退，那么脑中很可能会有器质性的病变，应立即去医院详细检查。

25．发育评估的测验方法有哪些？

公认的测验方法：

（1）盖泽尔（Gesell）发育诊断量表：适用于 4 周至 6 岁的婴幼儿。从大运动、细动作、个人 - 社会、语言和适应性行为五个方面测试，结果以发育商（DQ）表示。

（2）Bayley 婴儿发育量表：适用于 2 ~ 30 个月婴幼儿。评价智力和精神运动水平，用于 2 ~ 30 个月的儿童。

（3）Standford-Binet 智能量表：适用 2 ~ 18 岁儿童。测试内容包括幼儿的具体智能（感知、认知、记忆）和年长儿的抽象智能（思维、逻辑、数量、词汇），用以评价儿童学习能力和对智能迟滞者进行诊断及程度分类。结果以智商（IQ）表示。

（4）Wechsler 学前及初小儿童智能量表（WPPSI）：适用于 4 ~ 6.5 岁儿童。通过编制一整套不同测试题，分别衡量不同性质的能力，将得分综合后可提示儿童的全面智力才能，获得儿童多方面能力的信息，客观地反映学前儿童的智能水平。

（5）Wechsler 儿童智能量表修订版（WISC-R）：适用于 6 ~ 16 岁儿童，内容与评分方法同 WPPSI。

(6) 婴儿 - 初中生（S-M）社会生活能力检查量表（6个月～15岁）：适用于6个月～15岁儿童社会生活能力的评定。包括：①独立生活能力，包括进食、穿脱衣服、料理大小便、个人与集体清洁卫生状况等；②运动能力，包括走路、上阶梯、认识交通标志等；③作业，包括抓握物品、画、剪图形、能系鞋带等；④交往，包括叫名转头、说话、懂简单指令、交谈、打电话等；⑤参加集体活动，包括做游戏、参加文体活动等；⑧自我管理，包括想自己独干、控制自己不提无理要求等。

进行发育评估测验的注意事项

做检查时要注意，孩子的精神状态对测验结果影响很大。一定要保持孩子检测前一天晚上休息好，检查当日保持清醒、舒适和愉快的情绪。尽量早点上医院，让孩子有足够的时间休息，以恢复路途的疲劳（尤其路远的孩子还会有晕车，困倦等），并有足够的时间来熟悉新环境。如果孩子病了，没完全恢复时，应重新预约，改日再测。检测时，父母可根据医生要求，坐在旁边，但一定不要插嘴，不要提示，避免干扰。检查完毕时，你可向医生补充一些检查中出现的非典型行为，孩子在家里有的、但在检查时未表现出来的技巧以及自己的观点等。

检查完毕后可以从医生那得知一个简单的口头报告，正式的书面报告可能需几天后才能取到。在拿到报告单时，一定确信你能读懂它，理解它，好的报告应该是写明检查日期、检测方法、每一项的检查结果、各项功能的实际水平、具体建议，包括特殊要求、治疗方法及所需的环境，如建议：理疗、每周 2 小时，以改善粗大运动发育；需要一个良好的教育环境，最好上弱智班等。使家长一看就清楚，使从未见过孩子的人一看报告也能从中对你孩子有个大致的了解。你还可以补充填写一些额外的信息附在报告后面，以利日后查阅。此外，报告要好好保存，不要丢失。

如你对检测结果有疑问，可以向医生咨询。现在越来越多的父母认识到，他们的积极参与医师制订正确适宜的诊疗建议，为孩子提供最佳的治疗方案和特殊教育形式是多么关键。

26．常用的智力筛查试验是什么？

常用的筛查方法有：

（1）丹佛发育筛查量表（Denver Development Screening Test，DDST）：测语言和粗大运动技巧，精细运动技巧和个人（自助）技巧，用于 6 周至 6 岁小儿。

（2）绘人测试；适用于 5 ~ 9.5 岁儿童。要求小儿依据自己的想象绘一全身人像，计分内容包括身体部位、各部比例和表达方式等，可测试听、视觉、动作协调、观察、思维、记忆、空间能力等。

（3）图片词汇测试（peabody picture vocabulary test，

PPVT)：适用于 4 ～ 9 岁个人与集体的一般智能筛查。可测试儿童听、视觉、知识、推理、综合分析、语言词汇、注意力、记忆力等。方法简单，尤适用于语言或运动障碍者。

（4）评估学习保障的发育指标（the development indicator for the assessment of learning，DIAL）：用于评价 12 岁半 ～ 5 岁半儿童，确定儿童是否存在学习失能、智力低下、语言落后等危险。

（5）学习障碍筛查量表（screening for learning disabilities，SLD）：测学习失能也可查前面提到的技巧，但它包括定向力的评估（时间、方向、特殊关系）。

文献上关于发育检测的方法已有上千种，这里只介绍数种供参考。凡是你想到的有关认知、运动、行为、学习等，都有相应的检查方法。只要有必要，就要立即检查，不要等待。早期干预是很关键的。一个准确的诊断、科学的治疗计划、恰当的教育环境（或位置）、长期的监测，可以改变孩子一生的生活质量。在这之中，孩子本身也是一个关键部分。

27．父母在发育中的作用有多大？

需强调的是，父母是孩子和家庭的专家，父母要自觉地成为这个特殊教育队伍中的重要成员和决策人之一。你有权问问题、要材料、做决定、有权与上述专家讨论、协商、有权理解、弄清楚每一个步骤的目的和做法，有权不断学习这方面的知识，有权力询问计划的执行情况，有权与各种机构、甚至保险公司讨价还价。事实证明，这样的父母对孩子来说是无价之宝，有这样的父母往往能使他们的特殊教育比较成功。

另外，要与上述专家建立互相尊重、互相信任的良好合作关系。为做好这一点，有几点需要注意：①诚心诚意将自己的想法，自己孩子的状况，包括历史的和现在的反映给他们，达到互相了解；②不要被一些专家权威所吓倒，就孩子的情况来说，你了解的比他们要多得多，要自信、放松地去做。另外，现实中也确有少数医生对患者不是十分负责任的，或未经良好的正规训练，所以不要过于迷信；③不要期望值太高，因为在癫痫和发育迟缓的领域中，还有很多奥秘未被认识，专家们也不可能给你全部答案和戏剧性的效果，要实事求是对待孩子的病情，与专家们一道探索，揭示那些未知数；④有问题千万不要闷在心里，一定要问，世界上没有一个问题是傻问题；如果回答不满意，你完全可以不同意、保留或再问别人，但要注意说话的技巧，不要恶语伤人，要给专家们时间去观察、了解你的孩子的病情和潜能；⑤及时交流，尤其孩子在家里的表现、在学校里的行为、与小朋友们的关系，专家是看不到的，需要你随时反映给他们，征求他们的意见。交流越多，获益越大。如能做到以上几点，你将得到高价值的反馈。

此外，别忘了将所有的家庭成员发动起来，去掉压抑，共同承担特殊教育的义务，这也是父母的责任。有时，兄弟姐妹间起的作用是父母所起不到的。另外，多与有相同残疾儿童的父母和家庭联系，相互交流，互通有无，共同分享成功的喜悦，共同分担失败的教训，更是别有一番意义。总之，特殊教育计划是一个马拉松式的长跑，目的是帮你的孩子正常发育，尽量减少残疾。你是这个队伍中的关键人物。

下面是家长举的几个例子：

例 1：我有一男孩，10 岁，9 岁时诊断为癫痫失神发作，用药已控制，在正常学校上学。学习很差、自卑感严重，有攻击行为，渐渐对生活失去信心，我们对他建立了一个特殊教育计划，这个队伍中包括父母，家庭老师和社会工作者，与学校老师合作，每周一次地参加一个特殊训练班。班上都是些需要加强自尊教育和社会交往能力的孩子们。很快，他就变得自信自强了、喜欢交友了、学习也上去了。

例 2：我的男孩，5 岁，2 岁时患婴儿痉挛症，用 ACTH 治疗获得成功，现已不用药。但在发育的所有领域均是落后的，粗大运动尚可，有严重的注意力缺欠，易冲动，运动控制不好，说话和语言都明显落后，能听懂语言，但不能说，不能入幼儿园正常班。我们把他送进了特殊教育的小班（5～6 人），接受每周 3 次的语言治疗，每周 2 次的职业治疗（精细运动锻炼），现已进行了半年，能自己用勺喂自己了，能说简单的话了。

例 3：我们的男孩，8 个月，新生儿期有惊厥症，用药不能控制。刚开始抬头，还不能独坐、易激惹、无法安静，偶尔对声音有反应，吸吮不利，喂养困难，对玩具感兴趣，但不能抓握，所有的发育指标均落后。我们曾对有这样一个将是残疾的儿童伤心，落泪过，求助于特殊教育机构，组成了特殊教育的综合队伍，队伍中包括幼儿园老师、儿科医生、神经科医生、理疗专家、职业治疗专家、语言治疗专家、家庭协调员、父母和三个兄弟姐妹，经过综合治疗，接受早期干预，一个月来，效果很不错，家庭也增添了不少乐趣。

例4：我的男孩，6岁。4岁时诊断为Lennox-Gastaut综合征，他有严重的运动落后、智力落后，也失去大小便控制的能力。为防止跌倒发作时受外伤，现仍用着尿布，整日戴着头盔。他自6岁起参加特殊教育（6～21岁）。这个特殊教育班上共8人，包括理疗，每周1次；职业治疗，每周1次；语言治疗，每周1次。已参加了半年，他进步很快，已能掌握精细运动的技巧了，如握笔、端杯子及上厕所等，并能与他人做简单对话。这样，很有希望在长大后能在一个为残疾人开办的工厂里做工自立。

第十章

癫痫患儿的权利及日常生活

1. 癫痫患儿应有什么特殊权利吗?

是的,患儿应享有不受歧视的平等权利,应当与正常患儿同样享有受教育权、工作权。应该尽量在普通学校上学,能上体育课、能参加郊游、能上大学、能参加工作、能成为国家有用的人才。因为孩子有癫痫,所以有关癫痫的权力问题做父母的应该知道,以便更有效地履行法律赋予的权利,更好地保护儿童。中国已颁布残疾人法,应该按照国家法律办事。

2. 外国关于癫痫儿童权利的法律如何?

现将美国有关法律中关于癫痫儿童权利的部分作一简介,仅供参考。期待我国相关法律尽快出台。

美国联邦政府没有专门癫痫权利的法律，但癫痫儿童的权利全都包括在残疾人法律当中。保护所有残疾人的法律是很全面的，因为癫痫可以造成严重的永久性的伤残，因此该法律也完全包括了癫痫儿童。美国1973年康复法（Rehabilitation Act 504节）规定残疾人的定义是：凡身体或脑力受到伤害，以致在下述一个或几个方面限制了自己的生活能力的人，如不能照顾自己，走、看、听、说，呼吸、学习、手工操作和工作等有障碍者均可划为残疾人。政府提供资金帮助残疾人特殊教育服务，各个州也相继成立了有关部门管理这项事宜。只要证实癫痫疾病严重地影响了患儿的生活能力和受教育能力，则在很多方面就可以获得利益和保护。显然，虽有癫痫却无上述影响，不需特殊教育的孩子不能享受这个权益。故凡有癫痫患儿的父母都实事求是、尽量地去争取这个权益。

3. 什么是受教育权？

受教育权，是患儿最主要的一个权利。1975年，美国公布对所有残疾儿童教育法（Education For All Handicapped Children Act，EAHCA），也就是公共法（Public Law 94-142）。这个综合大法给所有残疾儿童带来改善受教育的机会。政府拨了大量款项要求各州建立相应的特殊教育系统，尽早提供高质量的特殊教育服务。综合起来主要有：凡符合残疾儿童标准的教育费用一律报销。而免费教育的年龄各州不很统一：有的州从 6 岁到 18 岁，有的州从出生到 18 岁，有的州从 6 岁到 21 岁不等。从 1991 年开始，多数州都是从 3 岁到 18 岁。免费教育时间安排，一般传统的学期时间是每年 180 天。目前这个时间长短主要根据儿童的特殊需要而定，要大大超过 180 天。必须全面地鉴定和评估患儿，其项目包括：总的健康状况、视力、听力、社会情绪状态、一般智力、学习成绩、交流能力、运动技巧等。评估要求父母来参与，要有医生、发育专家以及教育学家参与。凡有学习问题的癫痫儿童，必须尽早做这些评估，争取在法律上享受特殊教育。孩子所在的环境应是约束最小、最自然的环境，尽可能在普通学校的特殊班里受教育，应用特殊教材，额外的授课。公共学校、私人学校或家庭均可，主要是制订的计划和实施计划必须是个体化的。

当孩子长大成人时，如能独立，那最好不过了。一般地说来，18 岁以后，享受公费教育的权益就停止了，就得把孩子送回家去。但总有些人仍需特殊服务，对此，很多儿童的家长联合写信，呼吁政府继续支持这些由残疾儿童变为残疾成人的人。联邦政府有资助成人教育的服务项目即职业（vocational）训练和康复服务。在生活技巧班、雇佣指导班等里面继续接受教育。管理部门称为 DVR（department of vocational rehabilitation）负责个体化的训练安排，各州大同小异。

4．什么是特殊教育?

特殊教育（special education）这个名词在我国还不太常用，很多人还不太熟悉。特殊教育就是专门为残疾儿童的特殊需要而设立的教育。美国法律（public law 94-142）规定教育系统应有帮助残疾儿童学习的义务。个体化教育计划（individualized education plan，IEP）就是专门为有特殊需要的儿童而设立的。这种教育可以在一个班级、医院、社会机构、甚至家庭来实施。其有关的服务项目有物理治疗、职业治疗、言语治疗、心理治疗和社会服务、交通服务等。

5．特殊教育的内容是什么?

父母必须成为特殊教育这个队伍中的一员，与有关专家密切配合，在下述几个方面，观察、评估和教育孩子：①评估孩子的能力水平，即认知、想问题、解决问题的能力；学习技巧；精神情绪发育、包括自尊，儿童间的交往及劳动习惯；全面发育水平，包括粗、细运动技巧，语言，自助等。某一方面的发育延迟有可能影响另一方面的技巧，如精细运动发育延迟会影响他的握笔写字等功能；②强点和弱点，一个孩子可能具备非常强的视觉运动技能和很差的接受性语言技能，也就是说，他可以观看和想出如何去办一件事，但如果听别人说如何去办就不能理解。那么，就可以设计出一种课程，利用他的长处，扬长避短地给他创造学习的机会；③注意力和兴趣，观察孩子集中办一件事的时间，是 1 分钟、5 分钟还是 30 分钟？什么事可激发他的兴趣？在安静的环境里是否做得好些？④发育类型，孩子学会一种新技巧用的时间是长还是短？学一种新技巧之前是反复重复已学会的技巧，还是突然一下子就学会了一连串的新技巧；⑤适应性行为，如何调节孩子的技能以适应不同的环境，能否每天都使用学会的技巧，在认知功能上，如何使用自己学会的技巧是很重要的。把儿童的强点、弱点、注意力、兴趣、发育型、学习型、技巧水平等作为基线，做出适合你孩子独特需要的学习计划，这就是特殊教育的内容。

6．特殊教育机构的成员有哪些？

在这个队伍中，涉及很多人，有儿科医生、小儿神经科医生、护士、老师、职业疗法专家、理疗专家、语言治疗专家、社会工作者、家长、保姆等，除了家长和保姆之外的专家们都有在神经发育领域或各科领域的证书和营业执照，有资格治疗、处理患儿。

7．特殊教育的具体做法是什么？

孩子受评估后，应尽早按其特殊需要及程度将他／她

放入一个特殊的教育系统中。儿童需要的教育量可从每天
30 分钟到全天候。活动的模式也因人而异，教室的大小、
学生的多少、器械的多少、家庭参与的多少都不一样。

　　例如，当孩子进入一个特殊教育班时，老师将全面观
察、评估孩子的实际能力和水平，根据每个孩子的具体情
况制订由低到高难度的不同课程，多少时间在室内进行，
多少时间在室外活动，多少时间使用器械运动等。老师将
这些信息告诉家长和其他的专家，一方面让他们也了解情
况，针对患儿的具体需要制订相应的专业学习计划，另一
方面反馈听取各方面的补充意见。几方面通力合作，最后
制订一个教育计划，有长期目标和短期标准，并各自制订
相应课程，定期随访，会诊，交流，不断改进、修正，直
至完全适合于这个孩子并卓有成效。所谓个体化的教育计
划，顾名思义，就是没有哪两个孩子的教育计划是完全一
样的。

8. 特殊服务机构的特点是什么？

　　特殊教育机构比较健全的国家，提供的服务质量较高。
如美国，根据法律，各州都有自己独特的教育机构和具体
措施，但都有共同的特点，特殊教育机构里有各种各样的
专家参加，执行着特殊的职能。①教育专家，他们是受过
专门训练学习困难孩子的有资格的老师，他们的责任是密
切关照孩子的整体发育，尤其是认知方面的发育；②理疗

专家，他们对孩子不断增长的运动技巧负责任，尤其关照其运动类型，连续性发育的质量，如何增加运动强度和耐力等；③职业治疗专家，主要关照孩子的各种感觉运动技巧。应用感觉刺激做准确的运动和行为锻炼，训练面部、眼、手等的小肌肉功能，协调大小肌肉操作，训练其每日生活必需的技能，如吃、穿和上厕所等；④语言治疗专家，也叫语言病理学家，主要负责孩子的交流技巧，包括接受性语言和表达性语言、发音、发音学话及语言清晰程度等的训练，运用口周和口内的肌肉，训练口内的感觉和运动等。此外，还有精神卫生专家、顾问、社会工作者、家庭协调员等人员，随时帮孩子和家庭处理各种问题。

这样的服务系统可以以孩子为中心，也可以家庭为中心，以在学校、班里、活动室里进行，也可以在家里提供，服务上门，后一种对健康状况不佳的孩子尤为方便。

9．特殊教育专家需要资格证明吗？

是的，这里的专家都是由训练有素的、获得正式资格的专业人员组成，包括职业治疗专家、物理治疗专家，语言治疗专家，心理专家、社会工作者、学校护士以及任何有资格证明加入这个队伍中的人。而做医疗服务必须由有行医执照的医生负责。如果你所在的局部地区没有这样的适合患儿的特殊教育机构，那么可由当地政府有关部门付钱，推荐你到有适合你孩子需要的外面地区的相应机构。

如果你要求做的特殊服务项目尚未经政府批准，那就必须家长自己付费。

10. 物理治疗专家和职业治疗专家有什么区别？

物理治疗专家和职业治疗专家是两个既重要又相互关联的领域，治疗虽相似，但目的不同。物理治疗的目的是使患儿能坐能走，而职业治疗的目的则是不但能坐能走，而且能具有使用手和其他器官的技巧，以便能自主地做些力所能及的工作；我国康复中心医院就有很好的分科。

治疗开始时，物理治疗专家和职业治疗专家都要在下述方面进行非正式评估（观察）和正式评估（正规测验）。粗大运动：肌张力、姿势、关节运动的范围，站立行走程度，平衡能力、运动量等，评价孩子使用身体的情况如何。精细运动：关节和小肌肉运动、抓握和释放、手的操作能力、眼的运动、视觉接受能力等，检查孩子如何玩积木、画图和完成事情的能力。感觉运动的协调：通过对视、声、触、运动、重力、位置、气味、味道等的反应，适应和自我调节的活动，评估孩子如何用基本感觉接受信息及其反应能力。自助：即吃饭、穿衣、上厕所和修饰的能力。

物理治疗和职业治疗专家负责孩子的发育水平训练，其最终目的有两个：一是提供帮助，让患儿正常发育，包括平衡、感觉系统和正常运动；二是使患儿能获得独立的技巧；如能用单腿站，那么就要让他会上下楼梯。如果他不能走，就想方设法用辅助工具如轮椅也要让他能独立活动。以便今后生活自立。

11．什么是语言治疗？

　　另一个重要领域是语言治疗。语言发育也依赖于运动、情绪、认知的正常发育及社会影响，语言发育落后的会影响社会交流，不能交流当然影响学习。开始学语言时，自然刺激是非常重要的，发育落后的孩子往往理解多于表达，所以要刺激他多说话，刺激他的接受和表达。听力也影响语言发育，听力专家虽不包括在这个队伍中，但听力通常都要测的，要除外中耳炎等病症引起的听力障碍。对听力障碍的儿童要辅以视觉刺激，如用手势或表情帮助他边看边听边说。交流是人类具有的一种特殊技巧和社会实践。在婴儿期，孩子就会和你交流，你对他说话，他会做出相应的反应，儿童语言发育早期最快。如果发育在幼儿期中止，那么其交流技巧不可能正常。如果在学龄期首发癫痫，语言几乎不会受损。近来专家们认识到，有些发育迟缓的儿童，不可能指望他自己学会说话，必须被动地等待有人教他。要一点一滴地，从面部、头部、口部、舌、唇训练起，从表情，发音训练起。

12. 什么是驾驶权？

脑神经元异常过度放电是癫痫发作的病理生理基础，根据脑病变和放电起源部位的不同，患者发作时可出现运动、感觉、意识、行为、自主神经等功能异常，既然癫痫患者存在这样的发作风险，那么他们可以获得机动车驾驶证吗？是否可以驾驶车辆上路？关于这个问题，不同的国家规定是不一致的。我国公安部交通管理局规定，癫痫患者不得申请机动车驾驶证。英国相关部门规定所有疑似癫痫的患者必须停止驾驶，明确诊断后需上交驾驶证，复发发作机会低的癫痫患者可重新获得驾驶证，而复发发作机会高的患者几乎不可能获得驾照。另外，有一些国家规定，只要服从法律规定并遵从医生的建议，成年癫痫患者可以驾驶汽车，他们获得的驾驶证只能临时使用，一旦病情变得严重，则会对患者的驾驶能力重新进行评估，审批不合格者将不能获得驾驶资格。有的地方规定，癫痫发作得到控制至少 1 年，才可能获得驾驶证。

在美国，由于人人都必须学会开车，才能适应它的节奏和环境，癫痫患者也不例外。一般正常人在 16 岁后可准许报考驾驶执照，而癫痫儿童必须是考前 6 ～ 12 个月没有惊厥发作，而且一定要经过医生的鉴定和审核。各州要求不一样：有的州很严，如医生说此人开车不安全，他就难以报考。但有的州放得宽，只要医生证明他有开车的能力即可，而不太注重惊厥是否已被控制。有的州只限制癫痫患者在白天的上下班时间（高峰时刻）不许开车，而在白天的其他时间可以开车。一般说来，要依各州的规定，要医生证明、考取驾驶执照、在规定的非高峰时期开车。为保证自己和他人的安全，应该在发作控制后再开车。

13．什么是雇佣权？

在美国，癫痫病人有被雇佣的权利，雇佣权就是工作权。虽然有公共法律明文规定，残疾人不得受歧视，可被雇佣，但实际上很少生效，雇主是怕惊厥、怕潜在的发作而不怕残疾，癫痫患者被歧视、不被雇佣的现象还是比较常见的。雇佣是双方面的事，是否被雇还首先取决于癫痫患者个人，必须充分显示自己的能力，证实自己的癫痫已经不会影响工作，能同正常人一样完成好要做的工作。如果这样，还被拒之门外，那是非法的。如果你真正感到雇主有歧视的行为，可请各州里的抗歧视部门帮助上诉，有很多方面的法律可以帮助你胜诉。在我国，对癫痫病人的权力和维权法律正待启动。

14．什么是平等权？

平等权就是不要受歧视，一切与正常人一样对待。由于世俗的偏见和误解，人们害怕癫痫远远胜过害怕残疾，所以残疾人能享受到的权利癫痫患者往往得不到，对儿童尤其如此。如凡患癫痫的儿童不许参加野营活动、不许参加体育活动、不许参加郊游等，这与上述雇佣的歧视一样，是不平等的。只要你自己认为这是不平等的，就可以向幼儿园、学校、社区、公司或医院管理部门申诉，必要时找律师帮你诉诸法律。

15．什么是保险权？

保险权就是同正常人一样有参加保险的社会权利。保险，尤其是癫痫家庭的保险，的确是个大问题，多数保险公司都不愿提供给他们健康保险、生命保险和汽车保险等，即使有法律保护，也必须要经过相当艰苦的抗争才能获得。分清楚政府保险和商业保险，在我国政府保险是人人都可以享受的，当前有病或没病都可以购买。商业保险一般是病前购买容易成功，有病再购买较难。

16．为什么要懂得和争取各种权利？

因为虽然政府公布了法律，但距完全执行还有段距离。如美国有的州将政府拨给患儿的专款没有用在患儿身上多少，而是用在了修路、办学校、公共沙龙等其他地方，必须经过争取才能归还患儿使用。再如许多患儿父母都始终担心，"父母死后，患儿怎么办？谁来照顾他？谁来承担经济责任？"许多好心的父母往往希望留下一点钱给患儿享用，但有的州规定残疾儿不能继承遗产。如果不懂法律，很可能你辛辛苦苦留下的那笔钱到不了患儿手里。如果你的孩子成人后仍留有残疾，你就不能给他以他的名义建立存款账户。特别要注意的是父母若有不动产时，必须认真写好要用于癫痫患儿特殊需要的遗嘱。否则，有关部门会在父母死后将他们的财产平均分给所有孩子，而癫痫患儿所得的那份也就自然归政府所有了。你的本意是将财产留给患儿，结果患儿本身却什么也得不到，这就需要懂法，在法律保护下争取权利。

17．如何争取教育权？

如果对特殊教育服务有了争论，需要在法律下得到解决。原告必须保留以前的重要记录、信件、证据、投起诉信，找律师。参加当地的听证会，即有证人参加的申诉。儿童有权出席。接到听证会书面报告后，州政府也进行独立决定、调查，可能一级一级到州或联邦政府法院，根据法律条文，判断你孩子是否按规定享受到了应有的特殊教育权。若胜诉，法院承担律师费等。但无论什么方法，只要是走法律程序，原告、被告双方都是十分费时、费力、费钱。我国残疾人保护法，妇女儿童发展纲要等都有相应条款，保护孩子的受教育权。

18．议案如何变为法律的?

以美国的法律程序为例，来理解一个议案如何变为法律的。

首先倡议者起草一个议案（Bill）；由国会议员向其他议员介绍，宣传鼓动他们的同事支持这项议案；签名呈报专门的委员会（Appropriate Committee）；委员会将提案转送到一个下属委员会；下属委员会将举行听证会，审核这个提案，并做必要的修正。如果采纳，将它回送至上级委员会讨论；上级委员会再举行听证会，做必要的修正；如又被采纳，就打报告给众议院或参议院讨论（众议员的议案必须首先被裁决委员会（Rules Committee）通过。举行多次辩论，众参两院分别对议案进行辩论，做各自的修正，议案或被采纳或被废弃；如果众参两院都采纳这个提案，则参、众二院议员共同举行专题讨论会来调解各自的意见分歧，然后合写一份报告。报告包括相互妥协的部分，将其一起呈送给参众两院讨论，讨论后的议案呈送白宫让总统审阅，如果总统签字了，议案就变成了法律。如总统否决了它，那么参众两院通过无记名投票方式决定，如果票数超过 2/3，则使否决无效，从而议案还是可以形成法律。

中国的全国人民代表大会及其常务委员会，地方的有法律颁布权力人民代表大会（如深圳经济特区的人大），运行的程序和国外类似。大家要积极关心，促进健康方面权利的健全和保障。

19. 癫痫患儿应有怎样的权利?

癫痫患儿是有疾病的儿童。首先他们应该拥有与正常儿童平等的权利,诸如受教育权、工作权、婚姻权、娱乐权、运动权、保险权及一系列其他社会福利权利。就是说,癫痫患儿能够上普通小学、中学甚至上大学,能够运动、能够游戏、能够当科学家、企业家及艺术家等。长大能够结婚、生育,有选举权和被选举权。当然这一切必须要在癫痫控制满意的条件下,在医生指导下来实现。其次,癫痫患儿还应享受特殊的专门为特殊需要的患儿所设立的各种法权。如果需要,有权进入弱智学校、特殊训练班,及某些物理治疗、职业治疗、语言治疗等社会医疗机构;应当绝对拥有不被他人歧视的权力等。现在,我国已经正式颁发了《中华人民共和国残疾人保障法》(2008 年 1 月 1 日施行),伴有伤残的癫痫患儿当然应该包括在其中。这些法律和权力的颁布与实施都是伴着社会的文明发展不断完善的,相信癫痫患儿及其父母、全社会都会为癫痫患儿应有的权力而努力。

20. 癫痫患儿的权利是怎样得来的?

癫痫患者的权利是在长期斗争中发现、争取、建立起来的。重温一下历史,真是来之不易。

古时候,癫痫被认为是神的惩罚,是罪恶造成的,是患者罪有应得，人们常把癫痫患儿的精神、脾气、品质、个性都与犯罪相联系。那时，癫痫患者非但没有权利可言；简直就应下地狱。到了 1940 年，即使在科学发达的西方，癫痫患者仍被限制不许结婚、不许生育，儿童不许上正规学校、不许参加正常儿童的游戏等。随着科学治疗学的发展，有效的治疗使很多的癫痫患儿疾病获得控制。然而人们仍没有对癫痫患儿的生活质量和权利做出反应。1945 年，现代癫痫治疗学最伟大的前辈，美国医生 William Lennox 根据有关癫痫的病因，预防和治疗以及有可能治愈的科研调查，庄严发表一份报告。他说，在所有残疾中，无疑癫痫是最不被理解的，是最受忽视和虐待的，犹如麻风病患者一样，癫痫患儿在公共认知和慈善事业中都无立足之地，应争取议会支持，以获得癫痫应有的同情和权利。然而，这个方案当时未被通过，因为绝大多数的美国国会议员都不理解，也疏通不了，可见人们对癫痫认识偏见之深。又经过近 20 多年的艰苦奋斗，1968 年，美国成立了癫痫基金会（EFA），开始了为改变癫痫生活质量和权力而斗争的出色工作。如基金会第一个提供了血药浓度监测课题的资助，为癫痫治疗学进展立下了不朽的功劳。1973 年再次提案，这次结果与上次大不相同，国会通过法律，成立了控制癫痫委员会并委派其做官方调查。两年后（1975 年）该委员会报告指出，癫痫确实被广泛地误解，要求政府将关心癫痫列入议事日程，由专门的委员会制订关于癫痫服务的 20 年计划。一系列建议、要求及规定相继出现，将癫痫患儿的权利包括在所有残疾儿童的法令中（公共法 94-142），为癫痫患儿在法律面前争取了一席之地。

EFA 的另一次重大成果是通过努力开发新药，支持科研及新闻媒介。在 1978 年，美国食品药物管理局批准了将丙戊酸（VPA，Depakene，Depakote）这种新的抗癫痫药物用于临床，比原计划提前了两年。Bornard Abrams 是俄亥俄州哥伦布市的一个眼科配镜师，他和妻子 Shirley 首先将这种药应用在他们的女儿 Felice 身上。Felice 多年惊厥不能控制，用 VPA 后被满意控制了。新闻界对此予以广泛报道，帮助 EFA 产生一个良好的新药应用的公共氛围。此后，许多变化相继出现，如成立了癫痫情报中心、婴儿痉挛症研究中心、癫痫的公共教育中心等。让在军队、企业、政府、体育、科研、医疗以及教育等不同领域里作出成绩和获得成功的癫痫患者在电视上露面，以改变人们对癫痫的错误概念和印象。让癫痫患者自己相信，他们与普通人一样拥有完整的人生权利和美好的未来。

当然，人们自古以来对癫痫的错误概念和意识，仍然散见于一些不太专业和先进的书籍中，传颂在老人的故事中，甚至根深蒂固在人们的潜意识中。没有数代人的努力，没有艰苦卓绝的斗争，没有知识的普及和提高，这种影响是不易根除的。在我国，在广大农村、山区、偏远地带、少数民族地区，即使在现代化的大都市里，这种流毒也一直存在着。许多癫痫儿不能被当成正常儿童对待，不能上学，不能工作，不能打球，不能骑车，不能游玩，有的甚至被当成傻子和精神病患者。这种现象必须改变，尤其是患儿本身，其父母和亲属，要首当其冲，为争取癫痫患儿的种种权利而奋斗。

21．能在更大范围内普及和提高癫痫知识吗？

能！首先，癫痫患儿的父母参与癫痫的宣传运动是十分必要的，也是完全可行的。因为对有些癫痫家庭来说，癫痫需要用药、手术及其他方法来控制；对有些家庭来说，癫痫就意味着残疾，需要特殊服务；有些癫痫家庭需要诉诸法律来维护患儿的合法权益等。这一切的一切，均需父母积极地参与、宣传和评论。

然而对癫痫的诊断，治疗和预防是全社会的事，甚至是全世界范围内关注的大事。范围决不只局限于家庭，要扩大到学校、社区以至全社会。让全社会都知道癫痫是怎么一回事，应该如何用善心、同情、理解来帮助他们。摒弃旧社会遗留下来的恶习及错误观念，绝非易事，也绝非是父母、医生、专家和律师的事，是需要全社会、全体公民参与奋斗才行。

现在，我国政府十分重视抗癫痫运动，在书刊、电台、电视以及各种会议讲座等都在宣传癫痫知识，建立研究机构。虽然还没有成立癫痫儿童的特殊机构，但中国残联和国际残联已在 1987 年建立了长春大学特殊教育学院，那些盲、哑、聋、肢体残疾的儿童都可以上大学、接受高等教育，这是何等令人鼓舞的大事。随着国家经济的发展，人们意识觉悟的提高，癫痫基金会的成立，癫痫儿童的专门教育系统、癫痫患儿特殊需要服务机构的建立和完善，也不会是梦想。这样的教育系统，对癫痫儿童将是一个新世界，这个新世界是多年来被父母和专家们渴望实现并为之奋斗的目标。而在这个漫长的推动作用中，在建立国内国际联系的实线中，癫痫患儿的父母、医生、专家、教师、公民……无疑是一支支重要的生力军。尽管过去十几年来有关癫痫的研究有了长足进展，但仍有许多奥秘我们还不太清楚，至今仍然不能帮助所有的患儿控制住发作。然而，大多数癫痫患儿，包括一些未能完全控制发作的患儿均能过正常而丰富的生活，能上大学、能结婚生子，能为科学、为社会作出贡献。随着科研的进展，包括产前疾病的检出，嗜神经病、感染病疫苗的问世，探求遗传性癫痫秘密的分子遗传学的进展以及强有力的抗痫新药的诞生等，完全揭开癫痫奥秘，完全控制癫痫发作，癫痫患儿能够自由健康、幸福成长的新时代一定会到来，希望每位家长以及全社会都为癫痫患儿开辟出一个更加光辉的未来。

22．癫痫患者可以上学吗？

很多家长认为，孩子患了癫痫病是给自己丢脸，不愿意带孩子出门，常年关在家里，甚至不要孩子上学，这就造成了癫痫病患儿自卑、内向的心理。其实癫痫病患者只要不发作，是可以像正常人一样上学的。专家介绍，大多数的小儿癫痫患者是可以正常上学的。到学校上学对于癫痫病患儿来讲是一个很好的受教育的机会，除了可以学到各种知识外，更主要的是让他们可以和其他孩子一起参加活动、建立友谊，让他们感到自己和其他孩子是一样的。这些对于孩子全面健康发展很重要。这种做法并不是忽视癫痫，而是说大多数癫痫患儿都可以像其他正常孩子那样学习、进步。小儿癫痫是可以正常上学的，但外环境的好坏对儿童癫痫患者精神状态预后影响极大。虽然癫痫病患者可以上学，但是对于一些特殊的患者，比如智障、生活不能自理、具有其他神经系统疾病和经常癫痫发作的患者，如果普通学校或普通幼儿园跟不上，也可考虑去特殊的学校上学，或者创造条件上私塾。

23．癫痫可以传染吗？

癫痫病不是传染病，可以不用担心传染问题。但是癫痫会遗传，从临床统计学表明，癫痫有一定的遗传性，其中以往癫痫病因分类包括原发性和继发性癫痫，遗传是癫痫发病的主要内因，从胚胎开始到发病前，各个方面的因素对脑所造成的伤害则是癫痫发病的主要外因。继发于病毒性脑炎、流行性脑脊髓膜炎、寄生虫病、脑外伤等脑病的癫痫病，是遗传性素质的基础上，外因导致，并非癫痫病传染导致。

24．癫痫病患者可以就业吗?

癫痫病需要长期坚持治疗。只要控制稳定，不再反复发作，智力水平不影响工作，是可以就业的。从简单的体力劳动，到复杂的脑力劳动都有可能承受。

25．癫痫患者可以工作吗?

答案是肯定的，癫痫患者可以工作。只要病情控制稳定，不再反复发作是可以工作的。癫痫患者不适宜从事的工作有：驾驶车辆（发作控制半年以上，规律服药发作可能性小，则可以拿到驾驶证）、轮船、高空作业、操纵转动的机器及接触水、火、电的工种，不能从事涉及危险品的工作，也不可在水边或岸边工作或劳动，以防意外。癫痫患者要谨记，外出时应随身携带抗癫痫药物，避免观看一些易兴奋的影视节目及游戏，调节情绪，禁忌烟酒、刺激性食物及含大量咖啡因的食品等都有利于疾病的恢复。

26．癫痫患者后代罹患癫痫的机会大吗?

癫痫病有一定遗传倾向，癫痫患者的子女有2.4%～4.3%患癫痫，比正常人群高3～4倍，不过其血缘关系越远，遗传概率越小。癫痫是具有遗传倾向，但这只说明有遗传素质的人其发作阈值低，易感性增高，遇到某种环境因素时易于出现癫痫发作，而是否发病则由内外因共同决定。可见，只有先天的癫痫因素与后天的环境因素共同作用才会发病，只要注意预防各种致痫性脑损伤和不利的环境因素，其后代是可以避免发病的。因此患者不必过于担心癫痫的遗传问题。有人会问，是否三代以上就不遗传了？不是，据医学记载，可以有几百年。澳洲和美国人，很多是英国人的后代，他们很多人得了癫痫病，可以追溯到英国祖宗身上。癫痫患者后代结亲最好先问清楚对方，家族中不要有这种疾病。父母再生孩子也可问问当地产前诊断中心，是否可以通过产前诊断，避免后代得同样的疾病。目前，一些地方开展癫痫等遗传性疾病的产前诊断，前提是患者（先证者）的分子遗传学诊断可以明确下来，即患者基因或染色体异常已确定。

27. 癫痫患者如何决定是否把自己的病情告诉别人？

这个问题要具体分析。有的人病情很大程度上需要依赖周围人的帮助，最好的方式是实事求是地将自己的病情告诉周围熟人，特别熟悉而又特别关心自己的人，特别是不会引起偏见和误会的人，没必要故意隐瞒或夸张自己的病情。这样当癫痫发作时可以得到他人的帮助，特别是在病情没有完全控制时，可以使其他人更好地理解自己，驱散人们对癫痫的误解；亦可以使患者与他们的关系更亲近，减少患者和他们的焦虑。

如果告知某人会引起误会、偏见或歧视等不利于自己的学习、工作或身心健康，那就不要急于透露病情给并不熟悉和不关心自己的人，要注意选择合适的时机。保证个人健康问题不受人为影响更重要。疾病信息属于个人隐私一类的问题，自己合适把握很重要。

28. 癫痫患病期间如何处理生育问题?

癫痫是危害人民群众健康的常见病、多发病。发生率占人群的 0.3‰ ~ 5.5‰。原发性癫痫病因不清，曾有人证实患者亲属 3% ~ 5% 也患癫痫，发病率为普通人群的 6 ~ 10 倍（有的研究认为是 3 ~ 4 倍），是一种多因素、多基因遗传性疾病。妊娠期癫痫患者占妊娠的 4.4%。妊娠与癫痫相互影响，抗癫痫药物又阻碍胎儿的生长和发育。因此，妊娠期对癫痫患者的处理是个复杂问题。深入了解这一问题对健康和计划生育皆有助益。妊娠对癫痫的影响：关于妊娠对癫痫影响的报告最早发表于 1867 年。女性癫痫患者在发作控制情况下怀孕，选择药物及剂量对胎儿影响尽量小，如拉莫三嗪。做产前诊断可以使后代患病机会减少。当然，影响后代是否患癫痫病的因素很多，除以上因素外，其他因素的作用也不能忽视。

29. 抗癫痫药对情绪影响大吗?

癫痫对于大部分患者来说,如同噩梦一般,很多患者都是通过长期服用药物来控制癫痫病的发作的,但是抗癫痫药物具有一定的副作用,对少数患者的认知、记忆、语言等方面有一定的影响,那么长期服用抗癫痫药物有哪些危害呢? 会不会对大脑造成损伤呢? 癫痫患者之所以长期应用抗癫痫药物,是为了控制癫痫发作,以避免癫痫发作频繁对于神经系统和身体的伤害。但是,随着对于抗癫痫药物副作用观察的深入,发现抗癫痫药物对于高级神经功能存在一定毒性,会造成患者认知功能、情绪、行为、记忆、语言、运动、注意力等各方面障碍。尤其是正处于发育期的患儿,抗癫痫药物会影响部分患者的智力发育及对知识的获取。

(1) 苯妥英钠是以往最常用的抗癫痫药物、剂量过大,血浓度过高,可见眼震、眩晕、共济失调、复视、头痛、记忆力下降、扑翼样震颤、幻觉、谵妄、昏迷,还可产生牙龈增生、巨细胞性贫血、再生障碍性贫血、免疫功能下降、胎儿致畸等毒性作用。对苯妥英钠过敏者,可产生皮疹、发热、肝脾大、剥脱性皮炎、暴发性紫癜等。对于人的记忆力、操作技能、注意力、运动能力、反应性等方面均有不同程度的影响,这些毒副作用随着血药浓度的升高而更加明显。所幸这种药物虽然在国外是常用药,但国内特别是儿科,使用尤其是作为首选药,已越来越少。

（2）卡马西平：一般对于智能发育没有明显的影响，但对于人体的精细运动有一定影响。如药量增加过快过大，常出现嗜睡、眩晕、复视、共济失调等。肝功能损害、白细胞减少、血小板减少、再生障碍性贫血等血液系统症状罕见。如果按抗癫痫药应用规则，在医生指导下使用，副作用机会大大减少，绝大多数患者不会出现副作用。

（3）丙戊酸钠：对智能的影响较小，但会影响患者的阅读能力。可有脱发、恶心、呕吐，还有淋巴细胞、白细胞、血小板减小、骨髓抑制。偶可有精神错乱、人格改变、木僵、昏迷、肝功能损害等毒性反应。其实，抗癫痫药物对于智能的影响多是可逆性的，在停药后患者的智能水平就会有所恢复，对于智能水平的影响还取决于血药浓度的高低，只要在临床上合理应用抗癫痫药物，一般都不会造成患者严重的智能障碍。有些患者及家属害怕药物对于大脑的影响，因此回避药物治疗，反而造成癫痫反复发作，对大脑功能造成不可恢复的损害。这就得不偿失了。

（4）其他药物：新型抗癫痫药物不断问世，普遍的认识和规律是，这类药物副作用发生的机会更少。新型药物如奥卡西平、左乙拉西坦、托吡酯、拉莫三嗪等。像丙戊酸钠、奥卡西平、拉莫三嗪对情绪有稳定作用。

30. 抗癫痫药导致胎儿畸形的机会大吗？

癫痫孕妇胎儿畸形的发病率为一般孕妇的 2 ~ 3 倍，

而抗癫痫药为致胎儿畸形的主要原因，不仅传统的抗癫痫药，如苯妥英钠、苯巴比妥、卡马西平、丙戊酸钠可致胎儿畸形，新型抗癫痫药，如拉莫三嗪、托吡酯、奥卡西平、左乙拉西坦、氨基烯酸，经动物试验和病例报告证实，也能致胎儿畸形，只是各药发生的概率不同。使用抗癫痫药的孕妇胎儿畸形的发生率为 4.2% ~ 7.6%。抗癫痫药物联合应用的致畸率（6.0% ~ 10.9%）高于单独应用的致畸率（3.7% ~ 6.9%）。抗癫痫药所致胎儿畸形的主要患者表现为：颅面部畸形，指（趾）端发育不全，先天性心脏缺陷，小头畸形，神经管缺陷及出血倾向等。抗癫痫药致畸的机制可能和其致叶酸缺乏、阻断离子通道及神经元退行性变有关。处于妊娠和准备妊娠的癫痫患者，应根据癫痫发作的类型、频次及其原因合理选择和使用抗癫痫药。用药期间应尽量采用单药治疗，将剂量调整为控制癫痫发作的最小剂量，加强血药浓度监测，补充叶酸和维生素 K_1 及做好产前检查，规律用药，避免癫痫发作诱因，以减少或避免发生胎儿畸形机会。

31. 癫痫患者如何预防接种?

预防接种对绝大多数人来说是安全的、但确实有极少数孩子在接种疫苗后引起神经系统病症、预防接种也有可能导致或加重癫痫发作、尤其注射乙脑疫苗和百白破混合疫苗易发生晕厥、抽搐和休克等，所以应特别注意。一般情况下，癫痫患儿可按时进行预防接种。但如果患儿癫痫发作频繁或癫痫发病是由于预防接种引起、或曾有过接种后出现癫痫发作的病史、或患儿有进行性加重的脑病的发生应推迟接种疫苗。年长儿如果其癫痫发作未能被控制则不应再接种疫苗。如发作得到长期控制，比如半年以上，则可按规定程序接受预防接种。如孩子未能按规定接种疫苗、家长应注意在传染病好发季节，尽量不带孩子去人多拥挤的公共场所，或去有传染病流行的地区，并注意居住环境的卫生及通风、还可以给孩子适当地应用一些增强免疫力的药物。监护人根据具体情况决定是否接种疫苗，有时难以抉择，可以权衡利弊，根据更有利孩子健康的原则选择。

32．癫痫患者何时可以停药？

到底癫痫患者什么时候可停药呢？专家说，医生在决定一个患者是否可以停药时也要考虑多种因素，包括癫痫的发作类型、病因、用药情况、发作控制的时间、脑电图变化等多种因素。有些类型的癫痫如青少年肌阵挛性癫痫，对抗癫痫药物反应良好，但停药后复发率高则需要长期服药。癫痫患者什么时候可停药呢？就这个问题，专家说，首先患者至少2年没有出现过发作，成年人一般需要3～5年，其次要考虑患者停药后复发的危险性很小。这些条件是医生考虑患者能否停药的必备和先决条件。对于经

过多长时间的无发作期就可以考虑停药，比较普遍的看法
是对于大多数患者平均 2 ～ 3 年的无发作期就可以了。癫
痫病专家说，停药的过程通常是相对缓慢的，一般需要 1
年左右。因为突然停药可导致发作，所以整个减药和停药
的过程必须在医生的指导和监督下执行。停药过程中逐渐
减少药量至完全停服。专家提醒：癫痫患者何时可以停药
以及如何停药一定要在医生的指导下进行，万不能自行减药
停药，以免导致癫痫的复发以及恶化。有的患者需要长期用
药，甚至终生用药。当然，也有患者，短时间比如 3 个月就
把药减下来没有复发的例子，但目前没有十足把握判定谁能
很快减药，谁需要长期维持然后缓慢减药，谁不能减药。

33．癫痫患者如何从心理上增强自信心？

要求先正确认识自己，因为人与人性格差异很大，要
了解自己的性格优势与不足。要学会扬长避短有助于形成
自己独特的自信心。人是不断变化发展的，我们需要不断
更新、不断完善对自己的认识，才能使自己变得更好和更
完美。正确认识自己，就要做到用全面的、发展的眼光看
自己。所以人就特别需要充满自信来完成自己的目标，自
己的事业。首先，你要有自信心，认为自己干什么事情都
能行，只有认识到通过自己的努力，自己一定能达到目标
的。从心理上确认自己能行，自己给自己鼓劲。只要有心
理准备，你就不会为一点困难而退缩。相信，你就能充满

信心完成任务。世界在发展，时代在进步，人也要随着时代的步伐前进。人的发展目标也在时时发生变化。只要你克服自卑心理，树立自信心，做自己幸福的缔造者。你只要有了自信心很多困难都能克服，什么事情都难不倒你；你的学业或者事业就会成功，你就是一个最有出息的年轻人。当你拥有了自信，你还要学会广交朋友，只有在朋友们推心置腹的话语中能给你一种安慰，一种大胆说话的机会，一种锻炼你的场合，让你不怕任何人，敢于表示自己的意见或建议，发表自己的见解。因为朋友能让你远离孤独、融入社会而获得快乐。没有友情的人生是暗淡的，就像大地失去了太阳的照耀，没有光彩。没有友情的人生是枯燥的，就像受了潮的火柴，任你怎样摩擦，也点燃不起生活的希望之火。没有友情的人生更是不完整的人生。一个人活在世上，没有朋友，没有朋友的关怀，又怎能理解人生的真正乐趣呢？ 只有充满了友情的人生才是充实的，有意义的。有位哲人说：两个人分担一份痛苦，那就只有半份痛苦；两个人分享一份快乐，则有两份快乐。当你陷入困境，困窘急迫之时，忽然得到朋友的真诚帮助，即使只是平常的一句安慰、鼓励的话语，你的心情会怎样？是否会感到心灵得到了一种快慰的释放，觉得一股暖流从心底升起，于是充满信心，浑身是劲？当你获得成功，欣喜万分时，若得到朋友的真心祝福时，你的心情又会怎样？是否感觉幸福。因此，我们的人生需要友情，需要朋友。

真正的快乐，不在于朋友多少，而在于有知心朋友和挚友。我们要仔细寻求知心的朋友，才能真正享受友情的乐趣。在网络广阔的领域中有千千万万个朋友，都可能会成为你的好朋友，朋友们不会让你孤独的。希望你珍惜生命，远离孤独，充满自信，使你的人生道路越走越宽广。当你有了知心朋友，当你在工作上充满自信，你的事业便如虎添翼，你就会成为一位成功的人士！

34．我国癫痫患者门诊药物治疗费用如何？

有卫生经济学研究能说明问题，本研究的目的：了解门诊就诊癫痫患者的年度药物治疗花费金额及其经济负担情况。方法：使用自行设计的问卷，对三省（市）6家医疗机构连续5个门诊日就诊的癫痫患者进行问卷调查。获取患者的服药信息，构建计算公式，得出患者年度药物治疗总金额，并对治疗费用占家庭人均年收入的比例及医疗保险补偿情况进行分析。结果：门诊癫痫患者中药物治疗者占就诊总数的95.8%，药物治疗花费平均为（4 316.4±4 021.9）元，随着患者家庭人均收入的减少，药物治疗费用占据比例增大，仅少数患者（14.7%）门诊治疗花费能够报销。研究提示门诊癫痫患者的药物治疗，费用较高，有必要对此进行保险或其他补偿，以减轻其经济负担。

35．癫痫患者游泳爬山受限制吗？

癫痫的发病原因是非常复杂的，患者临床资料表明，与遗传、外伤、环境、精神、药物及免疫功能紊乱等多种因素有关。癫痫主要有这些起因：先天性疾病、外伤及产伤、各种脑炎、脑膜炎、脑脓肿患者愈后部分人的癫痫后遗症、脑血吸虫、脑囊虫病、煤气农药的中毒、家庭病史的遗传、受到惊吓。癫痫发作的诱因：长时间玩电脑游戏、高烧、过度兴奋、熬夜、饮酒、吃"热气"的补药或食物、悲伤等都可能影响到大脑，出现癫痫发作症状。癫痫发作目前多数情况下还不能预测，所以应积极治疗、规范治疗，以预防以后发作。癫痫发作控制稳定的患者可以考虑在有人监护、陪护情况下，进行游泳或爬山等活动。

36．癫痫患者户外活动受限制吗？

中国是一个拥有 5 千年历史的泱泱大国，发展至今中国拥有很多的名胜古迹、秀美的山川。由于患有癫痫病就能剥夺了癫痫病患者游览大好河山的权利吗？癫痫患者外出游览时家人应做好对癫痫患者的日常护理，以增加癫痫患者的户外活动的安全性。这样既可以浏览大好河山，也可以缓解癫痫患者的心理压力。癫痫为病因复杂、诱因广泛、患者表现症状多样的反复突然发作的脑部疾病。由于癫痫的影响，癫痫患者的饮食、运动等都受到了一些影响。

癫痫患者可以散步、慢跑、打羽毛球、网球、乒乓球等，若病情稳定，还可以打篮球、踢足球等，适当的体育活动可以增加神经细胞的稳定性，但不要过于激烈。在癫痫患者的日常护理中，不能参加游泳、登山、跳水、赛车等运动，也尽量不骑自行车，防止发作时摔伤，或出现交通事故。癫痫患者外出时，最好要随身携带"癫痫治疗卡"，以方便急救和及时与家人取得联系。在发作没有基本控制之前，不要外出旅游。病情控制后，必须在熟悉病情、掌握护理的家属陪伴下外出旅游，并随身携带应急药物，在病情发作时及时处理。癫痫患者应该注意饮食，保证充足睡眠，不可过于劳累，禁止去危险地带，攀登危岩，靠近绝壁，不要紧靠水库、河流，不要参观光怪陆离、阴森恐怖的历险，避免强烈的音响，彩灯造成视觉、听觉等感官刺激。洗澡时不要盆浴，以免突然发作导致溺水。癫痫这种疾病对我们的生活中有很大的影响，因此癫痫专家提醒大家，要是患上癫痫一定要及时治疗，避免病情加重恶化。

37．癫痫患者如何争取政府和慈善救助？

癫痫病是慢性病，由于长期看病就医，特别是不规则治疗，或医疗条件受限导致疾病诊断不明确，或治疗癫痫发作控制不好，甚至越来越严重，从而可能出现因病致贫，或因病返贫。所以癫痫患者及其家人应该特别注意保险、慈善救助等帮助，更好治疗疾病，恢复健康。

　　我国现行保险有哪些？主要有政府医疗保险和商业保险。政府医疗保险是所有人都有的，保障性的保险。只要有户口，就可以买保险。具体操作是在户口所在地购买。也有异地购买居住地社会保险的。如户口所在的当地医生特别是专科医生看病，如果需要住院报销比例就大些，可达80%～90%；门诊报销比例各地不同，不同疾病也不一样。如果当地医生认为病情复杂，需要转诊的，也可以享受和本地同样比例的保险报销。如果自己自行去外地看病，没有经过当地医生转诊，也没有事先通过社保、医保部门批准，报销的比例就少，一般40%以下。将来努力方向是门诊、住院，本地、外地就医无需申报，报销比例都较高。所以，癫痫病人应积极购买政府保险，积极联系当地医生、了解户口所在地报销程序和比例，从而更好利用保险，减轻个人和家庭负担。保险不是所有花费都保险，有个保险覆盖目录，就是所谓基本医疗，目录内的可以报销，自费项目不报销。所以，就医时要注意，特别是外地就医，有的人没搞清保险报销项目，使用了很多自费项目，导致不能报销。

　　商业保险有多种，建议孩子一出生或没有疾病时就留意购买，这样一旦需要时，就多一份保障。如果已经生病，商业保险一般难以购买。

　　慈善的救助有政府的，有社会的，如果病情复杂，除癫痫外还有智力低下、肢体残疾等，就积极联络残联等机构，关注社会相关新闻和消息。这样给患者就医和就业、生活带来方便，减轻个人和家庭负担。

38. 癫痫患者发病时或有症状时犯罪可以免责吗?

（1）癫痫大发作后神志模糊，由于意识不清自己不能控制自己的行为，可能出现一些伤人、纵火、毁物行为，或在众目睽睽之下赤身裸体，攻击异性，这些行为一般历时短暂，无一定目的，攻击目标不固定。

（2）精神运动性癫痫发作时可发生一些类似神志模糊状态的行为，但这些行为有时历时可能会更长，动作较为协调一致。

（3）因癫痫所致的性格改变或人格改变的患者，常常表现为自私、易激惹、凶残，有时可因小事而出现攻击行为、伤人、毁物或顺手牵羊盗窃他人财物。

（4）有些癫痫病人在一定时期，特别是在焦虑或压抑时比正常人较易产生犯罪行为，有时可能产生一些性质较为严重的犯罪，如纵火、性犯罪、杀人等。

癫痫患者出现的犯罪行为，应根据癫痫发作时具体情况区别对待，要区别犯罪行为是癫痫发作直接所致，还是癫痫发作后意识模糊状态下所致，或是自动症所致。既要防止误将癫痫发作直接所致的一些犯罪行为作为一般犯罪行为处理，也要防止一些患者甚至不是癫痫的人将有关法律条文滥用。

39．癫痫病对社会和经济影响有多大？

癫痫占全球疾病负担的 0.75%。全球疾病负担是按时间进行衡量的一项指标，综合使用了早死所致的寿命损失年和在非完全健康状态下的生活时间。2012 年，癫痫造成约 2060 万伤残调整寿命年（DALYs）损失。癫痫在卫生保健需求、过早死亡以及丧失工作生产力方面具有重大经济影响。

1998 年在印度进行的一项研究计算出每名患者的癫痫治疗费用高达该国人均国民生产总值（GNP）的 88.2%，与癫痫有关的费用（包括医疗费、交通费和失去的工作时间），每年超过 26 亿美元。

该病在不同国家产生的社会影响各不相同，但世界各地对癫痫病的歧视和社会耻辱现象往往比控制癫痫发作本身更加难以去除。癫痫病患者可以成为偏见的受害者。对这一病症存在的耻辱现象可能会阻碍人们寻医治病，因为他们不愿使人知道自己患有这种病症。

人权　除了其他一些限制之外，癫痫患者较难获得健康和人寿保险，可能丧失获得驾照的机会，并在特定的职业就业上面临障碍。许多国家的立法反映了数百年来对癫痫的误解。例如：在中国和印度，癫痫常被视为禁止结婚或无效婚姻的一个理由。在英国，直到 1970 年才废除禁止癫痫患者结婚的一项法律。在美国，直至 20 世纪 70 年代，法律上还禁止癫痫患者进入餐厅、剧院、娱乐中心和其他公共建筑。

根据国际上公认的人权标准进行立法，可以防止歧视和侵犯人权的行为，改善卫生保健服务机会并提高癫痫患者的生活质量。

40. 世界卫生组织如何应对癫痫这一公共卫生问题？

世界卫生组织和合作伙伴认识到，癫痫是一项重大的公共卫生问题。作为 1997 年发起的倡议，世卫组织、国际抗癫痫联盟以及国际癫痫社正在开展一项"摆脱阴影"全球运动，以提供更好的信息，提高人们对癫痫的认识，并加强公共和私立部门作出的努力，改进治疗并减少该病带来的影响。

这项研究以及世卫组织关于癫痫的其他项目已表明，存在简单和具有成本效益的方法来治疗资源贫乏环境中的癫痫，从而明显缩小治疗差距。例如，中国开展的一个项目在一年多的时间里将治疗差距缩小了 13%，并明显增多癫痫患者获得医疗服务的机会。

许多国家正开展项目，力求缩小癫痫患者的治疗差距和发病率，培训和培养卫生专业人员，消除与该病有关的耻辱感，确定潜在的预防战略，并设法将癫痫控制纳入当地卫生系统。

尤其是，世卫组织缩小癫痫治疗差距的规划和缩小精神卫生差距行动规划目前寻求在加纳、莫桑比克、缅甸和越南实现这些目标。这个为期 4 年的项目，综合了几项创新战略。它侧重于扩展社区一级的初级保健和非专科卫生专业人员的技能，以诊断、治疗和随访癫痫患者。这将动员社区力量，更好地支助癫痫患者及其家属。

参考文献

1. Ingrid E. Scheffer，Jacqueline French，Edouard Hirsch，Satish Jain，Gary W. Mathern，Solomon L Moshé，Emilio Perucca，Torbjorn Tomson，Samuel Wiebe，Yue-Hua Zhang and Sameer M. Zuberi.Classification of the epilepsies：New concepts for discussion and debate—Special report of the ILAE Classification Task Force of the Commission for Classification and Terminology. Epilepisia，open，2017，1（1-2）：37-44.

2. 中华医学会儿科学分会临床药理学组，《中华儿科杂志》编辑委员会. 中国儿科超说明书用药专家共识. 中华儿科杂志，2016，54（2）：101-103.

3. 廖建湘. 生酮饮食疗法在难治性癫痫中的应用. 中国实用儿科杂志，2016，22（1），41-45.

4. 中华医学会儿科分会临床药理学组. 儿童治疗药物监测专家共识. 中华儿科杂志，2015；53（9）：650-659.

5. 中国抗癫痫协会. 中国癫痫诊疗指南（2015年修订版）.2版，北京：人民卫生出版社，2015.

6. 尹运冬，梁静，廖建湘. 深圳市小学生癫痫病发作现场急救健康教育效果评价 中国健康教育，2015，31（8），760-762.

7. 杨丽华，廖建湘. 姜德春，等. 中华医学会儿科学分会儿科临床药理学组的历史沿革 [J]. 中华儿科杂志，2015，53（4）：

252-253.

8. 王丽. 儿科临床药理学. 北京：人民卫生出版社，2015.

9. Kossoff EH，Al-Macki N，Cervenka MC，Kim HD，Liao J，Megaw K，Nathan JK，Raimann X，Rivera R，Wiemer-Kruel A，Williams E，Zupec-Kania BA. What are the minimum requirements for ketogenic diet services in resource-limited regions? Recommendations from the International League Against Epilepsy Task Force for Dietary Therapy. Epilepsia. 2015 Sep；56（9）：1337-42.

10. 张仲斌，吴晔，季双敏. 不同年龄组中国癫痫患儿丙戊酸群体药代动力学模型的建立. 中华实用儿科杂志，2014，5（29），9：698-703.

11. 吴春风，廖建湘，郑帼，卢孝鹏，郭虎. 发热感染相关性癫痫综合征生酮饮食治疗2例及文献复习. 南京医科大学学报（自然科学版），2014，11，1624-1626.

12. 姜德春，王丽. 中华医学会第十八次全国儿科学术大会临床药理学组专场报道 [J]. 儿科药学杂志，2014，20（2）：66.II.

13. 张晖，刘国荣，李月春，王宝军，王丽. 草果知母汤对学习记忆功能的影响及与抗癫痫作用的关系 [J]. 中华老年心脑血管病杂志，2013，15（5）：461-464.

14. 尹运冬，廖建湘，肖慧媚，唐秀娟. 深圳市小学生癫痫病发作急救知信行调查. 中国健康教育，2013，29（6），558-559.

15. 吴晔. 发作间期痫性放电对药物减停后癫痫复发的预测价值. 中华实用儿科临床杂志，2013，28（12）：1846-1847.

16. 高静云，王颖慧，杨莉，等. 中国新诊断癫痫儿童首选丙戊酸钠或左乙拉西坦治疗方案的成本效果分析. 中华实用儿科临床杂志，2013；28（1）：42-47.

17. Suo C，Liao J，Lu X，Fang K，Hu Y，Chen L，Cao D，Huang T，Li B，Li C.Efficacy and safety of the ketogenic diet in Chinese

children．Seizure．2013Apr；22（3）：174-178.

18．Fallah A，Guyatt GH，Snead OC 3rd，Ebrahim S，Ibrahim GM，Mansouri A，Reddy D，Walter SD，Kulkarni AV，Bhandari M，Banfield L，Bhatnagar N，Liang S，Teutonico F，Liao J，Rutka JT．Predictors of seizure outcomes in children with tuberous sclerosis complex and intractable epilepsy undergoing resective epilepsy surgery：an individual participant data meta-analysis．PLoS One．2013；8（2）：e53565．doi：10.1371/journal.pone.0053565．Epub 2013 Feb 6．Review.

19．王颖慧，王丽，卢炜，魏敏吉，吴晔，尚德为，王云秀．中国癫痫儿童左乙拉西坦群体药代动力学模型探讨 [J]．中国实用儿科杂志，2012，27（7）：517-521.

20．王丽．中华医学会儿科学分会儿科临床药理学组的创建：过去与未来 [J]．儿科药学杂志，2012，18（7）：1-3.

21．林素芳，廖建湘，陈彦，赵霞，胡雁，陈黎，杨慧．左乙拉西坦添加治疗大田原综合征的疗效．实用儿科临床杂志，2012，27（18），1443-1445.

22．廖建湘．颞叶癫痫临床症状与年龄因素关系．中国实用儿科杂志，2012，06，409-412.

23．文家伦，廖建湘，陈彦，陈黎．孤独症合并癫痫患儿的临床及脑电图特征．实用儿科临床杂志，2011，26（10），781-783.

24．张端秀，廖建湘，万力生．婴儿痉挛症中西医治疗研究进展．中国中西医结合儿科学，2011，3（3），232-235.

25．臧莉莉，吴晔，王丽．遗传药理学对抗癫痫药治疗的影响．中华儿科杂志，2011，49（8）：599-602.

26．吴晔，王丽．第2届全国儿科临床药理学术会议简介．儿科药学杂志，2011，17（1）：64-65.

27．王丽．我国儿科治疗药物监测进展与前瞻．儿科药学杂志，2011，17（1）：9-11.

28. 王丽. 我国儿科临床药理学现状与进展. 儿科药学杂志, 2011, 17 (1): 6-8.

29. 林海生, 麦坚凝, 杨思渊, 王秀英, 徐桂凤. 伴中央_颞区棘波的良性癫痫儿童共患注意缺陷多动障碍的分析. 临床儿科杂志, 2011, 29 (11): 1020-1023.

30. 陈燕惠. 癫痫治疗失败的原因. 实用儿科临床杂志, 2011, 26 (24): 1850-1852.

31. 陈燕惠, 王丽. 芳香族抗癫痫药物高敏反应的临床特点及遗传易感性. 儿科药学杂志, 2011, 17 (3): 55-58.

32. 陈燕惠, 陈辉, 刘艳艳, 林桂秀, 韦立新, 洪艳玲. 哌甲酯及托莫西汀对注意缺陷多动障碍儿童 HPA 轴功能的影响. 儿科药学杂志, 2011, 17 (1): 20-23.

33. 陈倩, 闫秀贤, 蒋丽丽, 张桂珍, 王扬, 李尔珍, 杨健, 罗桂芳, 许克铭. 局灶性发作癫痫共患注意缺陷多动障碍及其对生活质量影响的研究. 中国实用儿科杂志, 2011, 26 (8): 606-609.

34. 王颖慧, 魏敏吉, 王云秀, 王丽. 高效液相色谱法测定左乙拉西坦血药浓度. 儿科药学杂志, 2010; 16 (4): 45-48.

35. 王颖慧, 王丽, 王云秀, 吴晔. 拉莫三嗪血药浓度与疗效的关系. 儿科药学杂志, 2010; 16 (2): 30-32.

36. 王颖慧, 王丽. 抗癫痫新药的治疗药物监测进展. 儿科药学杂志, 2010; 16 (3): 51-53.

37. 陈燕惠. 精神发育迟缓儿童的心理问题及处理. 中国儿童保健杂志, 2010, (2): 91-93.

38. Berg AT, Berkovic SF, Brodie MJ, Buchhalter J, Cross JH, van Emde Boas W, Engel J, French J, Glauser TA, Mathern GW, Moshé SL, Nordli D, Plouin P, Scheffer IE. Revised terminology and concepts for organization of seizures and epilepsies: report of the ILAE Commission on Classification and

Terminology，2005-2009.Epilepsia．2010；51（4）：676-85.

39．吴晔，王丽．我国儿科临床药理学研究的历史和现状．儿科药学杂志，2009，15（4）：7-8.

40．王丽．创建儿科临床药理学组的必要性和可行性．儿科药学杂志，2009，15（4）：1-4.

41．陈燕惠，陈辉，刘艳艳，林桂秀，韦立新，陈丹玲．注意力缺陷多动障碍儿童下丘脑-垂体-肾上腺轴的功能研究．中国当代儿科杂志，2009，11（12）：992-995.

42．王丽．儿科临床药理学亟待发展．儿科药学杂志，2008，14（3）：1-3.

43．廖建湘．婴儿痉挛症的诊断与治疗．实用儿科临床杂志，2008，23（24），1934-1936.

44．李家泰．临床药理学．3版，北京：人民卫生出版社，2008.

45．陈燕惠．儿童脑发育与行为干预．实用儿科临床杂志，2008，23（12）：897-899.

46．张珅，王丽．中国癫痫儿童拉莫三嗪的群体药代动力学研究．中国实用儿科杂志，2007；21（6）：469-472.

47．廖建湘，路新国，操德智，蒋玉梅，肖志田，李成荣，秦炯．生酮饮食疗法在癫痫治疗中的应用．中国当代儿科杂志，2007，9（5），517-520.

48．廖建湘，刘晓燕．小儿癫痫外科脑电图术前定位诊断．临床神经电生理学杂志，2007，16（1），52-54.

49．陈燕惠，张燕舞，吕敏．妊娠20～24周人脑室管膜下区神经细胞组成．解剖学杂志，2007，30（5）：572-575.

50．陈燕惠，刘玲，陈敏榕，陈达光．早期干预对新生鼠脑神经生长相关蛋白表达及细胞凋亡的影响[J]．实用儿科临床杂志，2007，22（14）：1083-1084.

51．陈燕惠，胡君，林海，陈达光．早期触摸和环境刺激对新生鼠脑神经生长因子及酪氨酸激酶受体A的影响．中华妇幼临床医学杂志，2007，3（3）：149-151.

52. 陈燕惠，陈达光. 几种精神发育迟缓诊断标准及量表简介和比较. 实用儿科临床杂志，2007，22（12）：958-960.

53. 张珅，王丽. 唾液药物质量浓度在抗癫痫药物监测中的作用. 中国实用儿科杂志，2006；21（6）：469-472.

54. 王丽. 儿科药理面临的国际挑战. 中国实用儿科杂志，2006，21（9）：705.

55. 陈燕惠，林桂秀，林秋君，陈珊，王勇，陈达光. 儿童抽动障碍与微小病毒 B_（19）感染和免疫功能. 中国心理卫生杂志，2006，20（4）：218-220.

56. 张礼萍，王丽. 中药抗癫痫机制的探讨. 儿科药学杂志，2005；11（2）：6-8.

57. 王丽. 临床药理与基础药理相结合，积极开展儿科药理学——第八届国际临床药理和治疗学学术会议有感. 儿科药学杂志，2005，11（1）：10-11.

58. 王丽，徐中西. 口服"纯中药"患儿的抗痫西药血浓度监测. 儿科药学杂志，2005；11（3）：1-3.

59. 廖建湘，陈乾，秦炯，林庆，KurtE.Hecox. 小儿难治性癫痫的手术治疗. 实用儿科临床杂志，2005，20（10），1042-1044+1059.

60. 姜德春，王丽，卢炜. 用 NONMEM 法建立中国癫痫儿童丙戊酸钠的群体药动学 / 药效学结合模型 [J]. 中国临床药理学与治疗学，2005，10（11）：1279-1285.

61. 何大可，王丽，王寅初. 治疗药物检测在抗癫痫药物临床治疗中的作用. 中国医院药学杂志，Clin Hosp Pharm J，2005；25（8）：758-760.

62. 陈燕惠，陈文雄，陈珊，郑耀辉，王丽. 苯巴比妥对癫痫大鼠海马苔藓纤维突触重组和认知发育的影响. 福建医科大学学报，2005，39（2）：129-132.

63. 王丽. TDM 与临床安全用药. 药物不良反应杂志, 2004; 5 (5): 294-296.

64. 姜德春, 王丽. 癫痫儿童丙戊酸钠群体药代动力学的研究. 中国实用儿科杂志, 2004; 19 (2): 84-86.

65. 陈燕惠, 林秋君, 陈珊, 王勇, 郑耀辉, 陈达光. 抽动障碍患儿免疫功能检测与其临床意义. 中国神经免疫学和神经病学杂志, 2003, 10 (3): 201-203.

66. 陈桂生, 戴秀英, 孔繁元, 许兆礼, 赵新民, 訾秀娟, 王文志, 吴建中. WHO/IEM/ILAE 全球抗癫痫运动—宁夏农村癫痫的流行病学调查. 中华神经医学杂志, 2003, 2 (6): 421-423.

67. 张晖, 王丽. 草果知母汤抗痫性的临床观察及实验研究. 中国实用儿科杂志, 2002; 17: 35-37.

68. 廖建湘, 陈黎, 肖宇寒, 李冰, 黄铁栓, 张蔚. 以热性惊厥起病的复发性惊厥 64 例临床分析. 中华儿科杂志, 2002, 40 (10), 47-48.

69. 王文志, 吴建中, 王德生, 陈桂生, 王太平, 袁成林, 杨斌, 赵东海. 中国五省农村人群癫痫流行病学抽样调查. 中华医学杂志, 2002, 82 (7): 449-452.

70. 王丽. 治疗药物监测 (TDM) 与新抗癫痫药. 儿科药学杂志, 2002; 8 (2): 1-4.

71. 廖建湘, 陈黎, 李冰, 黄铁栓, 肖宇寒. 儿童结节性硬化症的临床诊断探讨. 中国实用儿科杂志, 2002, 17 (10), 599-601.

72. 廖建湘, 陈黎, 李冰, 黄铁栓, 胡雁. 结节性硬化症. 中国实用儿科杂志, 2002, 10, 631-634.

73. 黄茂盛, 洪震, 曾军, 戎雪宝, 盛雨田, 吕传真. 上海市金山区农村癫痫患病率调查. 中华流行病学杂志, 2002, 23 (5): 345-346.

74. 陈燕惠，陈珊，王勇，郑耀辉，陈达光. 干扰素对儿童抽动障碍免疫调节作用的探讨. 中国实用儿科杂志,2002,17（4）：219-221.

75. 陈燕惠，陈珊，王勇，郑耀辉，陈达光. 抽动障碍患儿免疫功能检测. 中华精神科杂志，2002，35（4）：51.

76. Wang L，Wang XD. Pharmacokinetic and pharmacodynamic effects of clonazepam in children with epilepsy treated with valproate：a preliminary study. Ther Drug Monit. 2002 Aug；24（4）：532-536.

77. Li Wang，Xiao-dong Wang. Pharmacokinetics and pharmacodynamic effects of clonazepam in children with epilepsy treated with valproate：a preliminary study. Therapeutic Drug Monitoring 2002；24：532-536.

78. 吴晔，王丽. 单药治疗的癫痫患儿认知功能的临床随访研究. 中华儿科杂志，2001；39（10）：608-612.

79. Blume WT，Lüders HO，Mizrahi E，Tassinari C，Van Emde Boas W，Engel Jr J. Glossary of descriptive terminology for ictal semiology：report of the ILAE task force on classification and terminology. Epilepsia 2001；42：1212-1218.

80. 吴晔，王丽. 学龄期癫痫患儿认知功能的初步探讨. 中国实用儿科杂志，2000，（8）：486-488.

81. 吴晔，王丽. 学龄期癫痫患儿认知功能的初步探讨. 中国实用儿科杂志，2000；15（8）：486-488.

82. 王丽. 治疗药物监测（TDM）. 儿科药学杂志，2000，6（3）：1-4.

83. 陈燕惠，王丽. 发育期大鼠实验性癫痫模型的建立. 解剖学杂志，2000，23（5）：436-438.

84. 陈燕惠，陈达光，陈珊，王勇，陈景云. 促进婴儿智能开发教具的实验研究. 中国妇幼保健，2000，15（3）：49.

85. Wang L，Zuo CH，Zhao DY，Wu XR．Brain distribution and efficacy of carbamazepine in kainic acid induced seizure in rats．Brain Dev．2000 May；22（3）：154-157．

86. 张晖，王丽．难治性癫痫的中西医结合治疗．中西医结合，1999；10（2）：16-19．

87. 吴晔，王丽．抗癫痫药物对癫痫患儿认知功能的影响．中华儿科杂志，1999，37（8）：56-58．

88. 吴晔，王丽．抗癫痫药物对癫痫患儿认知功能的影响．中华儿科杂志，1999；37（8）：513-515．

89. 王晓东，王丽．氯硝西泮对丙戊酸钠定量药物脑电图（PQEEG）的影响．中国新药杂志，1999；8（11）：749-751．

90. 王丽．抗癫痫药物间及与其他药物之间的相互作用．中国实用儿科杂志，1999；14（1）：11-13．

91. 王丽 等．苯巴比妥负荷量治疗新生儿缺氧缺血性脑病的治疗药物监测．新生儿杂志，1999；14：242-244．

92. Wang L，Zhao D，Zhang Z，Zuo C，Zhang Y，Pei YQ，Lo YQ．Trial of antiepilepsirine（AES）in children with epilepsy．Brain Dev．1999；21（1）：36-40．

93. Li Wang，Dayao Zao，Zong hao Zhang，Chi-hua Zuo et al．Trial of antiepilepsirine（AES）in children with epilepsy．Brain & Development 1999；21：36-40．

94. 张晖，王丽．中药治疗癫痫研究进展．中西医结合杂志，1998；18：635-637．

95. 张晖，王丽．药物治疗小儿难治性癫痫的研究进展．国外医学儿科学分册，1998；25：55-57．

96. 王晓东，王丽．丙戊酸钠对氯硝西泮药物动力学的影响及机理．中国医院药学杂志，1998；18（5）：197-199．

97. 王丽．抗癫痫新药研究进展．国内外医学科学进展，1998；1：118-123．

98．王丽．第 22 届国际癫痫学术会议简介．中国实用儿科杂志，1998；13（1）：32．

99．廖建湘，王丽，左启华．氯硝安定抗惊厥耐受及停药后脑内苯二氮䓬类受体的变化．中华儿科杂志，1998，36（5），30-33．

100．陈燕惠，陈达光，陈珊，王勇，陈景云，程贤芬，郑浩．婴儿早期教育实验研究．中国优生优育，1998，10（2）：72-74．

101．Hui Zhang，Li Wang．Research on Chinese traditional medicine in pediatric epilepsy．Chinese Journal of Traditional and Western Medicine 1998；18（10）：635-637．

102．廖建湘，王丽，左启华，氯硝西泮抗惊厥作用耐受及停药后大鼠脑内 NMDA 受体放射自显影观察．药学学报，1997，32（2），58-60．

103．王晓军，王丽．几种抗癫痫药物抗癫痫作用耐受性的临床观察．中国实用儿科杂志，1996；11：317-318．

104．王晓东，王丽．苯巴比妥对氯硝西泮药代动力学的影响及其机理研究．武警医学，1996；7：249-251．

105．王丽，左启华．论抗癫痫药物治疗监测．中国实用儿科杂志，1996；11：113-316．

106．廖建湘，王丽，左启华，孟书聪．氯硝基安定抗惊厥作用耐受及停药前后对大鼠下丘脑室旁核 CRHmRNA 表达的影响，中国药理学通报，1996，12（1），65-67．

107．陈燕惠，陈景云，陈达光，王勇．高热惊厥脑干听觉诱发电位的分析．现代电生理学杂志，1996，（2）：57-58．

108．陈燕惠，陈达光，陈景云，杜克勤，陈删，林绩英．22 例精神发育迟滞女性青春期教育初探．中国心理卫生杂志，1996，（3）：138．

109．王丽，王娟，徐中羲，左启华．苯巴比妥药物对癫痫患儿智力影响的探讨. 中国实用儿科杂志, 1995, (5): 311-313.

110. 陈燕惠, 陈景云, 陈达先. 智力低下患儿听觉诱发电位及脑 CT 分析. 临床脑电学杂志, 1995, (3): 168.

111. 陈燕惠, 陈达光, 程贤芬, 张镜源. 影响婴幼儿智能发育的环境因素. 福建医学院学报, 1995, (3): 254-256.

112. 王丽. 氯硝安定抗点燃模型的抗痫耐受性研究. 北京医科大学学报, 1994, 32 (4): 259-260.

113. 陈燕惠, 陈达光, 张镜源, 程贤芬. 影响婴幼儿智能发育的环境因素. 中华儿科杂志, 1994, (6): 374.

114. 陈燕惠, 陈达光, 林绩英, 陈删. 弱智儿童性健康问题及性教育尝试. 性学, 1994, (2): 32-33.

115. Walson PD. Role of therapeutic drug monitoring (TDM) in pediatric antionvulsant drug dosing. Brain & Development 1994; 16: 23-6.

116. 王丽. 介绍一个独特的 TDM 模式. 中国药学学报, 1993; 28: 505-507.

117. 王丽. 癫痫治疗学进展. 基础医学与临床, 1993, 13 (5): 24-28.

118. 王丽, 张宗昊, 刘长山, 林庆, 吴希如, 左启华, 等, 抗痫灵治疗癫痫患儿的双盲交叉对照研究. 中华儿科杂志, 1993; 31 (3): 133-135.

119. 王丽, 癫痫治疗学进展. 基础医学与临床, 1993; 13: 24-8.

120. Wang Li et al. Antiepileptic effects of antiepilepsiring in pentylenetetrazol and amygdala kindled rats. Epilepsy Research. 1993; 15: 1-5.

121. Wang Li et al. Pharmacokinetics research of clonazepam. Chinese-Medical Journal 1992; 105: 726-31.

122. Fenicial GM. Clinical Pediatric Neurology. Philadelphia: WB Saunders, 1992.

123. Holmes GL & King DW. Epilepsy surgery in children. Viena Chemical Journal 1990; 102-1 189-97.

124. Wang Li et al. Double-blind crossover controlled study on antiepilepsirine. Chinese Medical Journal 1989; 102: 79-85

125. Shreen C, Walson PD. Providing effective therapeutic drug monitoring services. Therapeutic drug monitoring 1989; 11: 310-22.

126. Porter RJ. Mechanisms of action of new antiepileptic drugs. Epilepsia 1989; 30: S29: 34.

127. Fisher RS. Animal models of epilepsies: Brain Research Reviews1989; 14: 245-78.

128. Commisszon on Classification and Terminology of the International League against Epilepsy. Proposal for revised classification of epilepsies and epileptic syndrome. Epilepsia 1989; 30: 389-99.

129. Commission on Classification and Terminology of the International League against Epilepsy. Proposal for classification of epilepsy and epileptic syndrome.Epilepsia 1985; 26: 268-78.

130. Zuo Chi-hua. Research on childhood epilepsy in the People's'Repudlic of China. Brain &. Development 1988; 10: 150-153.

131. 王丽, 左启华. 苯妥英钠中毒的儿科特点. 中国临床药理学杂志, 1987; 3: 173-180.

132. 李世绰, 周树舜, 程学铭. 中国六城市居民癫痫病学调查. 中华神经精神科学杂志, 1986, 19 (4): 193-196.

133. 王忠诚, 程学铭, 李世绰, 王文志, 吴升平, 王可嘉, 周树舜，赵馥，戴钦舜，宋家仁，蔡琰. 中国六城市居民神经系统疾病的流行病学调查. 中华神经外科杂志，1985，1（1）：2-8.

134. 王丽，戚豫，王凡，胡树先，左启华. 苯妥英钠负荷量静脉注射治疗小婴儿反复惊厥和惊厥持续状态. 中国临床药理学杂志，1985；1：253-257.

135. 王丽. 喉痉挛作为癫痫的唯一表现. 国外医学（儿科学分册），1984，（3）：163.

136. Wang Li，Zuo QH，Liu SR et al. Clinical value of determination of serum concentration of antiepileptics. Chinese Medical Journal，1984，97，165-170.

137. Bourgeois BFD et al. Intelligence in epilepsy：A prospective study in chil-dren. Ann Neurol 1983；14：438-444.

138. Blume WT. Atlas of pediatric electroencephalography. New York：Raven Press，1982.

139. 左启华. 小儿神经系统疾病. 北京：人民卫生出版社，1981.

140. 王丽，左启华，刘慎如，等. 抗癫痫药血浓度测定的临床意义. 中华儿科杂志，1981，19：210-214.